Leben
LERNEN
Klett-Cotta

Zu diesem Buch

Dieses innovative Buch legt das Augenmerk auf intrapsychische Prozesse und Störungen, die bisher im systemischen Kontext nicht angemessen berücksichtigt wurden. In Theorie und ausführlichen Fallgeschichten zeigen die Autorinnen, wie insbesondere die direkte Arbeit mit Emotionen und Gefühlen nicht nur in die Grundausrichtung des systemischen Krankheitsverständnisses integrierbar ist, sondern dieses auch konzeptuell bereichert.

Die Reihe »Leben Lernen« stellt auf wissenschaftlicher Grundlage Ansätze und Erfahrungen moderner Psychotherapien und Beratungsformen vor; sie wendet sich an die Fachleute aus den helfenden Berufen, an psychologisch Interessierte und an alle nach Lösung ihrer Probleme Suchenden.

Alle Bücher aus der Reihe ›Leben Lernen‹ finden Sie unter:
www.klett-cotta.de/lebenlernen

Leben Lernen 285

Klett-Cotta
www.klett-cotta.de

Printed in Germany
Umschlag: Jutta Herden, Stuttgart
Unter Verwendung eines Fotos von © Valkh/fotolia
Gesetzt aus der Documenta von Eberl & Kœsel Studio, Kempten
Gedruckt und gebunden von Esser printSolutions GmbH, Bretten
ISBN 978-3-608-89177-5

Vierte Auflage, 2024

Bibliografische Information der Deutschen Nationalbibliothek
Die Deutsche Nationalbibliothek verzeichnet diese Publikation in der Deutschen Nationalbibliografie; detaillierte bibliografische Daten sind im Internet über <http://dnb.d-nb.de> abrufbar.

Elisabeth Wagner
Ulrike Russinger

Emotionsbasierte systemische Therapie

Intrapsychische Prozesse verstehen und behandeln

Klett-Cotta

Inhalt

Vorwort

Für mich als jemand, der die Entwicklung der Systemischen Therapie seit den 1970er Jahren begleitet und in gewissem Umfang mitgestaltet hat, war es eine Freude, das vorliegende Buch gleich nach der Fertigstellung des Manuskripts zu lesen zu bekommen. Nun habe ich darüber hinaus die Ehre, von den Autorinnen um ein Vorwort dazu gefragt worden zu sein.

Ich gehöre zu jenen, die zu den Gründerzeiten der Systemischen Therapie auf eine Denkweise gestoßen sind, die eine erfreuliche Möglichkeit anbahnte, eine neue, kreative Praxis begründen zu können. Diese ging nicht nur über die einengenden Vorschriften der analytischen und objektivistischen Ansätze hinaus, sondern beruhte auf einem neuartigen Verständnis des Menschen und seinen Interaktionen: das systemische Denken. Dieses an neue wissenschaftliche Erkenntnisse anknüpfende Denken bot eine begeisternde Alternative zu den medizinischen Analogien zu somatischen Erkrankungen, wie sich dies in der Psychopathologie niederschlägt. Die den Menschen belastenden Probleme des Lebens wurden zuerst als kommunikative Prozesse aufgefasst. Das Interesse konzentrierte sich in der Hauptsache auf soziale Zusammenhänge und suchte darin die Erklärung für das Entstehen dieser Probleme. Die darauf bezogen entstandene Systemische Therapie war dementsprechend so konzipiert, dass sie faktisch oder virtuell mit sozialen Kontexten als Klienten gearbeitet hat, sei es mit Familien, Paaren oder anderen Gruppen. Diese Arbeit ließ sich am direktesten im Umgang mit den Problemen verwirklichen, die von Kindern erzeugt wurden. Für die therapeutische Arbeit mit Paaren und anderen Gruppen von Erwachsenen wurden die ursprünglichen Konzepte unwesentlich erweitert.

De facto aber werden systemische Therapeuten immer wieder von Individuen aufgesucht, die ihr Leid als etwas Eigenes erleben und entweder über keinen relevanten sozialen Kontext verfügen oder nicht bereit sind, ihre Angehörigen in die Therapie einzubeziehen. Als systemischer Lehrtherapeut musste ich bei den vorgesehenen Live-Supervisionen akzeptieren, dass die Kursteilnehmer trotz eindringlich formulierter Vorgabe einzelne Klienten mitbrachten und nicht in der Lage waren, soziale Systeme vorzustellen. Als Therapeut, aber auch als Supervisor musste man sich in Ermangelung einer passenden Alternative damit begnügen, die für soziale Kontexte erarbeiteten Konzepte und Interventionen auf Individuen anzuwenden. Schaute man aber genau hin, stellte man fest, dass die meisten systemischen Therapeuten, die Einzeltherapien durchführten, mit mehr oder weniger schlechtem Gewissen auf fremde Konzepte zurückgriffen. Erst in den letzten Jahren ist der Fokus langsam auf eine systemisch kohärente Konzeptualisierung intrapsychischer Problemlagen erweitert worden, die über die von Steve de Shazer eher keck formulierte Erklärung – *»bad luck«* – hinausgeht und die Erarbeitung dazu passender Interventionen anstrebt.

An dieses Bemühen knüpft das vorliegende Buch an. Die Autorinnen, Elisabeth Wagner und Ulrike Russinger, sind in der Praxis vielfältig erfahrene Therapeutinnen, die darüber hinaus ihr Wissen als Lehrtherapeutinnen mit werdenden systemischen Therapeuten an der Wiener Lehranstalt für Familientherapie teilen. In dieses Buch geht an jeder Stelle sowohl die theoretische Reflexionsbereitschaft als auch die praktische Erfahrung der Autorinnen spürbar mit ein. Das Buch geht von einem »theoretischen Unbehagen« mit dem herrschenden Eklektizismus bezüglich der Wahl der Interventionen aus. Bekanntlich führen die meisten systemischen Therapeuten Einzeltherapie durch, eine darauf angelegte Konzeptualisierung bleibt aber bei Weitem hinter dieser praktischen Entwicklung zurück. Die systemischen Therapeuten seien deshalb in ihrer Arbeit mit Individuen sich selbst überlassen. Um diese Lücke zwischen Theorie und Praxis nach Möglichkeit zu schließen, greifen die Autorinnen über den Tellerrand des etablierten systemischen Bereiches hinaus und bedienen sich dort von Konzepten und Techniken aus anderen Bereichen, um auf diese Weise die ohnehin vorhandene Erweiterung der Handlungsweisen in der systemischen Einzeltherapie konzeptionell zu begründen, ohne den metatheoretischen Rahmen systemischen Denkens zu überschreiten. Ihr Ziel ist nicht additiv, es begnügt sich nicht damit, nur ein paar Techniken dazu zu gewinnen; Ziel ist vielmehr, das Handlungsrepertoire mit dem eigenen Konzept kongruent zu erweitern.

Die eventuellen Hindernisse, die in der Einzeltherapie durch nicht gezielte Beachtung struktureller, biografischer, emotionaler Aspekte auftreten, sollen durch Anreicherung des Verstehens und der Handlungsmöglichkeiten vermindert oder sogar beseitigt werden. Um sich diesem Ziel zu nähern, bietet das Buch als Ausgangslage eine komprimierte, aber gut verständliche Zusammenfassung der Entwicklung der Systemischen Therapie bis zum aktuellen Stand. Im Anschluss daran werden die Grundsteine für die später zu folgernden Vorgehensweisen gelegt. Dafür wird eine Auswahl relevant erachteter psychologischer Konzepte dargelegt. Das sind das basale Konzept der Grundbedürfnisse, das Konzept der Schemata zur Organisation von Erfahrung und die Konzeptualisierung affektiver und emotionaler Prozesse. Eine knappe Auseinandersetzung mit dazu passenden, neueren Erkenntnissen der Neurobiologie rundet diesen einführenden Teil ab.

Auf die Praxis bezogen bestimmen die Autorinnen die Erarbeitung eines Fallverständnisses als unerlässliche, grundsätzlich professionelle Leistung. Das erfordert eine Form des Diagnostizierens, die keine Klassifikation des Falls im psychopathologischen Sinne anstrebt, sondern darauf fokussiert, dass das jeweils erarbeitete Fallverständnis eine darauf ausgerichtete Wahl der Intervention ermöglicht. Den Professionellen obliegt es, den therapeutischen Prozess auf das Fallverständnis auszurichten, welches sie durch Einbeziehung ihrer Expertise angereichert haben. Mit diesem Vorschlag, der im eigentlichen systemischen Therapieverständnis allenfalls implizit, jedoch nicht explizit vorgesehen ist, gehen die Autorinnen allerdings angemessen behutsam um. Sie regen an, das Fallverständnis je nach Komplexität mit mehr oder weniger Expertenwissen (Störungs- und Lösungswissen) anzureichern. Bei relativ einfachen Problemen könne man sich auf den direkten Umgang mit dem formulierten Anliegen der Klienten beschränken, bei komplexeren Problemen, die selbst für den Klienten unergründbar sind, sei der Therapeut aufgefordert, das Problem in einen breiteren Kontext zu stellen.

Um diese Kontexterweiterung leisten zu können, bieten die Autorinnen drei Zugänge aus anderen Ansätzen, die sie ausführlich beschreiben. Es handelt sich um strukturelle Überlegungen aus der psychodynamischen Therapie, emotionsfokussierte Vorgehensweisen aus den humanistischen Therapien und schematherapeutische Aspekte aus der kognitiven Verhaltenstherapie. Die ausführliche Darstellung dieser Ansätze dürfte vor allem jenen Therapeuten hilfreich sein, die sie in ihrer Ausbildung nicht kennengelernt haben.

Die zu Anfang des Buches vorgelegte Auseinandersetzung mit den theoretischen Grundlagen führt im dritten und letzten Teil zu dem, was ich für das Herzstück des Buches halte. Hier wird eine Abfolge von gut ausgewählten Beispielen aus Systemischen Therapien dargestellt, in denen neben den üblichen Vorgehensweisen im systemischen Kontext verschiedene Techniken aus anderen Therapieansätzen Anwendung finden. Bei jedem dieser Beispiele wird genau expliziert, aufgrund welcher Überlegungen die Therapeutin sich für das angewandte Vorgehen entschlossen hat. Darüber hinaus wird reflektiert, inwiefern das gewählte Vorgehen mit den Prämissen systemischen Denkens kongruent ist. Sie folgen somit der von den Autorinnen formulierten Sequenz: Fallverständnis → therapeutische Absicht → Intervention. Die dargelegten Beispiele bieten gleichsam dem Lernenden und dem Erfahrenen eine Fundgrube von ebenso hilfreichen wie differenzierten Anregungen.

Mit diesem Band haben die Autorinnen Licht in ein Niemandsland gebracht, das zwar seit Langem von vielen systemischen Therapeuten und Therapeutinnen *nolens volens* bevölkert wurde, bisher jedoch weitgehend im Bereich des Unausgesprochenen, mitunter sogar des Unerlaubten, vergraben war. Es ist das Verdienst von Elisabeth Wagner und Ulrike Russinger, den Mut zu haben, das zu veröffentlichen, was andere meistens nur im Verborgenen handhaben. Allein die Tatsache, dass dieses Material nun veröffentlicht wird, dürfte viele Kolleginnen und Kollegen zum Aufatmen einladen. Mit ihren tagtäglich aus der Handlungsnot erwachsenen, angeblichen »Übertritten« sind sie nicht mehr allein. Ob man nun alle Argumente der Autorinnen sowie die Auswahl der berücksichtigten Verfahren übernimmt, ist meines Erachtens zweitrangig. Wichtiger ist, dass sie das asphyxierende Regelkorsett der mittlerweile allzu etablierten Systemischen Therapie auf nachvollziehbare Weise gelockert haben und dass sie viele nachahmenswerte Fallbeispiele aus ihrer Praxis mitteilen.

Dieses Buch reiht sich unter die wenigen ein, die auf eine gut lesbare Art eine angemessene Verbindung von theoretischer Reflexion und praktischer Anwendung darstellen. Insbesondere systemische Therapeuten lädt es darüber hinaus ein, auf legitime Weise nicht nur über den Zaun zu blicken, sondern dort auch zu ernten. Für Psychotherapeuten anderer Richtungen bietet das Buch eine Bereicherung in entgegengesetzter Richtung, das heißt, mit Gewinn über den eigenen Zaun in den systemischen Garten zu schauen.

Kurt Ludewig
Münster/Westfalen, im Sommer 2015

EINFÜHRUNG

Warum ein Buch über systemische Einzeltherapie?

Drei Motive waren für die Entstehung dieses Buches ausschlaggebend:

Am Anfang stand die Erfahrung, dass wir mit dem herkömmlichen Interventionsrepertoire und Fallverständnis systemischer (Kurz-)Therapie manchen Menschen, bei denen hartnäckige Muster leidvollen Erlebens bestehen, nur begrenzt helfen können, dass wir Belastung reduzieren, aber problemaufrechterhaltende Fühl-Denk-Verhaltensmuster nicht ausreichend auflösen können. Wenn TherapeutInnen diese Erfahrung machen, begeben sie sich entweder in Supervision oder »auf Reisen« – sie lesen »fachfremde« Literatur, besuchen Seminare anderer Therapiemethoden, um ihr Behandlungsverständnis und ihr Interventionsrepertoire zu erweitern.

Daraus entwickelte sich das Bedürfnis, jene Konzepte, die wir bei eben dieser Suche als hilfreich empfunden haben, so aufzubereiten, dass sie für systemische TherapeutInnen bestmöglich anschlussfähig sind. Nicht die eklektizistische Anwendung methodenfremder Interventionen, sondern eine Integration auch auf theoretischer Ebene soll gefördert werden. Wie müssen wir einen Fall anders als bisher »verstehen«, damit wir bestimmte Interventionen fremder Therapiemethoden theoretisch begründet einsetzen können? Voraussetzung für diese differenzielle Indikation ist die Fähigkeit, intrapsychische Prozesse zu konzeptualisieren und dabei vor allem die zentrale Bedeutung von Emotionen zu berücksichtigen.

Das Kapitel wurde von beiden Autorinnen gemeinsam verfasst.

Das dritte Motiv bestand daher darin, der vielerorts kritisierten Marginalisierung emotionaler Prozesse in der systemischen Fachliteratur entgegenzuwirken, indem emotionsfokussierte Interventionen differenziert und praxisnah dargestellt werden. In der systemischen Literatur finden sich bislang nur wenige Ausführungen darüber, wie sich emotionales Erleben »direkt«, also ohne Umweg, über Verhaltensänderung oder Kognition (Reframing, Dekonstruktion problemaufrechterhaltender Überzeugungen …) adressieren lässt. Die von uns vorgeschlagene Systematik soll das Spektrum emotionsfokussierter Interventionen veranschaulichen und aufzeigen, wie dadurch gezielt emotionale Verarbeitungsprozesse gefördert werden können.

Wir wollen in diesem Buch basale Konzepte für intrapsychische Vorgänge und ihre möglichen Störungen darstellen, um damit ein spezifisches Fallverständnis und auf der Basis dessen ein differenziertes Wirkverständnis systemischer Therapie zu fördern. Dabei werden Anleihen v.a. aus drei Bereichen genützt: der Schematherapie, der emotionsfokussierten Psychotherapie nach Leslie Greenberg und der strukturbezogenen Psychotherapie nach Gerd Rudolf. Die Auswahl dieser drei »fachfremden« Theorien beruht auf der Einschätzung, dass sich genau hier Konzepte für die differenzierte Erfassung psychischer Funktionen und ihrer möglichen Störungen finden lassen. Wir werden darstellen, wie das Fallverständnis durch Modelle wie dysfunktionale Schemata und Schemamodi, durch die Wahrnehmung spezifischer Störungen der Emotionsverarbeitung und durch die Konzeptualisierung von strukturellen Defiziten theoretisch vertieft und damit auch längerfristige therapeutische Prozesse professionell gestaltet werden können. Darüber hinaus wird aber auch aufgezeigt, welcher Modifikationen es bedarf, um diese Behandlungskonzepte nicht nur auf der pragmatischen Ebene für systemische Therapieprozesse anschlussfähig zu machen, sondern auch die Integration auf einer theoretischen Ebene zu ermöglichen.

Bevor diese Modelle im Einzelnen theoretisch dargestellt werden, muss ein grundlegendes Verständnis psychischer Prozesse sichergestellt sein. Dabei werden die Grundbedürfnisse als Motor psychischer

Aktivität, die Organisation biografischer Erfahrung durch Schemata und die zentrale Rolle der Affekte diskutiert und ein Zusammenhang mit einem neurobiologischen Verständnis hergestellt.

Sowohl die »Anleihen« aus anderen Therapiemethoden wie auch die neurobiologischen Ausführungen sollen nicht nur in ihren Auswirkungen für die therapeutische Praxis, sondern auch vor dem Hintergrund systemtheoretischer Prämissen reflektiert werden. Neben der Differenzierung des Fallverständnisses durch Konzeptualisierung intrapsychischer Prozesse und ihrer Störungen erhebt dieses Buch auch den Anspruch einer theoretischen Auseinandersetzung mit den der aktuellen Systemischen Therapie zugrunde liegenden systemtheoretischen und synergetischen Denktraditionen. Es wird reflektiert, welche Differenzierungsleistungen Systemtheorie aufgrund der ihr eigenen »Theoriearchitektur« hervorbringt, aber ebenso, welche Differenzierungsleistungen genau dadurch auch limitiert werden.

Ziel dieses Buches ist es, Konzepte für intrapsychische Prozesse und ihre möglichen Störungen darzustellen, mithilfe derer der Einsatz affektaktualisierender und erlebnisorientierter Methoden durch ein jeweils spezifisches Fall- und Wirkverständnis begründet werden kann. Das Wirkprinzip, die »therapeutische Absicht« dieser Interventionen soll durch eine adäquate Konzeptualisierung psychischer Prozesse nachvollziehbar und explizierbar sein. Statt einer eklektizistischen Anwendung von Interventionen aus anderen Therapiemethoden wird durch systematische Reflexion dieser Modelle vor dem Hintergrund systemtheoretischer und synergetischer Prämissen eine theoretische Integration angestrebt.

Im zweiten Teil des Buches werden Interventionen in Hinblick auf ihre zu erwartende Wirkung auf emotionale Verarbeitungsprozesse vorgestellt. Wir unterscheiden dabei zwischen Methoden, die primär der Affektwahrnehmung, der Affektklärung, der Affektaktualisierung und der Affektregulation dienen. Zusätzlich werden wir erlebnisorientierte Methoden darstellen, die gezielt zur Affekttransformation beitragen. Damit soll die Fähigkeit einer gezielten Anwendung emotionsfokussierter Interventionen gefördert und eine bislang wenig beachtete Differenzierungsleistung innerhalb des systemischen Fachdiskurses angeboten werden.

TEIL I

Theoretische Grundlagen

KAPITEL 1

Passt die Theorie, die wir Systemischer Therapie zugrunde legen, noch zu der Art von Systemischer Therapie, die heute durchgeführt wird?

Das Interventionsrepertoire systemischer TherapeutInnen hat sich in den letzten Jahren merklich ausgeweitet. Nach der Phase des bescheidenen Intervenierens der konversationalen Therapie werden nun unter dem Einfluss von Aufstellungsarbeit, Teilearbeit und hypnosystemischen Ansätzen zunehmend auch affektaktualisierende und erlebnisorientierte Interventionen eingesetzt und längere Einzeltherapien durchgeführt. Diese Interventionen sind meist in längere therapeutische Prozesse eingebettet, die aus unserer Sicht theoretisch anders begründet werden müssen als die Problem-Lösungsübergänge in lösungsorientierten, konversationalen oder strategischen Therapien. Lange Einzeltherapien erfordern, zumindest wenn das übliche systemische Interventionsrepertoire verlassen wird, ein vertieftes Fallverständnis für eine differenzielle Indikationsstellung und spezifische Überlegungen zur Prozessgestaltung. Für dieses vertiefte Fallverständnis braucht es – das ist unsere Überzeugung – auch Konzepte für intrapsychische Prozesse und deren mögliche Störungen.

Dass – theorieimmanent – weder von der frühen interaktionell definierten Familientherapie noch von der darauffolgenden kon-

---

Das Kapitel wurde von Elisabeth Wagner verfasst.

struktivistisch und systemtheoretisch begründeten Systemischen Therapie Modelle für intrapsychische Vorgänge und ihre Störungen entwickelt wurden, erscheint uns angesichts der genannten Ausweitung des systemischen Interventionsrepertoires zunehmend problematisch.

Das von den Autorinnen wahrgenommene Theoriedefizit betrifft dabei nicht die systemische Einzeltherapie an sich, sondern vor allem lange Einzeltherapien, in denen großräumige affektaktualisierende und erlebnisorientierte Interventionen (Teilearbeit, Aufstellungselemente, Arbeit mit dem Inneren Kind etc.) eingesetzt werden.

Was erwartet man im Allgemeinen von der theoretischen Fundierung einer psychotherapeutischen Methode? Von den meisten Therapiemethoden wird zum einen ein Modell psychischen Funktionierens geboten (Gegenstandsmodellierung) und zum anderen – dazu passend – ein theoretisches Verständnis von der durch Psychotherapie intendierten Veränderung (Wirkverständnis, Interventionslehre). Zwischen den Modellen psychischen Funktionierens und der Interventionslehre gibt es einen Begründungszusammenhang: Weil psychische Prozesse so und so funktionieren, braucht es diese Intervention zur Veränderung. Wenn sich das Verständnis von psychischen Funktionen wandelt, geht dies in der Regel mit entsprechenden Veränderungen im Interventionsrepertoire einher. Therapiehistorisch betrachtet dürfte die zeitliche Abfolge allerdings oft anders aussehen: Zunächst ändert sich die Praxis, weil TherapeutInnen bei einer bestimmten Zielgruppe mit den theoretisch legitimierten Methoden an ihre Grenzen stoßen und/oder sie Interventionen anderer Methoden in ihr Repertoire aufnehmen; erst in weiterer Folge werden die Modelle psychischen Funktionierens angepasst. An anderer Stelle wird ausgeführt, wie dieser Prozess bei der Verbreitung der Aufstellungsarbeit in der Systemischen Therapie nur teilweise vollzogen wurde.

Wo auch immer die Innovation/Veränderung passiert, ob in der Interventionslehre oder in der Konzeptualisierung intrapsychischer Vorgänge – der jeweils andere Bereich »zieht nach«. So gibt es z. B. in der kognitiven Verhaltenstherapie, in der dysfunktionale Überzeugungen als zentral verantwortlich für psychische Probleme oder Störungen gehalten werden, viele kognitive Interventionen, die zum Abbau dieser Überzeugungen beitragen sollen. In der Schematherapie hingegen, einer Weiterentwicklung der kognitiven Verhaltenstherapie, werden dysfunktionale Schemata als komplexe kognitiv-affektive Funktionseinheiten des Psychischen verstanden, die in der Kindheit unter Einwirkung ungünstiger Bedingungen entstehen und spezifischer – auch nicht kognitiver – Techniken bedürfen, um in einem mittel- bis langfristigen therapeutischen Prozess aufgeweicht zu werden. Hier wurden demzufolge spezifische affektaktualisierende und erlebnisorientierte Methoden entwickelt (oder aus anderen Therapieschulen übernommen), um den »nicht kognitiven Anteil« der dysfunktionalen Schemata bearbeitbar zu machen.

Ähnliche Zusammenhänge lassen sich für fast alle Therapiemethoden beschreiben: eine triebtheoretisch begründete Psychoanalyse funktioniert anders als eine objektbeziehungstheoretisch oder strukturbezogene Therapie. Das Setting (ein-, drei- oder fünfmal wöchentlich, liegend oder sitzend) und der Aufmerksamkeitsfokus des Analytikers (dort und damals versus hier und jetzt), aber auch die gewählten Interventionen (Deutung, Klärung, Stützung) werden durch ein jeweils spezifisches Verständnis des Psychischen begründet.

Wie stellt sich dieser Zusammenhang in der Systemischen Therapie dar?

Da es zentrales Merkmal Systemischer Familientherapie war, den Fokus auf den sozialen Kontext von Problemen oder psychischen Störungen zu legen, blieben sozusagen »theorieimmanent« Konzepte intrapsychischen Funktionierens in der Anfangsphase wenig ausdifferenziert. Nach der konstruktivistischen Wende haben zum einen epistemologische Begründungen (»es gibt keine verlässliche Erkenntnis, nur mehr oder weniger nützliche Hypothesen«), zum anderen die Festlegung auf ein kurztherapeutisches Problem-Lösungsverständnis die Konzeptualisierung psychischer Vorgänge limitiert. Statt Verstehenszusammenhänge für intrapsychische Prozesse zu generieren, werden diese durch Konstruktivismus und Systemtheorie als quasi unergründbar definiert und die Aufmerksamkeit auf die Förderung von Veränderungsprozessen gerichtet. Der Prämisse der Autopoiese/Selbstorganisation folgend wird der Möglichkeit der direkten Beeinflussung misstraut, stattdessen geht es um Verstörung, Musterunterbrechung, Schaffung einer Umgebung, die für eine neue Form der Selbstorganisation förderlich ist. Auf diese Weise ist Systemische Therapie in den meisten Fällen wirkungsvoll, auch wenn den Interventionen kein explizites Verständnis der Psyche zugrunde gelegt wird.

Theorieimmanent wurden weder von der frühen interaktionellen Familientherapie noch von der darauffolgenden konstruktivistisch und systemtheoretisch begründeten Systemischen Therapie Modelle für intrapsychische Prozesse und ihre Störungen ausdifferenziert.

Im folgenden Abschnitt, der einen ideengeschichtlichen Abriss systemischer Therapiekonzepte bietet, wird auf das jeweils spezifische Wirkverständnis der verschiedenen systemischen Ansätze noch näher eingegangen.

Wirkverständnis systemischer Therapie

Die Darstellung des Wirkverständnisses systemischer Therapie wird verkompliziert durch die große Binnendifferenzierung des systemischen Feldes: lösungsorientierte, konversationale, narrative, strategische und strukturelle Ansätze haben sich in den ersten fünfzig Jahren der Entwicklung familientherapeutischer/systemischer Therapie herausdifferenziert. In den letzten zehn Jahren kam es vor allem durch den hypnosystemischen Ansatz noch einmal zu einer weiten Ausdehnung des Wirkverständnisses und des Interventionsrepertoires.

Ob man diese verschiedenen Ansätze als unterschiedliche Perspektiven eines Therapieverfahrens – nämlich der Systemischen Familientherapie – ansieht oder als theoretisch und interventionsmäßig unterschiedliche Methoden, hängt wohl vom Argumentationszusammenhang und den dahinter liegenden Interessen ab. Im

Hinblick auf die Anerkennung der Systemischen Familientherapie in Deutschland wurde ausgeführt, dass es sich trotz der Methodenvielfalt um ein einheitliches Verfahren handelt (vgl. K. von Sydow et al. 2007, S. 17).

Aus einer anderen Perspektive erscheint es eher so, dass der systemische Ansatz »keine einheitliche, inhaltlich konsistente Arbeitsphilosophie darstellt, sondern eine Vielzahl von Konzepten und theoretischen Modellen umfasst, die untereinander mehr oder weniger anschlussfähig sind, aber gemeinsame Grundorientierungen und -haltungen aufweisen« (Levold 2014, S. 13). Levold weist darauf hin, dass bei genauerer Betrachtung zwischen den systemischen Konzepten auch »handfeste Widersprüche« und »theoretische Unvereinbarkeiten« auftreten. Er kommt zu dem Schluss, dass die für die systemische Haltung typische Wertschätzung von Unterschieden, wenn sie auch den Umgang mit theoretischen Fragen betrifft, zu einer »großzügigen Rezeptionskultur« führt. Dies hat den Vorteil, dass Schulstreitigkeiten und Ausgrenzungen vermieden werden, allerdings unter Inkaufnahme des Verlusts von begrifflicher Präzision und theoretischer Schärfung.

> »Die Gefahr fehlender theoretischer Auseinandersetzung einerseits und einer eher lockeren und beliebigen Theorierezeption durch Praktiker andererseits ist aber, dass das Konzept der Systemischen Therapie und Beratung an inhaltlicher Stringenz verliert. Dass der Begriff ›systemisch‹ mit seiner Ausdehnung und Popularisierung (im Unterschied z. B. zur Systemtheorie) immer mehr an inhaltlicher Bedeutung verliert, ist ein deutlicher Hinweis darauf.« (Levold 2014, S. 46)

Auch Schiepek verweist auf die Schwierigkeiten einer klaren Definition von Systemischer Therapie und zeigt auf, dass es keine spezifischen »Bestimmungsstücke« gibt: egal ob konstruktivistische Grundhaltung, interaktionelle Perspektive oder Ressourcenperspektive – all diese Haltungen sind weder spezifisch noch zwingend realisiert. Schiepek spricht daher von einer »im Fluss befindlichen Familienähnlichkeit von Merkmalen«, die die Systemische Therapie ausmachen, und weist darauf hin, dass dies auch für andere Therapiemethoden, wie z. B. die Verhaltenstherapie, gilt.

> »Die Profilunschärfe von Therapierichtungen, ihre offenbar starken Überschneidungen und Durchlässigkeiten sowie die schiere Unmöglichkeit, hinreichende oder auch nur notwendige spezifische Definitionsmerkmale anzuführen, sind möglicherweise ein Symptom für die Auflösungserscheinungen einer Ära – der Ära der Therapieschulen des 20. Jahrhunderts (Schiepek et al. 2013, S. 15).

Die Heterogenität und die Dynamik des systemischen Feldes im Auge behaltend, gewinnt das Abgrenzungskriterium – was gehört dazu, was nicht – besondere Bedeutung. Gehört Aufstellungsarbeit nach Hellinger zur Systemischen Therapie? Und wenn nein – warum nicht? Ist »Systemische Traumatherapie« noch Systemische Therapie oder die Durchführung von spezifischer Traumatherapie durch systemische TherapeutInnen? Und: Wie sind solche Fragen zu beantworten? Wenn man versucht, das Abgrenzungs- bzw. Zugehörigkeitskriterium theoretisch zu formulieren, müsste man sich Fragen stellen wie: »Welche theoretischen Konzepte müssen zwingend genutzt werden, um eine Methode als systemisch zu bezeichnen? Oder anders: Was darf in einer Methode nicht vorkommen, da es zentralen Merkmalen systemischen Denkens widerspricht?

Wenn im mittleren Teil des Buches Konzepte anderer Therapiemethoden und die dazu passenden Interventionen vorgestellt werden, ist es den Autorinnen ein besonderes Anliegen, dies nicht »theoretisch unvermittelt« zu tun, sondern ein Stück Integrationsarbeit zu leisten. Welche zentralen Merkmale systemischen Denkens müssen erhalten bleiben, um diese Konzepte wohlreflektiert in systemische Therapieprozesse einbauen zu können? Oder: Wie müssen diese Konzepte aus anderen Therapiemethoden adaptiert werden, damit sie gut anschlussfähig werden für systemische Therapieprozesse?

Aber zunächst zurück zum aktuellen Wirkverständnis Systemischer Therapie: Ganz allgemein könnte man formulieren, dass Systemische (Familien-)Therapie darauf abzielt, problem- oder symptomaufrechterhaltende Interaktionen, Überzeugungen und Narrative infrage zu stellen bzw. zu unterbrechen und die Entwicklung neuer, gesundheitsfördernder bzw. problemfreier Interaktionen, Verhaltensweisen, Lösungsversuche und Erzählungen anzuregen. Die zirkuläre Erfassung von Wechselwirkungen statt linearer Ursache-Wirkungs-Zuschreibung, die Fokussierung individueller bzw. sozialer Konstruktion der Wirklichkeit und die Schaffung neuer Bedeutungen, wobei das Zielkriterium nicht Wahrheit, sondern Nützlichkeit darstellt, sowie eine bescheidene Expertenschaft in Bezug auf die Inhalte und Ziele der Therapie können als gemeinsame Basis der verschiedenen Ansätze innerhalb systemischer Therapie betrachtet werden.

Insofern ließe sich argumentieren, dass der dogmatische Wahrheitsanspruch, mit dem Hellinger die Erklärungsmuster der »Ordnung der Liebe« (1996) vertritt, mit systemischem Denken nicht vereinbar sind. Zu groß – völlig unüberwindbar – schien der Unterschied in der therapeutischen Haltung, dem therapeutischen Selbstverständnis. Hier das Dogma der bescheidenen Expertenschaft, die den KlientInnen die Lösungskompetenz zuschreibt und dabei selbst nur neugierig fragend Suchprozesse anstößt, dort der wissende Experte, der den Klienten heilende Sätze nachsprechen lässt und eine »Ordnung der Liebe« behauptet, der unbedingt Folge zu leisten sei. Der Aufschrei der »bescheidenen ExpertInnen« hat jedoch der weiten Verbreitung der Aufstellungsarbeit keinen Abbruch getan. Immer mehr systemische TherapeutInnen haben Aufstellungsarbeit in ihr therapeutisches Repertoire aufgenommen, prominente VertreterInnen der systemischen Community haben zu diesem Thema publiziert (vgl. Weber et al. 2005). In einem kontrovers geführten theoretischen Diskurs kam es in weiterer Folge zu gewissen Modifikationen: die dogmatische Haltung wurde entschärft, der Wahrheitsanspruch wurde aufgegeben, aus den unbedingt gültigen Erklärungen wurden Deutungsangebote, vergleichbar mit anderen Hypothesen, die wir unseren KlientInnen anbieten.

In diesem Fall fand die primäre Vereinnahmung also in der Praxis statt – ungeachtet der zunächst bestehenden Unvereinbarkeit bezüglich der therapeutischen Haltung und der erkenntnistheoretischen Prämissen. Die Anpassungsleistung wurde erst danach erbracht, allerdings vor allem in den Bereichen epistemologische Begründung und Wirkverständnis. Der »psychologische Gehalt« dieser nun als »systemisch« legitimierten Arbeit wurde nicht breit diskutiert.

Im Unterschied dazu bemühte sich Gunther Schmidt (2004) bei der theoretischen Einbettung seiner »hypnosystemischen Therapie« um einen konsistenten Theorieentwurf, der sowohl Gegenstandsmodellierung als auch Wirkverständnis und Interventionslehre umfasst. Er hat dabei das Tabu der Modellbildung für intrapsychische Vorgänge gebrochen, indem er Prozesse der Aufmerksamkeitsfokussierung als relevant für Symptomentstehung wie auch Gesundung beschreibt und diese wiederum neurobiologisch erklärt, worauf in einem späteren Kapitel noch genauer eingegangen wird. An dieser Stelle sei nur erwähnt, dass Gunther Schmidt zwar einen konsistenten theoretischen Entwurf hypnosystemischen Arbeitens bietet, aber der »Störungsbereich« nicht weiter ausdifferenziert wurde. Seine theoretischen Ausführungen begründen zwar die prinzipielle Wirkweise hypnosystemischer Interventionen, sie helfen aber nicht, zwischen verschiedenen Störungen psychischer Prozesse zu unterscheiden, und leisten damit aus unserer Sicht keinen wesentlichen Beitrag zu einer differenziellen Indikationsstellung (wann welches therapeutisches Vorgehen?).

Zusammenfassend lässt sich feststellen, dass die in den letzten zehn Jahren beobachtbare Ausweitung des Interventionsrepertoires nicht mit einer konsistenten Ausweitung der theoretischen Grundlagen Systemischer Therapie einhergeht. Auch wo diese geleistet wird (Beispiel hypnosystemische Therapie), werden die möglichen Störungen psychischer Funktionen nicht differenziert. Damit bleibt es häufig dem Zufall oder persönlichen Vorlieben überlassen, welche Intervention zu welchem Zeitpunkt in einer Therapie zum Einsatz kommt. Die Grundlagen für differenzielle Indikation (wann welche Intervention) und eine Vertiefung des Fallverständnisses in Hinblick auf die jeweils vorliegende Störung intrapsychischer Funktionen wurden in der systemischen Fachliteratur bislang theoretisch nicht ausformuliert.

KAPITEL 2

Die Theorie bestimmt, was wir beobachten können (Einstein)

Sowenig es den Autorinnen in den späteren »Praxiskapiteln« nur um die rezeptbuchartige Beschreibung möglicher Interventionen geht, so wenig geht es hier »nur« um die Beschreibung von theoretischen Denkmodellen. Es geht um den Zusammenhang von theoretischer Konzeptualisierung und praktischem Handeln. Welche theoretischen Konzepte bringen welches therapeutische Tun hervor?

Jede Konzeptualisierung ist Komplexitätsreduktion – die unfassbare Vielfalt an potenzieller Information über ein Klientensystem wird entlang eines theoretischen Konzepts erfassbar. Die Theorie ist damit eine Art Kristallisationsstruktur für die Erfassung therapeutisch relevanter Informationen – oder wie es Einstein in seinem Gespräch mit Heisenberg nach dessen Vorlesung zur Quantenphysik 1926 ausdrückte: »Die Theorie bestimmt, was wir beobachten können.«

In der wissenschaftstheoretischen Diskussion der Psychotherapie gibt es eine lange Tradition, Psychotherapie als hermeneutische Disziplin zu beschreiben. Hermeneutik ist die Kunst des Verstehens, der Textauslegung, der Interpretation. In dieser Denktradition werden die Lebensäußerungen eines Klienten als zu interpretierender Text verstanden. Im Unterschied zu anderen hermeneutischen Disziplinen werden aber durch die Psychotherapeutin keine schriftlich fixierten Texte interpretiert, sondern das zu interpretierende »Material« wird durch die Methode zum Teil geschaffen. Unsere Art, in Be-

Das Kapitel wurde von Elisabeth Wagner verfasst.

ziehung zu treten, zu fragen, die Aufmerksamkeit zu fokussieren und den Gesprächsverlauf zu lenken, alle unsere Interventionen beeinflussen in hohem Maße die Äußerungen des Klienten, die wir dann interpretieren.

Für den weiteren Therapieverlauf ist es hoch relevant, ob wir glauben, dass das präsentierte Problem, z. B. die Sozialphobie einer Klientin, durch die misslungenen Lösungsversuche und den interaktionellen »Tanz um das Problem« aufrechterhalten werden oder durch ein verletztes »inneres Kind« hervorgerufen werden, das anerkannt und getröstet werden muss, damit es aufhört, Angstsymptome zu produzieren. Im ersten Fall werden wir in strategischer Manier die Logik der misslungenen Lösungsversuche durch gezielte Erfragung zu erfassen versuchen und dann eine Musterunterbrechung – meist auf der Verhaltensebene – vorschlagen. Im anderen Fall werden wir ein »verletztes inneres Kind« adressieren und dieses damit möglicherweise erst ins Bewusstsein der Klientin einführen, jedenfalls aber durch die Kommunikation über das verletzte innere Kind eine entsprechende soziale Realität erzeugen, was wahrscheinlich ganz andere Auswirkungen nicht nur auf den Therapieverlauf, sondern auch auf das Selbstverständnis der Klientin haben wird.

Wenn wir uns vor Augen führen, dass KlientInnen uns meist in krisenhaften Situationen aufsuchen, wenn ihre eigenen Problemlösungskompetenzen nicht mehr ausreichen und sie an ihrer inneren oder äußeren Situation zu verzweifeln drohen, wird uns auch das hohe Maß an Verantwortung bewusst, das wir mit der von uns gewählten therapeutischen Vorgehensweise und den damit verbundenen Aspekten der Realitätskonstruktion (»Das ist deine Situation, das ist die Aufgabe, die du zu meistern hast«) unweigerlich auf uns nehmen. In Anerkennung dieser Schwierigkeit wird von systemischen TherapeutInnen durchwegs bescheidene Expertenschaft und eine Distanzierung von pathologisierenden Konzepten gefordert: Symptome oder Probleme werden nicht psychologisierend »erklärt«, dem Versuch, die offensichtlichen Schwierigkeiten der Klientin (beobachtbare Symptome) auf zugrunde liegende Defizite (»Persönlichkeitsstörung«, »Störung der Affektkontrolle« oder, um einen Begriff aus der humanistischen Therapie zu erwähnen, »falsches Selbst«) zurückzuführen sind, wird radikal abgeschworen. Aus dieser Perspektive ist auch die Einführung eines »verletzten inneren Kindes« als problemerklärendes Konzept kritisch zu betrachten, wird doch damit ein Konstrukt geschaffen, das aktuelles leidvolles Erleben durch eine im Hintergrund wirkende problemerzeugende Struktur erklärt. Konstruktivistische Kurztherapie nimmt im Gegensatz dazu für sich in Anspruch, ohne solche problemerklärende intrapsychische Konzepte auszukommen.

Wenn wir andererseits die Möglichkeit in Betracht ziehen, dass es konstante Störungsmuster im Bereich des Psychischen gibt, so wie es epileptische Anfälle gibt (die zwar auch nur von einem Beobachter so bezeichnet werden, aber sich auch ohne Beobachter ereignen), wird deutlich, dass wir unserer Verantwortung durch Nicht-Konzeptualisierung nicht entkommen. Wir vermeiden dann zwar das Risiko, mit unseren pathologieorientierten Überzeugungen und den daraus folgenden Bedeutungsgebungen Störungen mit zu verursachen, wir nehmen dafür aber das Risiko in Kauf, für manche KlientInnen keine adäquaten Behandlungskonzepte bieten zu können und ihnen »klinisch naiv« zu begegnen. Wie in vielen anderen Bereichen geht es aus unserer Sicht nicht darum, sich letztgültig für oder gegen »Störungskonzeptualisierung« zu entscheiden, sondern fall- und situationsbezogen Störungs- und Lösungswissen adäquat nützen zu können. Dass im vorliegenden Buch mehr auf »Störungswissen« fokussiert wird, indem theoretische Modelle für die Konzeptualisierung dysfunktionaler psychischer Funktionen vorgestellt werden, entspringt nicht einem einseitigen Interesse der Autorinnen und verweist keinesfalls auf ein fehlendes Bewusstsein für mögliche »unerwünschte Nebenwirkungen« einer überschießenden Störungsorientierung, sondern ausschließlich der Einschätzung, dass dieser Bereich in der Systemischen Therapie bislang theoretisch marginalisiert wurde.

In diesem Kapitel sollen zunächst einzelne Ansätze der Systemischen Therapie hinsichtlich ihres Wirkverständnisses dargestellt werden, um sie im Sinne einer »differenziellen Indikation« gezielt nützen zu können.

Bei jeder Forderung einer differenziellen Indikation (Wann tue ich was?) darf allerdings nicht übersehen werden, dass alle Praxissituationen komplex, d.h. vieldeutig, sind und damit unterschiedliche Problemkonzeptualisierungen, aber auch Lösungsoptionen ermöglichen. Darüber hinaus sind die Situationen instabil, der als Problem dargebotene Phänomenbereich kann sich schnell ändern und damit eine Neuorientierung professionellen Handelns erfordern. Diese Anforderungen an professionelle Tätigkeit gelten auch für andere Professionen wie z.B. die Medizin. Bei der Psychotherapie ist jedoch noch ein zusätzlicher Faktor zu berücksichtigen: Es werden komplexe Sinnfragen und subjektive Bedeutungsgebungsprozesse verhandelt – die »Verwaltung der vagen Dinge« ist laut Peter Fuchs kein zu behebendes Defizit, sondern für die psychotherapeutische Praxis konstitutiv (vgl. Levold 2014, S. 19).

Die nachfolgenden Ausführungen zur »Ideengeschichte der Systemischen Therapie« dienen daher dazu, in exemplarischer Art – ohne Anspruch auf Vollständigkeit – für den Zusammenhang zwischen theoretischer Konzeptualisierung und angewandter Praxis zu sensibilisieren und das Wirkverständnis systemischer Ansätze zu differenzieren.

2.1 Die Pionierphase und die wachstumsorientierte Familientherapie von Virginia Satir

Die Anfänge der Familientherapie in den 50er-Jahren in den USA war noch vom traditionellen Denken in linearen Ursache-Wirkungs-Beziehungen geprägt. Die Ursache und damit die Schuld für das kranke Verhalten der PatientInnen wurde in dem gestörten und damit krank machenden Verhalten der Familienmitglieder gesehen und dies in jeweils schulenspezifischer Art, also z. B. psychoanalytisch oder behavioral, erklärt. In dieser frühen Phase wurde das Familiensetting entdeckt und der aktuelle soziale Kontext – die Familie – neben den intrapsychischen »Ursachen« für Störungen – auch für die Erklärung von Problemen herangezogen. Heute mag das selbstverständlich sein, für die damalige Zeit war es revolutionär.

Man muss sich den historischen Kontext vor Augen führen, um den Wert dieses Perspektivenwechsels zu erkennen. Die Geburtsstunde der Psychotherapie am Anfang des 20. Jahrhunderts war noch nicht allzu lange her – es war die Zeit der großen Entwürfe: Sigmund Freud, Alfred Adler, Viktor Frankl, C.G. Jung, Carl Rogers, Fritz und Laura Perls – sie alle überraschten die interessierte Fachwelt mit neuen Interpretationen des Seelenlebens. Man war so beeindruckt von diesen Konzeptualisierungen des Intrapsychischen, so beschäftigt auch damit, die Unterschiede und Widersprüche in den verschiedenen Modellen wahrzunehmen und zu diskutieren (vor allem der Kampf zwischen Psychoanalyse und Behaviorismus polarisierte die Fachwelt), dass der aktuelle Lebenskontext – die Familie – zunächst nicht mitbedacht wurde. Und als man dann in den 50er-Jahren damit anfing, war es schwer, über Familien anders zu denken, als man gewöhnt war. Es war naheliegend, sie mit den gewohnten Denkfiguren und Erklärungsmodellen zu erfassen, nämlich individuumzentriert und pathologieorientiert.

- 1908 – Freud gründet die Wiener Psychoanalytische Vereinigung
  1909 – Bruch mit A. Adler – Individualpsychologie
  1912 – Bruch mit C. G. Jung – Analytische Psychologie
- 1930er – Viktor Frankl, Logotherapie und Existenzanalyse
- 1940er – Klientenzentrierte Therapie nach C. Rogers
- 1950er – Fritz und Laura Perls, Gestalttherapie
- 1950er – Verhaltenstherapie
- 1950er – Moreno, Psychodrama
- 1950er – Eric Berne, Transaktionsanalyse
- 1950er – Milton Erickson, Hypnose
- 1960er – Katathym-imaginative Psychotherapie
- 1960er – Familientherapie – Systemische Therapie

Im Unterschied zu einigen anderen Pionieren der Familientherapie hat Virginia Satir zeitübergreifend ihre Bedeutung in der Systemischen Familientherapie behalten. Ihre große Leistung war, dass sie als Mutter der »wachstumsorientierten Familientherapie« eine humanistische und damit entwicklungs- statt pathologieorientierte Tradition der Familientherapie schuf. Selbstwert und kongruente Kommunikation sind die zentralen theoretischen Konzepte, überdauernde Bedeutung haben aber vor allem die kreativen und erlebnisaktivierenden Interventionen wie die Familienskulpturen, der Selbstwert-Topf oder die parts party erlangt. Die Therapeutin ist dabei Modell für eine wohlwollend explorierende Haltung und nimmt eine entwicklungsfördernde, nicht pathologisierende Expertenhaltung ein. Die in der systemischen Fachliteratur eher vernachlässigte »Klärungsperspektive« psychischer Prozesse im Sinne eines allgemeinen Wirkfaktors von Psychotherapie (vgl. Grawe 1998) dürfte am ehesten mit dem Wirkverständnis entwicklungsorientierter Therapie in Einklang zu bringen sein.

Hier findet sich auch noch, im Gegensatz zu den Modellbildungen von Minuchin, dem Palo-Alto- oder dem Mailänder Team, eine Konzeptualisierung des Selbst: Persönlichkeit wird als aus verschiedenen Anteilen zusammengesetzt gedacht, diese Anteile können von einem »Selbstkern« ausgegrenzt oder abgelehnt werden, was dann im Sinne eines »Eigenlebens« zur Symptombildung führen kann (Satir 1990, S. 10). Wenn auch die Vorstellung von diesen Selbstanteilen sehr offen und damit auch vage gefasst ist (nicht nur Persönlichkeitseigenschaften, auch Gefühle und vieles andere werden als Selbstanteil tituliert), wird hier doch eine Denkfigur vorweggenommen, die uns immer wieder begegnen wird: die Pluralität von Persönlichkeit als Grundlage der therapeutischen Arbeit mit Persönlichkeitsanteilen.

2.2 Kybernetik I – Interaktionelle Perspektive

Während sich die Pionierphase der Familientherapie durch Arbeit mit Familien auf der Basis traditioneller psychotherapeutischer Denkmodelle (psychoanalytisch oder humanistisch geprägt) auszeichnet, ist die Systemische Therapie definiert durch die Bezugnahme auf Systemtheorie, einem transdisziplinären Denkmodell, das die Integration biologischer, psychologischer, philosophischer und soziologischer Gegenstandsbereiche zu einer allgemeinen Theorie lebender Systeme anstrebt.

> Entscheidender Motor für die Entwicklung der Systemtheorie war Ludwig von Bertalanffys Kritik am reduktionistischen physikalisch-mechanistischen Weltbild seiner Zeit. Dem setzte er ein Verständnis von Organismen als in Bezug auf Austausch von Energie, Materie und Information offenen Systemen gegenüber, die sich unter dem Gesichtspunkt von Ganzheit, (Selbst-)Organisation, Zielorientierung etc.... beschreiben lassen. Sie verfügen über eine dynamische, d.h. durch die wechselseitige Organisation ihrer Bestandteile und Prozesse bedingte Ordnung und Organisation, die im Kontakt mit der Umgebung aufrechterhalten werden. Damit löst er sich vom klassischen Paradigma des Ganzen und seiner Teile und ersetzt diese traditionelle Differenz durch die Differenz von System und Umwelt, woran später auch Luhmann mit seiner Theorie sozialer Systeme anschließt. (Levold 2014, S. 47)

Nach den ersten Experimenten mit dem Familiensetting in den 50er-Jahren, die konzeptuell und methodisch, wie oben beschrieben, noch sehr im konventionellen Ursache-Wirkungs-Denken verhaftet waren, definierte sich der systemische Ansatz in den 60er-Jahren nun durch ein grundsätzlich neues Verständnis für individuelles Verhalten, welches sich nicht mehr aufgrund intrapsychischer Abläufe und Motive, sondern durch die rekursive Wechselbeziehung mit dem Verhalten der Interaktionspartner erklären lässt. Durch die »Radikalisierung der Interaktionsperspektive wurde der Ballast individuumsbezogener Theorien abgeschüttelt... Individuelles Verhalten wird ausschließlich in Bezug auf seine kommunikative Bedeutung und seine Relevanz für die Erhaltung bzw. Veränderung des Systems erfasst.« (Levold 1997) Konzepte aus der humanistischen Psychologie, z.B. Selbstwert, die bei Virginia Satir noch zentrale Bedeutung hatten, wurden nicht mehr thematisiert.

Eine solche systemische Sicht verlangt von den Beteiligten, auf einfache Ursachenzuschreibungen zu verzichten und das Problem nicht »im« Patienten oder »in« der Mutter oder dem Vater zu suchen, sondern gleichsam »zwischen« ihnen. Das Problem, Symptom, die Krankheit wird als Gemeinschaftsleistung verstanden, die interaktionell hervorgebracht und aufrechterhalten wird.

Als innovative Techniken wurden in dieser Zeit beispielsweise Symptomverschreibungen entwickelt, um das »Familienspiel« aus dem Gleichgewicht zu bringen und neue Organisationsprozesse anzuregen. Da die Interaktionsregeln eines Systems im Unterschied zu den intrapsychischen Prozessen direkt beobachtbar schienen (eine Einschätzung, die später im Rahmen der konstruktivistischen Wende wieder infrage gestellt wurde), hielt man es für einfacher und effektiver, ein Interaktionssystem zu therapieren statt ein Individuum. Wenn es durch gezielte Verhaltensverschreibungen gelingt, dysfunktionale Interaktionsmuster zu unterbrechen, kommt es zu raschen Strukturveränderungen, die zu überraschenden therapeutischen Erfolgen führen können.

In den 70er-Jahren war die Familientherapie nicht nur gut etabliert, sondern hatte auch schon erkennbare Differenzierungen hervorgebracht: Es gab die entwicklungsorientierte Familientherapie von Virginia Satir, die strukturelle Familientherapie von Salvador Minuchin, die strategischen bzw. problemorientierten Ansätze des MRI sowie die Konzepte des frühen Mailänder Teams um Mara Selvini Palazzoli. Trotz aller Unterschiede dieser Ansätze hatten sie auch etwas Gemeinsames, nämlich die interaktionelle Perspektive: Verstehe den Menschen in seinem sozialen Bezugssystem, jedes Verhalten macht Sinn, wenn man seinen sozialen Kontext kennt. Um den Menschen zu verstehen, braucht es keine Theorien für intrapsychische Prozesse, sondern das Erfassen der sozialen Interaktionen, das erkennbaren Mustern und Regeln folgt. Ein zentrales Konzept war die Homöostase – es wurde angenommen, dass die Familie als System immer einen Gleichgewichtszustand anstrebt. Symptome dienen oft dazu, diesen Gleichgewichtszustand aufrechtzuerhalten. Ein weiteres mit Homöostase in Verbindung stehendes Konzept war

Zirkularität, wichtige Metaphern waren der Thermostat und das Mobile.

Die Kybernetik I brachte eine Abkehr vom analytischen Denken in linearen Ursache-Wirkungs-Konstruktionen, nicht die Analyse der Einzelteile, sondern Beobachtung der Wechselwirkungen der Systemkomponenten, deren Regelung und Steuerung, das Netzwerk der Interaktionen wurde fokussiert. Das auf Kybernetik I basierende Wirkverständnis ist zwar in weiterer Folge in Misskredit geraten, v. a. die Fähigkeit, die »pathologischen Spiele« der Familie durch objektive Beobachtung von außen verlässlich zu identifizieren, wurde durch die konstruktivistische Wende radikal infrage gestellt. Die epistemologische Kritik und »Überwindung« von Kybernetik I sollte aber nicht dazu führen, alle diese Phänomene auszublenden, welche genau durch diese Perspektive erst sichtbar gemacht werden.

Die strukturellen Überlegungen von Minuchin, das Homöostase-Konzept, das grundsätzlich interaktionelle Verständnis von Problemen als Gemeinschaftsleistung, der »Tanz um das Problem« können auch heute in Familientherapien nutzbringend angewandt werden, wenn man sie als komplexitätsreduzierende und handlungsanleitende Hypothesen betrachtet. Es sollte nicht vergessen werden, dass mit Kybernetik I die konkrete systemische Modellierung der Welt, also die Fokussierung von Wechselwirkungen zwischen Systemmitgliedern und interpersonellen Mustern, verbunden ist, welches ein wesentliches Charakteristikum Systemischer (Familien-)Therapie bereitstellt.

2.3 Kybernetik II – Konstruktivistische Wende – konversationale Therapie

Dass es in den 80er-Jahren unter der Überschrift »Kybernetik II« zu einer nachhaltigen Richtungsänderung kam, ist nicht mit dem Scheitern der frühen familientherapeutischen Modelle zu erklären. Wenn auch nicht alle optimistischen Erfolgsversprechungen dieser therapeutischen Konzepte gehalten haben (so konnte vor allem die Hypothese, dass spezifische Familienkonstellationen zu spezifischen Störungen führen, nie bestätigt werden), so kann doch davon ausgegangen werden, dass sie wirkungsvolles therapeutisches Handeln ermöglicht haben. Der Umbruch in den 80er-Jahren kam von einer anderen Seite: Er kam von der Biologie, der Philosophie und der Soziologie. Oder genauer gesagt: Er kam daher, dass TherapeutInnen beschlossen, Theorien aus der Biologie, der Philosophie und der Soziologie zur Reflexion ihres Tuns und zur Neuorientierung zu nützen.

Kurt Ludewig, der diese theoretische Neuorientierung im deutschen Sprachraum als Erster vollzogen hat, erinnert an die »Initialzündung« der »eigentlichen Systemischen Therapie« bei einer Tagung des Instituts für Ehe und Familie in Zürich im Jahr 1981:

> »Während jener mittlerweile legendären Tagung erschütterte Paul Dell (damals Mitarbeiter von Harry Goolishian in Galveston, Texas) mit seinem Vortrag Stück für Stück die Welt der Familientherapie, indem er einen Großteil ihrer konzeptionellen Grundpfeiler gründlich infrage stellte. Dell setzte sich nach und nach mit den in der damaligen Familientherapie geradezu kanonisierten Konzepten auseinander und beendete die jeweiligen Ausführungen zu dem betreffenden Thema mit solchen Sätzen wie ›There is no such thing as family rules!‹, ›There is no such thing as homoestasis!‹ Die Reaktionen unter den Zuhörern waren beeindruckend. Nach jedem dieser markanten Sätze verließen zunehmend mehr Teilnehmer den Hörsaal der ehrwürdigen Zürcher Technischen Hochschule und demonstrierten damit ihren Unmut über solche ehrfurchtslosen ›Blasphemien‹ … Dell stützte seine Überlegungen theoretisch auf Thesen, die von zwei Neurobiologen aufgestellt worden waren, Humberto Maturana und Francisco Varela (1987). Weder ich noch die meisten der Teilnehmer – um die Zahl einzugrenzen, durften an dieser Tagung nur bereits qualifizierte Familientherapeuten teilnehmen – hatten bis dahin je diese Namen gehört.« (Ludewig 2013, S. 15)

Nichtsdestotrotz haben sich die Theorie der autopoietischen Systeme von Maturana und Varela, die erkenntnistheoretische Position des radikalen Konstruktivismus von Ernst von Glasersfeld und die Systemtheorie des Niklas Luhmann zu den zentralen theoretischen Bezugspunkten systemischer Therapie entwickelt, mit nachhaltigen Auswirkungen auf die psychotherapeutische Praxis.

Da menschliche Erkenntnis als ein biologisches Phänomen begriffen wird, das mehr durch die Struktur des wahrnehmenden Organismus als durch die Objekte der Außenwelt determiniert ist, verschiebt sich der Fokus auf die innere Logik der autonomen Selbstorganisation, auf ihre operationale Geschlossenheit und die Grenzen externer Einflussnahme. Man verabschiedet sich von dem Glauben, dass der Therapeut kraft seiner Expertenschaft Systemeigenschaften objektiv von außen beurteilen und die entsprechenden Interventionen maßschneidern kann. Die Therapeutin ist Beobachterin des Beobachtens: Sie beobachtet, wie Menschen unterscheiden, welche Bedeutungen sie geben, wie sie versprachlichen, welche Geschichten sie über sich und andere erzählen. Damit verschiebt sich der Fokus der Therapie von den äußeren interaktionellen Mustern auf die inneren Prozesse. Diese epistemologische Wende führt einerseits zu einer ähnlichen Bewegung wie die kognitive Wende in der vormals behavioristischen Verhaltenstherapie. »An die Stelle des Interesses für Verhaltenssequenzen rückt die Beschäftigung mit der Sprache als basalem Feld für die Konstruktion und Dekonstruktion von Sinn sowie als Rahmen für die Problementwicklung und Problemlösungen.« (Levold 1997)

Im Unterschied zur Verhaltenstherapie hat die Systemische Therapie diese Theorie jedoch konsequent auch auf sich selbst angewendet und damit den Anspruch aufgegeben, psychische, aber auch interaktionelle Phänomene objektiv beschreiben bzw. mit objektiven Gesetzmäßigkeiten erklären zu können. Wenn die Therapeutin selbst Gegenstand ihrer Theorie wird, sind alle Diagnosen, Patientenbeobachtungen und -bewertungen Produkte von Beobachtern (vgl. Lieb 2009), weshalb, bei strenger Auslegung, auch der Nutzung psychologischer Theorien abgeschworen werden muss. Dies wiederum stellt einen gravierenden Unterschied zur kognitiven Wende in der Verhaltenstherapie dar.

Die erkenntnistheoretische Position des Konstruktivismus (»Es gibt keine verlässliche Erkenntnis, unsere Wahrnehmungen sagen mehr über unseren Erkenntnisapparat aus als über das Beobachtete.«) fordert Distanzierung von privilegiertem Expertenwissen und legt eine bescheidene Haltung der Therapeutin nahe. Wichtige Vertreter dieser neuen Bescheidenheit waren Harold Goolishian und Harlene Anderson, in ihrem Verständnis von »Therapie als Dialog« geht es darum,

> »… neue Bedeutungen und neues Verstehen zu entwickeln. Therapie ist wenig mehr als die Gelegenheit, … eine neue Konversation, eine neue Sprache und neue Realitäten zu erkunden … Die Systeme, mit denen wir arbeiten, existieren nur in der Sprache, und deshalb existieren auch Probleme nur in der Sprache. Das Ziel der Therapie liegt nicht darin, Lösungen für Probleme zu finden, sondern an einem Prozess teilzunehmen, in dessen Verlauf eine Sprache entwickelt wird, in der das Problem nicht mehr existiert.« (Goolishian & Anderson 1988)

Demselben Therapieverständnis folgend entwickelte Tom Andersen das »reflecting team«, um zusätzliche Möglichkeiten des Dialogs zu eröffnen. Auch Kurt Ludewig schloss sich diesem Verständnis von Therapie an, indem er die Theorie autopoietischer Systeme mit Luhmanns Systemtheorie verknüpfte und darauf hinwies, dass Problemsysteme autopoietisch geschlossen sind und selbst Sinn und Kausalität festlegen. Therapeutische Anregungen können nur aufgenommen werden, wenn sie für das System anschlussfähig sind. Seine »10 + 1 Leitsätze« (Ludewig 1987) sollen TherapeutInnen bei der Bewältigung des Dilemmas helfen, gezielt handeln zu wollen, ohne instruktiv interagieren zu können.

Noch eindeutiger wird das Therapiesystem als Umwelt des psychischen Systems von Retzer (2003) mit seiner Unterscheidung von gelebtem, erlebtem und erzähltem Leben definiert. Unter Bezug auf

Luhmanns Systemtheorie führt Retzer aus, dass es sich beim Organismus (»gelebtes Leben«), bei der Psyche (»erlebtes Leben«) und dem sozialen System (»erzähltes Leben«) um drei operational geschlossene autopoietische Systeme handelt, die füreinander Umwelten sind und zwischen denen es keine instruktive Interaktion oder kausale Festlegung gibt.

> »Jeder dieser drei Systemtypen entsteht aufgrund einer anderen Art von Operationen: biologische Systeme durch biochemische Reaktionen, psychische Systeme durch Gedanken und Gefühle, soziale Systeme durch Kommunikationen. Und alle drei Systeme sind füreinander nicht zugänglich, d. h., ein Gedanke wird nie Element eines sozialen Systems, es sei denn, er wird ausgesprochen und verstanden, also kommuniziert … Die drei Typen von Systemen sind dabei nicht unabhängig voneinander, sie sind in ihrer Entwicklung miteinander gekoppelt, weil sie sich gegenseitig perturbieren und koevolutive Einheiten bilden können. Aber ihre Beziehung ist in dieser Modellbildung niemals ein Einschlussverhältnis, bei dem das eine System das andere umfasst, sondern immer ein Ausschlussverhältnis, d. h., was innerhalb des einen Phänomenbereichs geschieht, geschieht nicht innerhalb des anderen.« (Simon 2008, S. 90 f.)

Das zentrale theoretische Interesse gilt in der Systemischen Therapie der Konzeptualisierung des sozialen Systems, nicht des psychischen Systems. Auch hier wird dem Verständnis von Niklas Luhmann gefolgt, der – auf den ersten Blick kontraintuitiv und durchaus gewöhnungsbedürftig – nicht den Menschen als Einheit des sozialen Systems definiert, sondern Kommunikation. Das Element des sozialen Systems ist in dieser Modellbildung damit keine materielle Einheit (Mensch), sondern ein Ereignis (Kommunikation), vergleichbar den Spielzügen eines Spiels. Indem dieses Systemverständnis nicht mehr auf die Teil-/Ganzes-Unterscheidung, sondern auf die System-/Umwelt-Unterscheidung gründet, kann die Komplexität sozialer Prozesse besser reduziert werden, als wenn soziale

Systeme als aus ganzen Menschen bestehend gedacht würden (vgl. Simon 2008).

Da dieser Punkt für die Argumentation Luhmanns zentral ist, soll er noch genauer ausgeführt werden: Üblicherweise sind wir gewöhnt, die Systemebenen hierarchisch zu ordnen: Atome bilden Moleküle, Moleküle können Zellen bilden, Zellen Organe, Organe bilden Organismen, also Menschen, diese wiederum soziale Systeme wie Familien oder Staaten. Der Nachteil solch hierarchischer Modellbildungen liegt darin, dass man sich auf den hierarchisch höheren Systemebenen, also vor allem bei der Konzeptualisierung sozialer Systeme, eine Komplexität einhandelt, die jede Modellbildung überfordert, da ja die auf den jeweils tieferen hierarchischen Ebenen wirksamen physikalischen, chemischen, biologischen und psychologischen Gesetze ebenfalls berücksichtigt werden müssen. Bei der Konzeptualisierung eines System-Umwelt-Verhältnisses zwischen drei autopoietischen, operational geschlossenen Systemen müssen daher in jedem Fall nur jene Operationen beobachtet werden, die das jeweilige System als Einheit konstituieren, gegen ihre Umwelt abgrenzen und am Leben erhalten. Im Falle sozialer Systeme geschieht dies durch Kommunikation (Luhmann 1997, S. 81), die nicht als Handlung einem einzelnen Akteur oder einem einzelnen Bewusstsein zugerechnet werden kann.

Auf die Limitierungen der mit dieser Theorie verbundenen möglichen Differenzierungsleistungen v. a. in Bezug auf psychische Systeme wird zu einem späteren Zeitpunkt noch gesondert eingegangen.

Hier soll zunächst darauf hingewiesen werden, dass die Konzeptualisierung von Psychotherapie als soziales System, in dem Kommunikation an Kommunikation anschließt und das eine Umwelt für das psychische System des Klienten bildet, keine gezielte Beeinflussung des psychischen Systems durch Interventionen vorsieht und damit ein Selbstverständnis des Therapeuten als »teilnehmenden Manager« und »Künstler des Gesprächs« (Goolishian & Anderson 1988) nahelegt. Eine erkenntnistheoretische Grundhaltung, wonach kein privilegiertes Expertenwissen beansprucht werden darf, reduziert das therapeutische Interventionsspektrum weitgehend auf »unterschiedserzeugendes Fragen«.

Als Ausdruck dieses konversationalen Therapieverständnisses fragte auch Grossmann 1998, »… ob der Interventionsbegriff in seiner ursprünglichen Semantik von Steuerung, außeninduzierter Veränderung, Planbarkeit, seinem Beigeschmack ›instruktiver Interaktion‹ weiterhin ein zentrales Konstrukt systemischer Therapie bleiben wird«, und stellt fest, dass »gegenwärtige systemische Terminologie in der Nachfolge von Goolishian, Anderson und anderen zunehmend ohne die Idee und konsequenterweise ohne den Terminus ›Intervention‹ auszukommen scheint, während Begriffe wie ›Konversation‹, ›Dialog‹, ›Diskurs‹, ›Erzählung‹, ›Ko-Autorenschaft‹ an seine Stelle treten«. Allerdings soll an dieser Stelle auch darauf hingewiesen werden, dass Grossmann sich in seinem »Abschied von narrativer Therapie« (2009) von der Konzeptualisierung von Psychotherapie als Co-Kreation einer neuen Erzählung distanziert und auf die Bedeutung des »Erlebens« sowohl für die Problementstehung als auch für die therapeutische Veränderung hinweist.

Eine streng systemtheoretische Begründung Systemischer Therapie konzeptualisiert das soziale System Therapie als Umwelt für das psychische System und stellt damit instruktive Interventionen radikal infrage. Wer das psychische System und das soziale System für operational geschlossen hält und ein System-Umwelt-Verhältnis annimmt, müsste konsequenterweise sein therapeutisches Interventionsrepertoire im Sinne der konversationalen Therapie auf unterschiedserzeugendes Fragen beschränken.

Insgesamt bleibt zu bemerken, dass zwar eine angemessen erkenntniskritische Haltung, nicht aber eine spezifisch konstruktivistische Position für Systemische Therapie konstitutiv ist (vgl. Schiepek et al. 2013). Die »angemessen erkenntniskritische Haltung« definiert sich dadurch, dass wir unsere theoretischen Konzepte genauso wie die Interventionen auch unter dem Aspekt der »Realitätserzeugung« reflektieren (welches theoretische Konzept macht welche Phänomene und Zusammenhänge sichtbar) und eher durch Multiperspektivität als durch Verzicht auf Konzepte für intrapsychische Prozesse den Anspruch auf »bescheidene Expertenschaft« realisieren.

2.4 Lösungsorientierte Therapie

Angesichts der enormen Verbreitung lösungsorientierter Konzepte ist eine ausführliche Darstellung in diesem Kapitel nicht notwendig.

In der Darstellung von Eve Lipchick (2011), einer Mitbegründerin der SFT, vollzog sich der Wechsel von problem- zu lösungsfokussierter Therapie am Brief Family Therapy Center im Jahre 1982 zufällig im Rahmen einer Familientherapie, die aufgrund wechselseitiger Vorwürfe über mehrere Sitzungen erfolglos blieb. Die wesentliche Veränderung wurde damals durch die erstmals formulierte Frage, was jede/r Einzelne in Bezug auf das Familienleben nicht ändern wolle (später als first session formular task bekannt geworden), erzielt. Diese Frage veranlasste die Familienmitglieder zu positiven Beschreibungen, die außerhalb der Problembeschreibung lagen, und führte damit zu der revolutionierenden Einsicht, dass Lösungen nicht unbedingt etwas mit dem Problem zu tun haben müssen. Diese Sichtweise befreit TherapeutInnen von der Verantwortung, durch eine maßgeschneiderte Intervention die problemaufrechterhaltenden Muster zu unterbrechen, verlangt ihnen andererseits aber ab, sich entschieden von jeglichem Ursache-Wirkungs-Denken zu distanzieren.

Die grundsätzliche Annahme, dass die Lösung nichts mit dem Problem zu tun haben muss und ein differenziertes Problemverständnis in der Therapie nicht Voraussetzung für Veränderung ist, irritiert zwar das dem menschlichen Geist innewohnende Kausalitätsbedürfnis (das Bestreben, Phänome zu erklären, ist kein therapeutisches Privileg, auch unsere KlientInnen äußern häufig den Wunsch, eine Erklärung für ihre Probleme zu finden, und halten dies für die Voraussetzung für eine Lösung), dürfte aber aus neurobiologischer Sicht bestätigt werden: Annäherungs- und Vermeidungssysteme scheinen auf jeweils eigenen neuronalen Substraten und

Mechanismen zu beruhen. Zielorientierung und Ressourcenfokussierung dürften damit gut geeignete Mittel sein, Annäherungsnetzwerke im Gehirn zu aktivieren. Das Wirkprinzip lösungsorientierter Kurztherapie besteht somit darin, statt durch »problem talk« mit negativen Gefühlen assoziierte problematische Inhalte zu thematisieren, durch die Suche nach Ausnahmen und Ressourcen sowie die Fokussierung von Zielen einen »Will-haben-Zustand« im Gehirn auszulösen. Allerdings sollte nicht übersehen werden, dass bei ausgeprägten Problemzuständen die Aktivierung von Annäherungsnetzwerken nicht durch forcierten Einsatz von lösungsorientierten Techniken erzwungen werden kann. Möglicherweise wird dies durch die fehlende Kooperationsbereitschaft der KlientInnen für diese Arbeitsweise verhindert.

An dieser Stelle sei an de Shazers Überzeugung erinnert, dass jede Familie, jedes Individuum, jedes Paar auf jeweils einzigartige Weise kooperiert. »Die Arbeit des Therapeuten besteht darin, jene spezielle Art des Kooperierens, die die Familie zeigt, aus seiner eigenen Sicht zu beschreiben und dann damit zu kooperieren, um Veränderung zuwege zu bringen.« (De Shazer, zitiert nach Lipchick 2011, S. 29) Lösungsorientiertes Arbeiten kann somit als radikal kooperationsfördernde Strategie verstanden werden. In diesem Sinne gibt es weder Widerstand noch schlecht motivierte KlientInnen. »Widerstand« nehmen TherapeutInnen wahr, wenn KlientInnen deren Sichtweise, wie sie sich ändern sollen, nicht akzeptieren.

De Shazer hat in diesem Sinne die bekannte Unterscheidung von Besuchern, Klägern und Kunden formuliert und das jeweils passende Kooperationsangebot vorgeschlagen: Komplimente für Besucher, Beobachtungsaufgaben für Kläger, Verhaltensaufgaben für Kunden. Man kann diese Fokussierung der jeweils spezifischen Kooperationsbereitschaft aber auch dahingehend verstehen, dass das Bedürfnis von KlientInnen, ihr Problem darzulegen und belastende Ereignisse aus ihrer Geschichte mitzuteilen, erfüllt werden kann, weil dies eine beziehungsfördernde und vertrauensstiftende Funktion hat. Auch wenn aus lösungsorientierter Perspektive das Verständnis des Problems nicht Voraussetzung für Veränderung ist, sondern ausgedehnte Problemaktualisierung eher zur Aufrechterhaltung des problematischen Zustandes beiträgt, ist doch das subjektive Gefühl des Klienten, verstanden und mit respektvollem Interesse behandelt zu werden, Voraussetzung für einen entwicklungsförderlichen Veränderungsprozess.

Der Erfolg lösungsorientierter Gesprächsführung dürfte daher in hohem Maß davon abhängig sein, wie es gelingt, den Übergang vom Problemgespräch zum Lösungsgespräch angesichts möglicher Beharrungstendenzen der KlientInnen zu gestalten. Wenn Menschen Psychotherapie in Anspruch nehmen, herrschen neben belastenden Gefühlen (Angst, Verzweiflung, Wut etc.) auch belastende Selbstwahrnehmungen und Bedeutungsgebungen in Hinblick auf relevante Andere vor. Nicht immer gelingt die Desaktualisierung des Problemerlebens durch die Techniken der lösungsorientierten Gesprächsführung, häufig braucht es eine Fokuserweiterung, um die problemaufrechterhaltenden Narrative zu dekonstruieren, was uns zum nächsten Kapitel überleitet.

2.5 Narrative Therapie

Im Unterschied zu einem radikalkonstruktivistischen Verständnis der Wirklichkeitskonstruktion, das auf die operationale Geschlossenheit und Strukturdeterminiertheit des Nervensystems verweist (vgl. biologische Kognitionstheorie nach Maturana & Varela 1987), wird von der narrativen Therapie die soziale Konstruktion von Wirklichkeit durch Sprache fokussiert. Menschen werden als narrative Wesen verstanden, d.h., sie organisieren ihre Erfahrungen durch Narration. »Erzählen ist ein grundlegender Modus der individuellen wie sozialen Konstruktion von Wirklichkeit« (vgl. Grossmann & Russinger 2011, S. 14), wobei die Erzählung immer selektiv ist und nie die Vielfalt des Erlebens wiedergeben kann, »es birgt Ausgelassenes, Nicht-Fokussiertes, Marginalisiertes … Jedes Erzählen rund um das eigene Selbst gründet in Sinnselektionen. Die realen Erfahrungen und Ereignisse des eigenen Lebens sind nur der ›Steinbruch‹, aus dem wir die Bestandteile unserer Selbsterzählung zusammentragen.«

Die Funktion der Selektion ist das Erzeugen eines kohärenten Selbstbildes, wobei die Herstellung von Kohärenz im Sinne von Kontinuität, Bedeutung und Sinn als zentrales menschliches Bedürfnis verstanden wird. Unter schwierigen Bedingungen kann aber genau diese Selektionsleistung problemaufrechterhaltend wirken: Die Selbstbeschreibung als unfähig, unbeliebt, als abgelehnt oder defizitär kann die konstruktive Auseinandersetzung mit aktuellen Anforderungen erschweren. Insofern ist ein zentraler Wirkmechanismus narrativer Therapie die Erweiterung der »Selbsterzählung« und damit natürlich der Selbstwahrnehmung um Aspekte des Gelingens. Das Problem zu externalisieren und die Lösung zu internalisieren sind zentrale Wirkprinzipien narrativer Therapie.

Narrative und lösungsorientierte Interventionen sind füreinander gut anschlussfähig und damit auch im konkreten Therapieverlauf leicht zu integrieren. Der Unterschied liegt vor allem in der Enge des Aufmerksamkeitsfokus: Während dieser bei strikt lösungsorientiertem Arbeiten streng auf Ausnahmen und Ziele, also auf die Problemlösung, beschränkt ist, interessiert sich narrative Therapie auch für die Aspekte des Gewordenseins, allerdings nicht in der üblichen Form der Biografiearbeit (»was hat das Leben aus Ihnen gemacht«), sondern gleichsam »gebrochen durch die narrative Linse«: »Welchen Geschichten über sich selbst, erlauben Sie, Ihr Leben zu bestimmen?«

Die Konstruktion der Identität durch Narrationen (der eigenen und der relevanter Anderer), die Dekonstruktion problemaufrechterhaltender Narrative, die Anreicherung um Aspekte des Gelingens (»Es ist nie zu spät, über sich eine Geschichte der Stärke zu erzählen«, vgl. Russinger 2001) und damit die Förderung des Bewusstseins für die »Autorenschaft des Selbst« (Grossmann & Russinger 2011) sind die wesentlichen Wirkprinzipien narrativer Therapie.

2.6 Strategische Therapie

Im Zentrum der strategischen oder problemorientierten Therapie, wie sie ursprünglich vom Palo-Alto-Team und hier wieder besonders von Jay Haley entwickelt wurde, steht die Frage nach der Funktionsweise, den aufrechterhaltenden Mechanismen des Problems. In den letzten Jahren hat vor allem Nardone mit seiner regen Publikations- und Vortragstätigkeit für die Verbreitung strategischer Konzepte gesorgt, ohne allerdings dabei in den Lehrbüchern der Systemischen Therapie breit rezipiert zu werden. So findet sich im »Lehrbuch der Systemischen Therapie und Beratung« von Schlippe & Schweitzer (2012) weder ein Hinweis auf strategische Therapie im Sachregister noch der Name Nardone im Literaturverzeichnis. Im »großen Lehrbuch« von Levold & Wirsching (2014) sind dem strategischen Modell drei Zeilen gewidmet – über die Gründe für diese Marginalisierung darf spekuliert werden. Das umso mehr, als die strategische Perspektive zweifelsohne eine eigenständige theoretische Position bezüglich der Behandlung menschlicher Probleme formuliert, die im Reigen systemischer Wirklichkeitskonstruktionen nicht nur historisch bedeutsam ist.

Der zentrale Wirkmechanismus strategischer Therapie ist das »Aushebeln« jener Mechanismen, die das Problem aufrechterhalten. Dafür werden die relevanten Merkmale des Wahrnehmungs-Reaktions-Systems des Klienten erforscht, während auf Überlegungen zur Genese, den »Ursachen« des Problems völlig verzichtet wird. Problemzusammenhänge werden nur so weit erfragt, wie sie zur Lösung des Problems nötig sind, davon abgesehen besteht wenig Interesse an Familienstrukturen oder biografischem Material.

In einer Art »Interventionsverschreibungspraxis« (die durchschnittliche Sitzungsdauer beträgt laut Nardone bei Folgegesprächen nur 10 bis 20 Minuten – mündliche Mitteilung, Nardone 2011) werden immer jene Aufgaben verschrieben, die aus Sicht des strategischen Therapeuten im jeweiligen Moment förderlich sind, um problemaufrechterhaltende Muster zu verstören. Die meisten strategischen Interventionen zielen dabei primär auf das Verhalten ab: Sie unterbrechen die bisherigen Lösungsversuche des Klienten und ersetzen sie durch neue, hilfreichere Interaktionen. Oft reicht es aus, das, was nicht hilft, nicht mehr zu tun. Meist werden aber konkrete alternative Verhaltensweisen in Form von Experimenten oder Aufgaben vorgeschlagen. Neben den hochgradig individualisierten Aufgaben (z.B. Nardone 2007) haben sich auch Standardaufgaben wie die »180-Grad-Interventionen« (das Gegenteil der versuchten Lösung) bewährt. Hinzu kommen Reframing-Techniken, die dazu verhelfen, neue Sichtweisen des Problems zu entwickeln, und damit ein kognitives Gegengewicht zu den verhaltensorientierten Interventionen darstellen. Wie die Betroffenen ihre Realität konstruieren (»perzeptiv-reaktives System«), ist dabei von zentraler Bedeutung (vgl. Nardone & Watzlawick 1994).

Bemerkenswert konsequent ist der Verzicht auf kausale Erklärungen: Probleme (psychische Störungen etc.) entstehen in einer »kybernetischen Sichtweise« nicht als Folge von eindeutig identifizierbaren »Ursachen«, sondern als Resultat vielfältiger zirkulärer Prozesse in biologischen, psychischen und sozialen Systemen. Im Laufe der Zeit können sich stabile psychosoziale Muster ergeben, die die Freiheitsgrade der Beteiligten massiv einschränken und zur Aufrechterhaltung der Störung beitragen, ohne dass das Resultat dieser Wechselwirkungen auf eine bestimmte eindeutig zuordenbare Ursache zurückzuführen ist. – Dies ist eine Denkfigur, die uns in weiterer Folge bei der Auseinandersetzung mit psychologischen bzw. psychotherapeutischen Konzepten, die menschliche Probleme mehr unter der Perspektive des »Gewordenseins« verstehen, noch begegnen wird.

KAPITEL 3

Konzepte intrapsychischer Funktionen in der Systemischen Therapie

Bis heute nehmen psychologische Konzepte in der theoretischen Begründung systemischer Therapie keinen nennenswerten Raum ein. Zuerst war es die die Familientherapie inhaltlich definierende interaktionelle Perspektive, die gebot, sich für die Beziehungen zwischen Menschen statt für intrapsychische Prozesse zu interessieren. FamilientherapeutInnen versuchten, Probleme in ihren interaktionellen Zusammenhängen zu verstehen, sie interessierten sich für interaktionelle Muster, statt Erklärungen im Intrapsychischen zu suchen. »Verstehe den Menschen in seinem sozialen Bezugssystem – jedes Verhalten macht Sinn, wenn man seinen sozialen Kontext kennt« war das Credo der frühen Familientherapie. Statt Probleme auf die Eigenschaften oder die »Störung« einer Person zurückzuführen, wurde kontextualisiert, statt lineare Erklärungen wurden zirkuläre Kausalitätskonstruktionen zum Gebot.

Durch die konstruktivistische Wende wurde zwar der Fokus vom Interaktionellen auf die individuellen Bedeutungsgebungsprozesse gelenkt, doch es blieb, um mit Ludewig zu sprechen, bei der »heftigen Abwendung vom Innerlichkeitsbezug der Siebzigerjahre«, wenn auch mit einer anderen theoretischen Begründung. Die Verflüssigung von Festschreibungen, die Dekonstruktion von starren Zuschreibungen von Eigenschaften blieben ein hoher Wert. Im Zusammenhang mit Selbsterkenntnis beschreibt Ludewig Denken, Fühlen und

---

Das Kapitel wurde von Elisabeth Wagner verfasst.

Handeln als variable Prozesse, die man nicht »hat« oder besitzt und daher nicht beliebig unter Kontrolle bringen kann. »Da sich der Mensch jederzeit verändern kann, ist jede noch so überzeugende Selbsterkenntnis nicht viel mehr als eine aktuelle Momentaufnahme, also eine Variable, und keine Feststellung zwingender Konstanten oder Muster.« (Ludewig 2011) Der Vorteil dieser Haltung ist der damit verbundene Veränderungsoptimismus: Menschen können sich jederzeit ändern, das entspricht ihrer Natur. Oder genauer: es entspricht unserer Theorie über ihre »Natur«. Andere (psychologische/psychotherapeutische) Theorien erklären hingegen die Permanenz, die Konstanz oder gar die »Widerstandsfähigkeit« von symptomatischem Erleben. Wir haben gelernt, jeder Erklärung von konstanten Mustern zu misstrauen und ihnen zu unterstellen, damit erst die Konstanz zu erzeugen, die sie begründen. Und es ist richtig: Nur wer an diskontinuierliche, rasche Änderungen glaubt, diese auch theoretisch und therapiepragmatisch konzeptualisiert (Kurztherapie), kann dieses Potenzial auch nützen. Vielleicht ist es der Attraktivität dieses Veränderungsoptimismus zuzuschreiben, dass Luc Ciompis Affektlogik, die im Gegensatz dazu ja die relative Konstanz problematischer Fühl-Denk-Verhaltensprogramme theoretisch begründet, so wenig in den systemischen Mainstream-Diskurs eingeflossen ist.

Systemische Therapie scheint demzufolge ohne Modellbildungen für psychische Prozesse auszukommen – in den auflagestärksten Lehrbüchern Systemischer Therapie und Beratung sowie in den meistzitierten Standardwerken der systemischen Literatur finden sich die Begriffe Emotion, Motivation, Grundbedürfnisse nicht.

Erst der 2014 erschienene Herausgeberband »Systemische Therapie und Beratung – das große Lehrbuch« von Levold und Wirsching setzt hier neue Akzente: So kommt z. B. im Kapitel über die Dynamik sozialer Systeme Luc Ciompi zu Wort, der mit seiner »Affektlogik« bereits 1997 auf die weitreichenden energetisch-motivationalen Wirkungen der Affekte und ihre vielfachen Schalt- und Filtereffekte auf Wahrnehmung, Aufmerksamkeit, Gedächtnis und

Denken hingewiesen hat (Ciompi 2014). An anderer Stelle spricht Rainer Schwing von einer »unnötigen Verengung systemischer Handlungsmöglichkeiten durch die ausschließliche Anwendung kognitiver, sprachlicher Interventionen«. (Schwing 2014, S. 152 f.) Er stellt ein praxisorientiertes Modell psychischen Funktionierens vor, das die Dimensionen Kognition, Emotion, Wahrnehmung und Aktion umfasst. Durch den Verweis auf mentale Modelle (Schemata), die zirkulär mit Wahrnehmung und Verhalten verbunden sind, wird das biografische Gewordensein berücksichtigt und die Anschlussfähigkeit für neurobiologische Modelle geschaffen.

Damit wird, wenn auch in aller Kürze, ein plausibles Konzept intrapsychischen Funktionierens angerissen, das über die Konzeptualisierung von Therapie als Sprachspiel hinausgeht, welche in Hinblick auf die in den letzten zehn Jahren beobachtbare Ausweitung des systemischen Interventionsrepertoires nicht mehr angemessen ist.

In den letzten Jahren hat sich – zumindest im praxisnahen-systemischen Diskurs – das dem hypnosystemischen Ansatz von Gunther Schmidt (2004) zugrunde liegende Modell psychischer Funktionen weit verbreitet: Hier wird zentral zwischen willkürlichen und unwillkürlichen Prozessen unterschieden, wobei Symptome regelmäßig als unerwünschte, unwillkürliche Phänomene beschrieben werden. Diese werden vom bewussten, willkürlichen Teil unseres Erlebens abgewertet und bekämpft und häufig aus der mit der offiziellen Ich-Identität verbundenen Erlebnisweise dissoziiert. Es wird davon ausgegangen, dass diese Prozesse dennoch eine wichtige Aufgabe haben, indem sie z. B. Interessen dienen, die nicht offiziell anerkannt werden. Ziel der Therapie ist es dann, einen wertschätzenden, respektvollen Umgang mit all diesen Prozessen zu etablieren, um eine bestmögliche Integration zu fördern. Dieses Verständnis psychischer Prozesse liegt vielen Interventionen zugrunde wie auch der »positiven Externalisierung«, wie sie von Grossmann & Russinger (2011) beschrieben worden ist.

Während hypnosystemische Konzepte vorwiegend praxisnah rezipiert werden, finden sich andererseits theoretisch sehr anspruchsvolle und voraussetzungsreiche Publikationen, die ein synergetisches

Verständnis psychischer Prozesse nahelegen (z. B. Schiepek et al. 2013), wobei hier das hohe Abstraktionsniveau und die für viele befremdliche Theoriesprache eine breitere Rezeption im Fachdiskurs von PraktikerInnen bislang verhindert haben dürfte.

An der Schnittstelle von hypnosystemischer Therapie und Synergetik finden sich die letzten Publikationen von Grossmann (2014) bzw. Grossmann & Russinger (2011). In dieses gegenüber konversationaler Therapie deutlich erweiterte Therapieverständnis fließen »bindungstheoretische, traumatologische, stresstheoretische, selbstpsychologische und neurobiologische« Konzepte ein. Therapie soll dazu dienen, Klienten dabei zu unterstützen, »dominante Schemata früherer Beziehungserfahrung und -gestaltung, aber auch zentrale Schemata der Selbstbeziehung verändern und erweitern zu können« (Grossmann 2014). Die Luhmann'sche Konzeptualisierung von Körper, Psyche und Kommunikation als drei Systeme, die jeweils operational geschlossen füreinander Umwelten darstellen, findet in dieser Darstellung keine Erwähnung. Stattdessen wird unter Berufung auf ein neurobiologisches Verständnis zwischen prozessualem und narrativem Selbst unterschieden.

> »Wir sind ein ›mehrfaches Selbst‹: Wir sind alle unsere unterschiedlichen physiologischen Erfahrungszustände und all die damit assoziierten Gefühle, Gedanken und Handlungen; und wir sind zugleich jene, die diese Erfahrungszustände sowie damit verbundenes eigenes Fühlen, Denken und Verhalten zum Gegenstand von Erzählung und eigener Beeinflussung machen.« (Grossmann & Russinger 2011, S. 12)

Grossmann und Russinger verweisen darauf, dass es »weitgehend nicht bewusste Strömungen und Attraktoren sind, die unser prozessuales Selbst bewegen«, dass wir aber »auch jene sind, die Erleben/Fühlen, Denken und Verhalten absichtsvoll auswählen und aktivieren«, und stellen in weiterer Folge eine Fülle von Interventionen vor, wie KlientInnen unterstützt werden können, positive Aspekte der Selbstbeziehung zu fördern.

Die Selbstbeziehung wird dabei in den Aspekten Selbstwahrnehmung (Inklusion oder Exklusion unterschiedlicher Aspekte des prozessualen Selbst in die Selbstnarration), Selbstattribution (Wertschätzung oder Abwertung und Pathologisierung), Selbstregulation und Selbstfürsorge beschrieben.

Neben der von der narrativen Therapie betonten Marginalisierung positiver Selbstaspekte (Kompetenzen, Fähigkeiten, Stärken) wird in Übereinstimmung mit vielen anderen klinischen Modellen davon ausgegangen, dass Symptomentwicklung auch mit der Ausgrenzung (Dissoziation, Abspaltung, Verdrängung) negativer, d.h. belastender, Selbstanteile in Zusammenhang stehen kann. Wenn die bewusste Auseinandersetzung mit bedrohlichen Phänomenen (Stresszustände, starke negative Affekte, belastende Erinnerungen) nachhaltig vermieden wird, können diese ein »Eigenleben« entwickeln und bleiben als unwillkürlich ablaufende Symptome oder dysfunktionale Fühl-Denk-Verhaltensmuster wirksam. Um diese »abgespaltenen« prozessualen Selbstanteile wieder dem Bewusstsein zugänglich zu machen und in das »narrative Selbst« zu integrieren, wurde von Grossmann die Methode der »positiven Externalisierung« beschrieben (Grossmann & Russinger 2011, S. 118 ff.), die im Interventionsteil noch genauer dargestellt wird.

Für die Konzeptualisierung von Persönlichkeit und Veränderungsprozessen verwendet Grossmann (2014) den aus der Synergetik stammenden Begriff der Potenziallandschaft.

> »Mit Haken und Schiepek lässt sich menschliche Persönlichkeit als in gutem Fall vielfältige Potenziallandschaft verstehen – als Tal- und Hügellandschaft, innerhalb welcher die Täler unterschiedliche und kontextabgestimmte Fühl-Denk-Verhaltensmuster darstellen und die Hügel die Übergänge zwischen diesen Tälern repräsentieren. Die Entwicklung bio-psycho-sozialer Leidenszustände lässt sich damit vergleichen, dass sich in dieser Landschaft im Laufe der Zeit mit Leidensdruck und Einschränkung assoziierte Täler – ein Tal der Angst, ein Tal der Verzweiflung und Depression o.a. – formen. Im Kontext von Problemchronifizierung gewinnt

> ein Tal zunehmend an Weite. Sein Einzugsbereich nimmt zu, sodass sich ein spezifisches Fühl-Denk-Verhaltensmuster in bestimmten Kontexten oder auch generalisiert mit erhöhter Wahrscheinlichkeit konstelliert. Und es gewinnt an Tiefe – so fällt es Betroffenen zunehmend schwer, dieses Tal wieder zu verlassen und in andere Potenzialtäler überzuwechseln.« (Grossmann 2014, S. 19)

Die Sprache der Synergetik bietet hier eine gut anschlussfähige Metapher für sich ausweitende leidvolle Erlebnisweisen (»das Tal wird tiefer oder weiter, der Einzugsbereich wird größer«), was ja auch der therapeutischen Erfahrung entspricht. Angst, Kränkung, Wut oder Verzweiflung können sich ausweiten, werden zum dominanten Erleben, Ausnahmen werden nicht mehr wahrgenommen oder kommen kaum mehr vor.

> »Ziel therapeutischer Arbeit ist es, bestimmte Potenzialtäler, die Problemzustände darstellen, zu verflachen und andere Täler, die gewünschte Zustände repräsentieren, zu vertiefen und zu verbreitern. Insgesamt sollte die Landschaft vielgestaltiger und differenzierter werden, kein einzelnes Tal soll die Landschaft bestimmen, und die Sättel bzw. die Hügelketten zwischen den Tälern sollten nicht zu hoch sein, sodass ein flexibles und situationsangemessenes psychisches Funktionieren möglich wird.« (Haken & Schiepek 2006, S. 341)

Bei aller Anschaulichkeit der Metapher sollte uns dies nicht darüber hinwegtäuschen, dass es sich bei der Synergetik – ebenso wie bei der Systemtheorie – um eine transdisziplinäre Theorie handelt, die Selbstorganisationsprozesse in komplexen dynamischen Systemen darstellt. Die Metapher, wie sie hier verwendet wird, entspringt der mathematischen Modellbildung und stellt selbst noch keine psychologische oder klinische Theorie dar, hilft aber dabei, die »Geschichtlichkeit« eines komplexen dynamischen Systems zu veranschaulichen.

3.1 Exkurs: Psychotherapie im Verständnis der Synergetik

Die Synergetik ist die Theorie und Wissenschaft der Selbstorganisation. Die Grundvoraussetzung für Selbstorganisation ist das Vorliegen eines Systems aus mehreren Teilen, wie etwa Moleküle in einer Flüssigkeit, Neuronen in einem neuronalen Netz oder das Verhalten der Interaktionspartner in einem sozialen System. Zwischen den Teilen müssen nicht lineare Wechselwirkungen vorliegen, was in den meisten natürlichen Systemen der Fall ist. Bestimmte Einflüsse aus der Umwelt (z.B. Energiezustrom) oder aus dem System selbst modifizieren die Wechselwirkungen zwischen den Elementen (diese Einflussgrößen nennt man Kontrollparameter). Damit kann über die Elemente hinweg ein kohärentes Verhalten (ein sogenannter Ordner) entstehen, wo vorher keines war. Der Ordner reduziert die Freiheitsgrade der Elemente (»Versklavungsprinzip«). Durch sich verändernde Kontrollparameter kann es zu einem »Phasenübergang«, also der Herausbildung einer neuen Ordnung im System, kommen (vgl. Schiepek et al. 2013, S. 33).

Die Bedeutung von Selbstorganisation für die Konzeptualisierung der Funktionsweise neuronaler Systeme steht außer Zweifel: Es gibt keine zentrale Steuerungsinstanz im Gehirn, sondern vielfach simultan tätige neuronale Netzwerke, die sich wechselseitig beeinflussen. Das Problem ist nur:

> »Wir kennen die Kontrollparameter entweder nicht genau, oder sie liegen im Inneren des Systems bzw. werden von diesem selbst erzeugt, oder die Übergänge zwischen Ordnern ereignen sich ohne gezielte Manipulation der Parameter … Es wäre ein fataler Kurzschluss zu glauben, ein Therapeut oder Berater könnte an irgendeinem Kontrollparameter einfach drehen und schon passiert die gewünschte Veränderung.« (Schiepek et al. 2013, S. 34 f.)

Wenn wir die sensorische Stimulation, also Sinnesreize aus der Umgebung, als Kontrollparameter betrachten, wird schnell deutlich, dass »Information« nie einfach nur einwirkt auf ein System, sondern immer von diesem generiert wird. Welche Information aus einem spezifischen Sinnesreiz gewonnen wird, hängt sowohl vom aktuellen Zustand des »informationsverarbeitenden« Systems als auch von spezifischen Vorerfahrungen und den daraus erwachsenden Bewertungsmustern ab. Biologische Systeme selektieren damit nicht nur ihre Kontrollparameter (das tun teilweise auch physikalische Systeme, indem z. B. Laser nicht auf thermische Erhitzung reagiert, sehr wohl aber auf elektrische Spannung oder Lichtimpulse) – hinzu kommt bei biologischen Systemen ihre Fähigkeit zu lernen: Ordnungszustände lassen, auch wenn sie sich wieder auflösen und sich andere Muster bilden, das System nicht mehr im gleichen Zustand zurück (Schiepek nennt dies »geronnene Systemgeschichte«). Einmal entstandene Ordner werden leichter wiederhergestellt und verändern damit die Auftrittswahrscheinlichkeit anderer Ordner. Auf der Ebene der Neuronen findet hierbei eine nutzungsabhängige Funktionsmodulation von synaptischen und intrazellulären Prozessen statt, worauf wir in dem Kapitel »neuronale Plastizität« weiter eingehen.

Schiepek führt, wie bereits erwähnt, die Metapher der Potenziallandschaft ein, wobei die Täler die jeweils bevorzugten und damit für die Person charakteristischen FDV- bzw. Kognitions-Emotions-Verhaltensmuster (KEV-Muster) darstellen.

> »Sind diese Täler nicht allzu tief und die Gebirgsrücken dazwischen nicht allzu hoch, so können wir situationsangemessen zwischen den KEV-Mustern wechseln. In Abhängigkeit von der Nutzung (Erfahrung) verändert sich die Landschaft, d. h., wir können unsere Persönlichkeit verändern. Damit wird der Doppelaspekt von Stabilität und Flexibilität nachvollziehbar, der gesunde Persönlichkeiten ausmacht. Die Kugel (aktuelles Systemverhalten) springt zwischen den Tälern, was die Täler deformiert. Dieser (De-)Formationsprozess allerdings vollzieht sich langsam im Vergleich zur Bewegungsgeschwindigkeit der Kugel.« (Schiepek et al. 2013, S. 38)

Diese Metapher legt nahe, warum Veränderungsprozesse, wenn sie als Wandlung der Potenziallandschaft eines psychischen Systems aufgefasst werden, nicht zwingend – oder sogar nur in Ausnahmefällen – kurztherapeutisch geplant werden können.

Ähnlich wie das Konzept der Autopoiese begründet auch die Synergetik, dass und warum in komplexen nicht linearen Systemen eine zielgerichtete Einflussnahme und Formung von Mustern durch externe Eingriffe nicht möglich ist.

> »Psychotherapie wird als ein Schaffen von Bedingungen für Selbstorganisationsprozesse der biologischen, psychischen und/oder sozialen Systeme des Klienten verstanden, an dem sich Therapeut und Klient kooperativ beteiligen. Diese Bedingungen können benannt werden und sind im Konzept des synergetischen Prozessmanagements als sogenannte generische Prinzipien formuliert.« (Schiepek et al. 2013, S. 31)

Unter den generischen Prinzipien werden folgende Wirkprinzipien von Psychotherapie ausgeführt (Schiepek et al. 2013, S. 39–50):

1. Die Herstellung einer guten therapeutischen Beziehung als sicheren Ort für Reflexion und Selbstexploration (»Stabilitätsbedingungen«)
2. Identifikation der am Problem zentral beteiligten KEV-Muster in einer (systemischen) Fallkonzeption (»Identifikation von Mustern des relevanten Systems«)
3. Herstellung einer Verbindung zwischen dem Problem, dem anstehenden Entwicklungsschritt und zentralen Lebenskonzepten des Klienten (»Sinnbezug«)
4. Schaffung günstiger Aktivierungsbedingungen durch Ressourcenorientierung und Fokussierung der emotionalen und motivationalen Bedeutung von Zielen und Visionen des Klienten (»Kontrollparameter und Veränderungsmotivation«)
5. Destabilisierung problemassoziierter KEV-Muster z. B. durch Fokussierung auf Ausnahmen, Aufgaben, Erarbeitung von veränder-

ten Verständniszusammenhängen (»Destabilisierung und Fluktuationsverstärkung«)

6. Zeitliche und inhaltliche Passung und Koordination der Vorgehensweisen und des Kommunikationsstils der Therapeutin mit den psychischen und physiologischen Prozessen und Rhythmen der Klientin zur Sicherstellung der Anschlussfähigkeit (»Kairos, Resonanz und Synchronisation«)
7. Gezielte Zustandsrealisierung durch Imagination angestrebter Zielzustände. Durch somatosensorische Repräsentation (in der hypnosystemischen Fachliteratur besser bekannt als multimodale Imagination) des gewünschten Ziels, aber auch bestimmte Verhaltensverschreibungen (Als-ob-Interventionen, Rollenspiele, Experimente) werden einige Strukturelemente des neuen Ordnungszustandes realisiert, was die Wahrscheinlichkeit erhöht, dass sich der gewünschte Zustand daraufhin ganzheitlich einstellt, insbesondere auch mit den dazugehörigen Emotionen (»gezielte Symmetriebrechung«)
8. Stabilisierung und Generalisierung neuer Muster durch positive Verstärkung, Wiederholung, Variation und Integration in das bestehende Selbstkonzept (»Stabilisierung neuer Muster«).

Als formalwissenschaftliche Theorie liefert die Synergetik die Basis für eine neue Form der Transdisziplinarität, indem sie die spontane Emergenz von Mustern in komplexen, nicht linearen Systemen erklärt, egal, ob es sich dabei um Laserlicht, das Schwarmverhalten von Fischen oder Vögeln, Wirbel in einer Flüssigkeit oder die Gestaltwahrnehmung in bewusstseinsfähigen Gehirnen handelt. Durch die Formulierung der »generischen Prinzipien« wird konkretes therapeutisches Tun an das Verständnis von Selbstorganisationsprozessen komplexer nicht linearer Systeme angeschlossen: Es sind jene Prinzipien, die realisiert sein müssen, um günstige Bedingungen für Selbstorganisationsprozesse zu schaffen.

Auch wenn Schiepek dies nicht explizit formuliert, geht es bei den generischen Prinzipien eigentlich nicht um das »Schaffen von Bedingungen für Selbstorganisation«, denn diese findet so und so statt. Selbstorganisationsprozesse im Gehirn brauchen niemanden, der dafür Bedingungen schafft, genau wie das Wetter niemanden braucht, um sich zu realisieren. Die generischen Prinzipien dienen bei genauerer Betrachtung dazu zu erklären, wie die Selbstorganisationsprozesse des Gehirns zielgerichtet beeinflusst werden können (denn genau das ist der Anspruch an Psychotherapie), obwohl uns doch die Theorie komplexer nicht linearer Systeme aufzeigt, dass dies nur sehr begrenzt möglich ist. Insofern halte ich Schiepeks »generische Prinzipien« in ihrem Kern für etwas Ähnliches wie die »10 + 1 Leitsätze« von Kurt Ludewig (1987), nun formuliert in der Theoriensprache der Synergetik.

Das heißt aber keineswegs, dass diese synergetischen Prinzipien keinen »Mehrwert« enthalten. Der spezifische Wert der »generischen Prinzipien« besteht darin, Wirkprinzipien von Psychotherapie vor dem Hintergrund einer angemessen komplexen Konzeptualisierung des Gehirns darzustellen und dabei jegliche Trivialisierung neuronaler Aktivität zu vermeiden. Des Weiteren sind die »generischen Prinzipien« zweifelsohne hilfreich, eine prozessadäquate Organisation des Behandlungsverlaufes zu erreichen, indem jede Situation des Behandlungsverlaufes in Bezug auf das gerade zentrale Wirkprinzip erfasst und dadurch konkret nach jenen therapeutischen Vorgangsweisen gesucht werden kann, die dieses realisieren können. Dabei besteht laut Schiepek ein mehr-mehrdeutiges Verhältnis zwischen Methoden/Techniken und generischen Prinzipien: eine Methode kann der Realisierung mehrerer Prinzipien dienen, und ein Prinzip kann durch mehrere Methoden realisiert werden. Aufgrund dieser funktionellen Äquivalenz wird das konkrete Vorgehen nie eingeschränkt, und TherapeutInnen können ihre persönlichen Präferenzen und ihren individuellen Erfahrungsschatz nützen (Schiepek et al. 2013, S. 47).

Ohne den Wert dieser generischen Prinzipien einschränken zu wollen, muss doch darauf hingewiesen werden, dass damit zwar ein für die Prozessgestaltung hilfreiches Reflexionsinstrument, jedoch keine Modelle für die differenzierte Erfassung problematischer bzw. dysfunktionaler Muster der Selbstorganisation für eine jeweils spezifische Fallkonzeption angeboten werden. Das anfänglich beschriebene Fehlen von differenzierten klinisch relevanten Modellbildungen für psychische Prozesse besteht also weiter.

KAPITEL 4

Basale psychologische Konzepte

Bevor ich nun einige Konzepte vorstelle, die sich aus meiner Sicht zur »psychologischen Fundierung« unserer systemisch-therapeutischen Praxis eignen, möchte ich noch einmal ein »epistemologisches Glaubensbekenntnis« ablegen: Psychische Phänomene sind aufgrund ihrer Geschichtlichkeit, ihrer Fähigkeit zur Selbststeuerung und Selbstorganisation immer mehrdeutig. Jedes klinische Konzept erhellt entsprechend der getroffenen Unterscheidungen bzw. Leitdifferenz jeweils bestimmte Zusammenhänge. Die Konzepte sind dann hilfreich, wenn sie sich therapeutisch gut nützen lassen. Über ihren Wahrheitsgehalt lässt sich aus dem therapeutischen Prozedere in der Regel keine Aussage ableiten.

Die Systemische Therapie verzichtete aus den bereits dargestellten Gründen auf die Konzeptualisierung des Psychischen – neben der erkenntnistheoretischen Genauigkeit besteht vor allem die Sorge, durch Festschreibung von Zusammenhängen die Neugierde des Therapeuten und die Entwicklungsmöglichkeiten der Klienten einzuschränken. Dies darf andererseits nicht missverstanden werden als ein Dogma, keinerlei Konzepte für psychische Prozesse zu nutzen. Nicht dass wir aufgrund dieser Modelle ein sicheres Wissen über die psychischen Funktionen haben – aber die Modelle ermöglichen eine Komplexitätsreduktion, die in vielen Fällen für ein vertieftes Fallverständnis, konsistentes therapeutisches Handeln und für die Interventionsplanung nötig ist.

Das Kapitel wurde von Elisabeth Wagner verfasst.

Statt Goolishians »Position des Nicht-Wissens« (1988) präferiere ich die Formulierung von Ludwig Reiter, der von »reflektiertem Wissen« spricht. Therapeuten sind kundig, sie verfügen über klinische Erfahrung. Zu diesem Kundig-Sein gehört auch, dass man hilfreiche Modelle zur Verfügung hat, die die Interventionsplanung und die Beziehungsgestaltung anleiten. Klinische Konzepte aus anderen Disziplinen kann man also als systemische Therapeutin relativ problemlos nützen, sofern man dabei die therapeutische Haltung und die erkenntnistheoretische Position, wie sie für die Systemische Therapie bestimmend ist, nicht aufgibt.

Was aber sind nun die »wesentlichsten Aspekte psychischen Funktionierens«, die als Grundlage für ein Verständnis von Störungen und ihre Veränderbarkeit durch Interventionen der Konzeptualisierung bedürfen? Aus meiner Sicht sind dies zumindest die Grundbedürfnisse als Motor psychischer Aktivität, die Organisation von (biografischer) Erfahrung durch Schemata bzw. Fühl-Denk-Verhaltensprogramme und die herausragende Rolle affektiver bzw. emotionaler Prozesse.

4.1 Grundbedürfnisse

Die psychische Aktivität ist von Zielen bestimmt. Neben den biologischen Bedürfnissen nach Nahrung, Schlaf und Unversehrtheit gibt es psychische Grundbedürfnisse, die bei allen Menschen vorhanden sind und deren Verletzung oder dauerhafte Nichtbefriedigung zu Schädigung der psychischen Gesundheit führen, so weit herrscht Einigkeit in der »Mainstreampsychologie«. Einzelne Autoren definierten jeweils leicht unterschiedliche Grundbedürfnisse, so nannte Epstein (1990, zitiert nach Grawe 2004) Orientierung und Kontrolle, Lustgewinn und Unlustvermeidung, Selbstwerterhöhung bzw. Selbstwertschutz und Bindung als die vier zentralen Grundbedürfnisse. Jeffrey Young (2005), der Begründer der Schematherapie, betrachtet darüber hinaus die Freiheit, berechtigte Bedürfnisse und Emotionen auszudrücken, und das Erfahren realistischer Grenzen als ein Grundbedürfnis.

Die konkreten Ziele sind individuell unterschiedlich und hängen davon ab, welche Möglichkeiten zur Erfüllung der Grundbedürfnisse geboten werden, die Grundbedürfnisse sind jedoch für alle gleich.

Unter dem Titel der »Bedarfsdeckung« ist dieses Thema den meisten systemischen TherapeutInnen bekannt. Während der Fokus im ökosystemischen Modell von Harry Merl (1989) jedoch auf die Bedarfsdeckung in Beziehungen ausgerichtet ist und die damit verbundenen interaktionellen Muster bzw. Bedeutungsgebungen fokussiert werden, richtet sich das psychologische Konzept vor allem auf die intrapsychischen »Ausgleichsbewegungen«, die unerfüllte Grundbedürfnisse hervorrufen. Besondere Bedeutung haben in diesem Zusammenhang die »vermeidenden motivationalen Schemata«, die unter ungünstigen Bedingungen entstehen.

Wenden wir uns nun den einzelnen Grundbedürfnissen zu: Empirisch am besten abgesichert und dank Verbreitung der Bindungstheorie von niemandem mehr angezweifelt ist die zentrale Bedeutung des *Bindungsbedürfnisses*. J. Bowlby (1958) postulierte als Erster explizit ein angeborenes Bedürfnis, die physische Nähe einer primären Bezugsperson zu suchen und aufrechtzuerhalten, während z.B. Freud das Bindungsbedürfnis noch als Derivat des Lustprinzips verstand. Die Verfügbarkeit von frühen Bezugspersonen reduziert Angst und schafft ein Urvertrauen, das für den Rest des Lebens relativ unverändert bestehen bleibt. Die ungestörte Bindungsbeziehung, in der das Kind regelmäßig Trost und Schutz erfährt, ist aber nicht nur Voraussetzung für künftiges Vertrauen in Bindungspersonen, sondern auch für die Entwicklung von Exploration und Neugier. Das sicher gebundene Kleinkind erlebt, dass es zu anderen Menschen Kontakt aufnehmen, sein Interesse von der primären Bezugsperson abwenden darf und dafür weder bestraft noch abgelehnt wird.

Aber über die Beziehungsfähigkeit hinaus wird durch eine verfügbare einfühlsame primäre Bezugsperson auch die Fähigkeit der affektiven Verarbeitung und die spätere Stresstoleranz verbessert. Frühe Bindungserfahrungen haben damit einen wesentlichen Einfluss auf neurophysiologische Funktionsweisen und gelernte Muster der Emotionsregulation von Menschen.

Unsichere Bindung ist jedenfalls ein wesentlicher Risikofaktor für spätere psychische Auffälligkeiten, worauf im Kapitel Neurobiologie noch weiter eingegangen wird.

Während die bindungstheoretischen Argumente im psychotherapeutischen Diskurs weit verbreitet sind, werden die anderen Grundbedürfnisse hier viel weniger beachtet. Dabei dürften die frühen Erfahrungen bezüglich Orientierung und Kontrolle und Lustgewinn bzw. Unlustvermeidung für Selbstwirksamkeitsüberzeugungen und eine grundsätzlich optimistische Lebenseinstellung mindestens ebenso bedeutsam sein. Frühkindliche Erfahrungen haben großen Einfluss darauf, inwieweit ein Mensch zu der Überzeugung gelangt, dass das Leben grundsätzlich ein Geschenk oder eine Bürde ist, ob die Umwelt eine Quelle von positiven, erfreulichen oder leidvollen Erfahrungen ist bzw. wie groß der eigene Einfluss darauf ist. Gerade der Aspekt von **Orientierung und Kontrolle** ist für die Entwicklung von Selbstwirksamkeitsüberzeugungen zentral: Kenne ich mich aus, sind die Folgen meines Tuns für mich voraussehbar, lohnt es sich, sich anzustrengen?

Dabei sind zwei Bedrohungen für positive Selbstwirksamkeitsüberzeugungen zu beachten: Die offensichtliche und schwerwiegende ist natürlich jene, bei der die Anstrengungen des Kindes frustriert werden und Bemühungen durch ein unberechenbares oder zu positiven Reaktionen unfähiges Umfeld frustriert werden. Hier ist erwartbar, dass sich negative Überzeugungen bezüglich der eigenen Möglichkeiten, auf den Lauf der Dinge Einfluss zu nehmen, entwickeln. Depression, Hoffnungslosigkeit und Angst wären mögliche Folgen. Allerdings sollte die Zwangsläufigkeit einer solchen Entwicklung nicht überschätzt werden. Die Resilienzforschung ist voller Beispiele dafür, wie sich auch unter ungünstigsten Lebensbedingungen gesunde und kompetente Persönlichkeiten entwickeln können.

Die andere, in der Fachliteratur viel weniger beachtete Bedrohung gesunder **Orientierungs- und Selbstwirksamkeitsüberzeugungen** besteht darin, dass Anstrengung und Engagement nicht nötig sind für ein angenehmes Leben, indem Fehler von wohlmeinenden Eltern wiedergutgemacht werden und die negativen Konsequenzen eigenen Handelns ausbleiben. Wenn auf Leistungsansprüche in der Kindheit radikal verzichtet wird, kann dies auch fatale Folgen für die spätere Anstrengungsbereitschaft haben – die Welt ist dann zwar ein grundsätzlich freundlicher Ort und von lustvollen Erfahrungen geprägt, aber es entsteht keine tief verwurzelte Überzeugung, dass man selber Einfluss darauf hat bzw. dass eigene Anstrengung die Wahrscheinlichkeit positiver Erlebnisse erhöht. Gerade für das Verständnis adoleszenter Leistungsverweigerer, aber auch für depressive Krisen, die bei Jugendlichen typischerweise auftreten, wenn sie mit Misserfolgen konfrontiert sind, ist dieses Erklärungsmodell schlüssiger als die Suche nach »verletzten Grundbedürfnissen« im engeren Sinn.

Auch das von Jeffrey Young postulierte Grundbedürfnis nach *»realistischen Grenzen«* verweist in diese Richtung: Wenn von den nahen Bezugspersonen nachhaltig erlaubt wird, dass Kinder/Jugendliche ihre persönlichen Interessen verletzen, können Heranwachsende nicht lernen, dass ihre persönliche Freiheit dort endet, wo die Freiheit des anderen beginnt. In vielen Familien herrscht eine extrem permissive Haltung vor (oft als Gegenbewegung zu einem in der Kinderrolle selbst erlebten autoritären Erziehungsstil der Eltern), Kinder werden verwöhnt, nicht nur auf materieller Ebene, sondern auch in Bezug auf Dienst- und Serviceleistungen. Es werden weder schulische Leistungsansprüche noch Kooperationsanforderungen im Zusammenleben gestellt (Hilfe bei Hausarbeit etc.). Ein solches Erziehungsumfeld ist zwar nicht traumatisierend i. e. S., aber insofern schädlich, als es das Gefühl von Grandiosität (»das steht mir zu«) und übersteigerter Anspruchshaltung fördert. Es ist ein großes Verdienst von Jeffrey Young, dass er durch seine differenzierte Darstellung der Zusammenhänge zwischen Grundbedürfnissen, frühkindlichen Erfahrungen und dysfunktionalen Schemata nicht nur die Verletzung und Nicht-Erfüllung von Bedürfnissen, sondern auch das »Zuviel – des Guten« als potenziellen Risikofaktor für eine gesunde Entwicklung dargestellt hat (Young 2005, S. 40).

In diesem Zusammenhang sollte bedacht werden, dass nicht nur die Fähigkeit, eigene Bedürfnisse wahrzunehmen, zu äußern und gegebenenfalls gegen die Interessen anderer durchzusetzen, zu einem reifen, gesunden Selbst gehören, sondern auch die Fähigkeit, etwas für jemand anderen zu tun, eigene Bedürfnisse hintanzustellen und sich für Ziele der Gemeinschaft oder langfristige Ziele zu engagieren. Auch Anpassung an bestimmte Umweltanforderungen, Anstrengungsbereitschaft, Rücksichtnahme und Solidarität sind Fähigkeiten, deren Fehlen zu krisenhaften Entwicklungen führen können. Sie werden aber im psychotherapeutischen Diskurs weit weniger fokussiert. Die einseitige Favorisierung der Selbstaktualisierung und Selbstbehauptung ist historisch aus dem Entstehenszusammenhang der Psychotherapie zu erklären, hat aber aufgrund der gewandelten gesellschaftlichen Verhältnisse an Berechtigung verloren.

Als weiteres Grundbedürfnis wird jenes nach »*Selbstwerterhöhung*« definiert, es handelt sich dabei um das Bedürfnis, sich selber als kompetent, wertvoll und von anderen geschätzt zu erleben. Auch hier wird schnell deutlich, dass neben der »Leistungskomponente« (Was kann ich, wo erlebe ich mich kompetent?) die Anerkennung und Wertschätzung, also eine interaktionelle Erfahrung, die Würdigung der Leistung eine zentrale Rolle spielen.

Interessanterweise findet in der psychologischen Fachliteratur zu den Grundbedürfnissen das Thema »Sinn«, also die existenzielle oder spirituelle Dimension des Menschseins, keine Erwähnung, obwohl spätestens seit Viktor Frankl die große psychotherapeutische und psychohygienische Bedeutung des Wissens um eine Lebensaufgabe bekannt ist. »Wer um einen Sinn seines Lebens weiß, dem verhilft dieses Bewusstsein mehr als alles andere dazu, äußere Schwierigkeiten und innere Beschwerden zu überwinden.« (Frankl 1994) Im systemischen Diskurs dürfte es vor allem Harry Merl (2002) sein, der die Sinnsuche als Charakteristikum der »conditio humana«, als zentrale Aufgabe und wesentliches Kriterium für ein »gelungenes Selbst« thematisiert.

Die Grundbedürfnisse sind ein hilfreiches Konzept für ein basales Verständnis psychischer Aktivität. Für die psychotherapeutische Praxis ist die Berücksichtigung folgender Grundbedürfnisse sinnvoll: Bindung, Orientierung, Selbstwerterhöhung und Lust bzw. Unlustvermeidung (vgl. Grawe 1998) sowie die Freiheit, berechtigte Bedürfnisse und Emotionen auszudrücken, und das Erfahren realistischer Grenzen (vgl. Young 2005).
Unter günstigen Entwicklungsbedingungen werden vorwiegend annähernde motivationale Schemata herausgebildet, die mit positiver Selbstwirksamkeitserwartung einhergehen und ein differenziertes Verhaltensrepertoire zur Realisierung der Ziele unter verschiedenen Bedingungen ermöglichen. Werden bei einem Menschen hingegen schon in der Kindheit die Grundbedürfnisse immer wieder verletzt, entwickeln sich Vermeidungsschemata, die später auch die Realisierung gewünschter Veränderungen in der Psychotherapie erschweren.

Ähnlich wie de Shazers Unterscheidung von Besuchern, Klägern und Kunden jeweils unterschiedliche Aufgaben zur Folge hat, sollte auch das Ausmaß von vermeidenden motivationalen Schemata in der Interventionsplanung berücksichtigt werden. Hierbei ist auch zu berücksichtigen, dass vermeidende Schemata in einem viel höheren Ausmaß unbewusst ablaufen als Annäherungsverhalten und daher darüber oft nicht explizit Auskunft gegeben werden kann.

Die Klientin weiß vielleicht nicht, dass sie Bindung vermeidet, wenn sie sich rund um die Uhr in Arbeit stürzt – und auch die Therapeutin »weiß« es nicht, aber sie kann es als eine Hypothese heranziehen, wenn sie bemerkt, dass das Bindungsbedürfnis weder erfüllt noch thematisiert wird. Die »Grundbedürfnisse« bieten damit eine Grundlage für die Hypothesenbildung im Intrapsychischen, wie etwa der Familienlebenszyklus sie für den interpersonellen Bereich bietet.

4.2 Die Organisation von Erfahrung durch Schemata

Der Begriff »Schema« wurde ursprünglich von Piaget eingeführt und beschreibt kognitive Strukturen, die das Kleinkind in der Auseinandersetzung mit der Welt entwickelt. Ein Schema ist ein Hilfsmittel des Menschen, um Informationen, die er über seine Sinnesorgane aufnimmt, eine Bedeutung zuzuordnen. Schemata sind damit Inhalte des impliziten Gedächtnisses, werden also in die jeweilige Situation »mitgebracht« und bestimmen über Auswahl und Filterung der eingehenden Information und deren Bedeutung.

Schemata steuern somit die Wahrnehmung und Informationsverarbeitung des Menschen, indem frühere Erfahrungen herangezogen werden, um aktuelle Informationsverarbeitung, Bedeutungsgebung oder aktuelles Verhalten oder Empfinden auszurichten. Ein Schema ist damit eine neuronal verankerte Reaktionsbereitschaft, diese macht den Menschen geneigt, im Sinne der früheren Beziehungserfahrung zu handeln (vgl. Roediger 2011, S. 14).

Einzelne Merkmale einer Situation »triggern« ein Schema und strukturieren so die Wahrnehmung, das Denken, Fühlen und Handeln. Man kann kognitive, affektive, motivationale und Beziehungsschemata unterscheiden. In jedem Fall handelt es sich um präformierte Muster (des Denkens, Empfindens etc.), die durch wiederholte Erfahrung entstanden sind und die aktuelle psychische Aktivität prägen.

In einem systemischen Verständnis können Denk-, Fühl-, Handlungsschemata als affektiv-kognitive Strukturen auch als jeweils spezifisches Muster der Wirklichkeitskonstruktion verstanden werden. Für kognitive Schemata formuliert Roth (1995):

> »Unser kognitives System ›rastet‹ auf diese Deutung ein; systemtheoretisch ausgedrückt hat sich ein Attraktorzustand der Wahrnehmung herausgebildet, auf den unter den gegebenen Anfangs- und Randbedingungen unser Wahrnehmungssystem zuläuft und in ihm (vorübergehend) verharrt.«

Während aus entwicklungspsychologischer Perspektive die kognitiven Schemata detailliert untersucht wurden (vgl. Piaget 1974), sind für die Psychotherapie emotionale Schemata besonders relevant, weshalb ich Roths Formulierung gerne diesbezüglich abwandeln würde: Auch unser »emotionales System kann auf einer bestimmten Deutung ›einrasten‹«, wobei dieser »Attraktorzustand« durch die leibliche und »unmittelbar gegebene« Komponente des Affektiven besonders schwer zu hinterfragen ist. Da es in der Psychotherapie immer auch um die Beeinflussung emotionalen Erlebens geht, soll auf die Organisation emotionaler Erfahrung im nächsten Kapitel noch ausführlich eingegangen werden.

Wenn man ein Schema als biografisch entstandene, neuronal verankerte Reaktionsbereitschaft begreift, die durch bestimmte Merkmale einer Situation angetriggert wird, soll Therapie dazu beitragen, dass das aktivierte Schema – sofern es dysfunktional ist – nicht ungebremst bzw. unmodifiziert in Verhalten umgesetzt wird. Wir haben zwar keinen Einfluss darauf, welche Schemata aktiviert werden, aber wir können gezielt Distanz zu den aktivierten inneren Prozessen aufbauen bzw. diese automatisch aktivierten Schemata durch bewusste Aufmerksamkeitsfokussierung schwächen. Im Interventionsteil werden einige therapeutische Techniken vorgestellt, die KlientInnen unterstützen sollen, dysfunktionale Schemata abzuschwächen bzw. nicht dem mit dem dysfunktionalen Schema verbundenen Handlungsimpuls zu folgen und sich damit problemaufrechterhaltend zu verhalten. In Kapitel I.5 werden wir uns noch mit der Frage beschäftigen, wie wir uns die durch Psychotherapie bewirkten Veränderungen auf neurobiologischer Ebene vorstellen können.

In unterschiedlichsten Therapieansätzen wurden in den letzten Jahrzehnten dem Schemabegriff ähnliche Konzepte entwickelt: Fühl-Denk-Verhaltensprogramme von Luc Ciompi, Ego-States (Watkins & Watkins 2003), Schemamodi oder die jeweils typischen Konstellationen von Selbstrepräsentanz, Objektrepräsentanz und Affekt in der Objektbeziehungstheorie nach Kernberg. Der wesentliche Unterschied zwischen diesen Konzepten besteht in der beschriebenen Komplexität der einzelnen »Zustände« oder Anteile. Während in der Konzeptualisierung Kernbergs die Triade aus gerade aktualisiertem Selbst- und Objektbild und zugehörigem Affekt das jeweils aktuelle psychische Erleben bestimmt (ähnlich übrigens wie die Fühl-Denk-Verhaltens-Programme bei Ciompi), nehmen in anderen Theorien diese »States« eher den Charakter von Teilpersönlichkeiten an. So versteht z. B. die Ego-State-Therapie einen konkreten Ich-Zustand als ein organisiertes Verhaltens- und Erfahrungssystem, dessen Elemente durch ein gemeinsames Prinzip zusammengehalten werden und das von den anderen Ich-Zuständen durch mehr oder weniger durchlässige Grenzen getrennt ist.

> »Dieses Muster kann eine bestimmte Altersstufe oder eine Beziehung im Leben des Individuums präsentieren. Oder das Individuum kann dieses Muster entwickelt haben, um mit einer bestimmten Situation fertig zu werden, und von daher seinen spezifischen Charakter erhalten haben.« (Watkins & Watkins 2003, S. 45)

Aus systemischer Perspektive kann die Personifizierung von »Anteilen« zwar als Intervention hilfreich sein (vgl. hypno-systemische Teilearbeit oder positive Externalisierung bei Grossmann), in der theoretischen Konzeptualisierung kann sie aber zu problematischen Ontologisierungen führen. So schreiben z. B. Watkins und Watkins:

> »Ein weiteres typisches Merkmal von Ich-Zuständen ist, dass sie, einmal etabliert, hoch motiviert sind, ihre Existenz zu bewahren und zu schützen. Jeder Kliniker, der den Versuch macht, einen solchen unangepassten Ich-Zustand zu beseitigen, wird zu seinem Missvergnügen feststellen, dass diese Entität (sic! Anmerkung der Verfasserin) nicht verschwindet – ja, dass seine Intervention vielmehr einen inneren Feind auf den Plan gerufen hat, der jeder therapeutischen Strategie Widerstand leistet. Teilpersonen versuchen ihre Existenz genauso zu schützen wie ganze Persönlichkeiten …« (Watkins & Watkins 2003, S. 50)

Eine solche »Ontologisierung« von Teilpersönlichkeiten auf der konzeptuellen Ebene ist weder aus systemtheoretischer noch aus neurobiologischer Perspektive sinnvoll (einmal mehr: als Intervention kann es nützlich sein, so zu tun, als ob die Angst, die Wut, die Depression ein eigener Anteil mit eigenen Motiven, Absichten und Eigenschaften sei). Auf der Ebene der Modellbildung sollte uns jedoch bewusst bleiben: Psychische Vorgänge sind Prozesse, eine Abfolge von sich wiederholenden bzw. sich selbst organisierenden Operationen.

Wenn wir psychische Aktivität als permanenten Strom selbstorganisierter Musterbildung begreifen, sind biografische Kausalkonstruktionen im Sinne eines »weil damals, deshalb heute« differenziert zu betrachten. Nicht das Erlebte per se, sondern die darauf folgende Musterbildung bzw. fortbestehende Dominanz eines (Erlebnis-)Musters sind »Ursache« des aktuellen Problems.

> »Im Unterschied zu Kausalkonstruktionen, die Gegenwärtiges kausal auf Früheres zurückführen, ist aus systemtheoretischer Sicht die ›Wiederholung‹ die ›Ursache‹. Vergangenheit überlebt demnach ›Wiederholungsakte‹. Die Ursache der Wiederholung ist ebenfalls die Wiederholung und nicht die Vergangenheit. Therapeutische Interventionen können darauf abzielen, in einem Akt der Beobachtung solche Wiederholungen zu identifizieren, ggf. diese Wiederholungen als Wiederholungen zu markieren und/oder deren erneute Wiederholung zu ›verstören‹ – in Form von Einladung zur Unterlassung oder der Offerierung von Neuem.« (Lieb 2014, S. 68)

Auch Ludewig fordert ein, dass psychische Systeme nicht substanziell, sondern operational gedacht werden müssen: Psychische Systeme bestehen aus emotionalkognitiven Kohärenzen, es sind operationale Prozesse, die Sinn erzeugen und reproduzieren. »Als Prozesse sind sie naturgemäß vergänglich und müssen, um einen spezifischen Sinn kontinuierlich zu erhalten, immer wieder generiert bzw. regeneriert werden.« (Ludewig 2013, S. 198)

Hier befindet sich die systemtheoretische Konzeptualisierung in Übereinstimmung mit dem neurobiologischen Verständnis von psychischen Prozessen, wo ebenfalls Musterbildung durch Selbstorganisation neuronaler Aktivität erklärt wird und die Existenz eines »Organisators der Hirntätigkeit« bestritten wird. Schemata oder FDV-Programme werden daher sowohl systemtheoretisch als auch neurobiologisch als Systeme aufgefasst, die sich autonom und selbstorganisiert bilden und durch Reproduktion für ihre Kontinuität sorgen. Ein gesunder Mensch hat ein flexibles Potenzial, kontextadäquate Fühl-Denk-Verhaltensprogramme zu generieren und damit unter verschiedenen Bedingungen die Befriedigung wichtiger Grundbedürfnisse sicherzustellen. Verschiedene psychische Störungen können als Einschränkung dieses flexiblen Potenzials und wiederholte Reproduktion problematischer Zustände verstanden werden. Ludewig spricht von »Problem-Ichs« in Form von festgefahrenen leidvollen Selbstvorstellungen und/oder Vorstellungen einer bedrohlichen Umwelt und sieht die Aufgabe systemischer Einzeltherapie darin, »eine Kommunikation in Gang zu setzen, die andersartige Ichs aktualisiert und es so ermöglicht, die negativen Vorstellungen und die daraus resultierenden Handlungen durch erfreulichere zu ersetzen«. (Ludewig 2013, S. 214)

Allerdings sollte nicht davon ausgegangen werden, dass jede kognitive Unterschiedserzeugung (ein Reframing, eine Umdeutung) verlässlich stark genug ist, um einen auf der emotionalen Ebene gebildeten Attraktor zu schwächen. Für den Übergang von einem Ordnungsmuster (Fühl-Denk-Verhaltensprogramm) in ein anderes muss eine synchrone Aktivierung des kognitiv-kortikalen und des emotional-subkortikal induzierten Attraktors erreicht werden. Das heißt: Bei biografisch gewachsenen, fest etablierten, d. h. durch unzählige Wiederholung gut gebahnten FDV-Programmen wird häufig das Angebot einer neuen Bedeutung – also ein kognitiver Input – nicht zum Ziel führen. Auch die kurztherapeutische Praxis, durch die Verschreibung von Aufgaben auf der Verhaltensebene eine Änderung zu erwirken, die neue Erfahrungen ermöglicht, mag in vielen Fällen nicht ausreichen, um »andersartige Ichs« zu aktualisieren.

In diesem Zusammenhang kam es in der Systemischen Therapie in den letzten Jahren zu einer Ausweitung des Interventionsrepertoires: Neben hypnosystemischen Techniken kommen verschiedene Formen der Teilearbeit vermehrt zur Anwendung. Das Gemeinsame dieser Interventionen ist, dass nicht mehr Bedeutungen im Gespräch verhandelt (hinterfragt, dekonstruiert und neue angeboten) werden, sondern dass durch die Anregung eines spezifischen Erlebens Bedeutung geschaffen wird. Bei der Anwendung erlebnisorientierter oder affektaktualisierender Techniken verlassen wir somit das Interventionsterrain konversationaler konstruktivistischer (oder auch narrativ-lösungsorientierter) Therapie. Um die Wirkprinzipien dieser Interventionen differenzierter reflektieren zu können, soll in einem nächsten Schritt eine adäquate Konzeptualisierung affektiver bzw. emotionaler Prozesse angeboten werden.

4.3 Affektive und emotionale Prozesse

Die theoretische Konzeptualisierung von affektiven Prozessen wurde in der Systemischen Therapie über Jahrzehnte erstaunlich konsequent vermieden. Obwohl Ciompi bereits 1982 auf die enorme Bedeutung der Affekte für unser Denken und Handeln hingewiesen hat und Levold (1997) seit Langem kritisiert, dass Affekte »im Feld der Systemischen Therapie von Beginn an mehr oder weniger ausgeblendet, wenn nicht gar abgewertet waren«, fanden sich auch in dem über viele Jahre meist verkauften »Lehrbuch der Systemischen Therapie und Beratung« von Arist von Schlippe und Jochen Schweitzer 15 Jahre später die Begriffe »Affekt« oder »Emotion« nicht im Register. Erst die 2012 erschienene vollständige Neubearbeitung enthält ein achtseitiges Kapitel mit dem Titel »über Gefühle sprechen«, in welchem darauf hingewiesen wird, dass »in der jüngsten Zeit verschiedene systemische Ansätze entstanden sind, die sich explizit emotions- und bindungsorientiert verstehen« (von Schlippe & Schweitzer 2012, S. 300).

In diesem Zusammenhang werden in weiterer Folge die bindungsorientierte Familientherapie (Dallos & Vetere 2009), die mentalisierungsbasierte Familientherapie (Asen & Fonagy 2011) und die emotionsfokussierte Paartherapie von Greenberg & Johnson (1988) kurz vorgestellt. »Über Gefühle sprechen« steht damit unzweifelhaft weiterhin nicht im Fokus der systemischen Fachliteratur, zumal zumindest zwei der genannten Ansätze keine genuin systemischen sind, sondern eine Anwendung einer anderen Therapiemethode (mentalisierungsbasierte Therapie bzw. Emotionsfokussierte Therapie) im Paar- bzw. Familiensetting. Insofern bleibt die im ersten Satz dieses Kapitels formulierte Feststellung, dass Gefühle im systemischen Ansatz »bereits seit einiger Zeit rehabilitiert seien« (vgl. Welter-Enderlin & Hildenbrand 1998) für die kritische Leserin wenig überzeugend.

Die häufig kritisierte Kognitionslastigkeit Systemischer Therapie ist im Zusammenhang mit der auf Sprache und Bedeutungsgebungsprozesse fokussierenden Veränderungstheorie der konversationalen Therapie der 80er- und 90er-Jahre zu sehen. Damals wurde das Therapieverständnis auf »Kommunikation über sprachlich hervorgebrachte Bedeutungen« eingeengt. Wenn aber Probleme so verstanden werden, dass sie im Gespräch erzeugt und durch Beendigung von Kommunikation aufgelöst werden, wird die affektive Seite des Problemerlebens bzw. der Problemkonstruktion weitgehend zum Verschwinden gebracht (vgl. Levold 1997).

Obwohl die Begriffe »Gefühl, Emotion, Affekt« im allgemeinen Sprachgebrauch omnipräsent sind, ist nicht nur ihre differenzierte Anwendung, sondern auch ihre Definition schwierig.

Als Emotionen werden in der Regel psychische oder psychophysiologische Phänomene bezeichnet, die »durch bewusste oder unbewusste Wahrnehmung eines Ereignisses oder einer Situation ausgelöst werden. Das Wahrnehmen geht einher mit physiologischen Veränderungen, spezifischen Kognitionen, subjektivem Gefühlserleben und reaktivem Verhalten.«

Wenn wir uns diese Definition kritisch ansehen, wird deutlich, wie selbstbezüglich sie ist: Gefühl/Emotion lässt sich von Kognition und Verhalten abgrenzen und befindet sich offensichtlich näher an der Physiologie, aber es scheint sich um eine Qualität psychischer Prozesse zu handeln, die nicht aus sich selbst heraus, sondern v. a. im Unterschied zur Kognition näher beschrieben werden kann.

Zur Unterscheidung von »Affekt« und »Emotion« ist zu bemerken, dass der Affekt mehr noch als die Emotion im Körper angesiedelt ist. Affekte haben eine neurobiologische und physiologische Grundlage: Wir spüren sie in unserem Körper. Aufgrund ihres körperlichen Ausdrucks sind Affekte auch soziale Signale: Der mimische Ausdruck des Affekts signalisiert dem Gegenüber, was in uns vorgeht, und ermöglicht eine adäquate Reaktion unabhängig von sprachlichen Mitteilungen. Affekte werden als Teil der biologischen Grundausstattung des Menschen betrachtet, sie sind kulturell invariante, angeborene Reaktionsmuster, die in den Gesichtern aller Menschen ähnlichen mimischen Ausdruck finden.

Bei allen menschlichen Säuglingen findet sich bereits in den ersten sechs Lebensmonaten ein jeweils typischer Gesichtsausdruck für Interesse, Überraschung, Ekel, Freude, Ärger, Traurigkeit und Furcht. Diese Affekte »müssen nicht gelernt werden, sondern sind Bestandteil der normalen Verhaltensausstattung eines jeden Mitglieds der Spezies Mensch« (Dornes 2000). Diese Affekte sind nicht nur mit einem jeweils typischen Ausdrucksverhalten assoziiert, sondern auch mit typischen physiologischen Reaktionen und einer spezifischen Verhaltensreaktion (»hin zu« oder »weg von«). Grundaffekte wie Interesse/Neugier, Angst, Wut, Freude, Trauer sind umfassende körperlich-seelische Befindlichkeiten, die im Lauf der Evolution aus lebenswichtigen Verhaltensweisen wie Umgebungsexploration, Flucht, Kampf, Nahrungsaufnahme, Sexualität, Verlustsituationen etc. hervorgegangen sind.

Im Laufe der Sozialisation entwickeln sich darüber hinaus Emotionen wie Scham, Schuld, Stolz, Dankbarkeit, welche stark durch individuelle Erfahrung und kulturabhängige Werte und Normen geprägt sind. Auch diese Emotionen können mit körperlichen Prozessen einhergehen (»von Schuld gebeugt«, »vor Stolz strahlend«), entstehen aber in der individuellen Entwicklung des Menschen später, eben erst nach der Verinnerlichung sozialer Werte und Normen.

Im Unterschied zu unseren Gedanken erleben wir Affekte/Emotionen häufig als »von außen« ausgelöst oder durch unwillkürlich ablaufende Prozesse bestimmt. Jedenfalls sind Affekte/Emotionen kein Produkt bewusster Informationsverarbeitung, eher ergreifen sie Besitz vom Bewusstsein und organisieren die weitere psychische Aktivität (z. B. in Richtung Flucht oder Angriff) – sie sind mehr Auslöser als Resultat bewusster psychischer Aktivität.

Weil das limbische System, also das »emotionale Gehirn«, mit fast allen anderen Gehirnarealen, auch dem präfrontalen Kortex als Sitz von rationalem Denken, absichtsvollen Entscheidungen und Handlungsplanung verknüpft ist, wird unser Denken und Verhalten von Affekten und Gefühlen stark beeinflusst – häufig geradezu »in den Bann gezogen«. In der Sprache der Systemtheorie ist ein Affekt oder eine starke Emotion ein Attraktor, der weite Bereiche psychischer Aktivität – das Denken, das Erleben und die Bedeutungsgebungsprozesse sowie das Wollen (also die Motivation) und das Verhalten – »versklavt«.

Nicht nur ganz heftige Affekte wie Panik oder Wut, auch diskrete affektive Grundstimmungen beeinflussen unser Denken. Von diesen Stimmungen hängt ab, was wir selektiv wahrnehmen, was wir beachten, im Gedächtnis speichern oder aus dem Gedächtnis abrufen. Insofern vermindern sie die Komplexität der uns begegnenden Welt in sinnvoller Weise. Die Affekte/Emotionen verbinden Denken, seelisch-körperliche Befindlichkeit und Verhalten zu einer funktionellen Einheit. Ihre evolutionäre Hauptaufgabe ist es, Denken und Verhalten der jeweiligen Situation anzupassen (vgl. Ciompi 1997).

Affekte/Emotionen geben uns Auskunft über wichtige Bedürfnisse und haben daher einen hohen Informationsgehalt. Leslie Greenberg, Begründer der Emotionsfokussierten Therapie, drückt das so aus:

> »Emotionen werden durch automatische Situationseinschätzungen im Hinblick auf die eigenen Bedürfnisse, Ziele und Probleme generiert. Mit einfachen Worten gesagt, teilen Emotionen den Menschen mit, ob etwas gut oder schlecht ist für sie und ob die Dinge in ihrem Sinn verlaufen.« (Greenberg & Goldman 2010, S. 34)

Joseph LeDoux, Professor am Center for Neural Science an der New York University und Autor des internationalen Bestsellers »Das Netz der Gefühle. Wie Emotionen entstehen«, unterscheidet zwei Momente bei emotionalen Prozessen: Zunächst erfolgt eine schnelle, spontane, unbewusste Bewertung des limbischen Systems. Diese erste Einschätzung einer Situation löst eine »innere Handlungsbereitschaft aus: fortsetzen, was man gerade tut (Freude), sich stärker anstrengen (Wut), erstarren oder fliehen (Angst) bzw. aufgeben oder sich zurückziehen (Trauer)« (vgl. Greenberg & Goldman 2010, S. 43). In diesem ersten Schritt informieren uns Emotionen über Ereignisse, die für uns bedeutsam sind, und weisen uns auf Probleme hin, die einer sofortigen Lösung bedürfen. Je dringlicher der Handlungsbedarf (z. B. unmittelbare Bedrohung), desto offensichtlicher ist der evolutionäre Vorteil einer strikten Verbindung zwischen Affekt und Verhalten.

In Hinblick auf Tiere führt LeDoux aus, dass diese in der Lage sein müssen, schnell und sicher Freund von Feind zu unterscheiden, bekömmliches Futter und mögliche Sexualpartner zu erkennen und auf diese Reize angemessen zu reagieren. In einer ganz basalen Art versteht LeDoux Emotionen als eine Art neuronalen Schaltkreis, der Informationen über die Umwelt (Input) in spezifische Verhaltensreaktionen wie Abwehrverhalten, Fluchtverhalten, Sexualverhalten, Fressverhalten (Output) übersetzt.

> »Unter diesem Gesichtspunkt kann man Emotion als den Prozess definieren, durch den das Gehirn die Wertigkeit eines Reizes ermittelt oder berechnet … Diese Prozesse von Registrieren und Reagieren laufen automatisch ab, unabhängig von einer bewussten Wahrnehmung des Reizes und von Gefühlen, die ihm gelten.« (LeDoux 2003, S. 274)

Die meisten Arten haben kein Gehirn, das bewusstes Erleben ermöglicht, ihr grundlegendes Verhaltensrepertoire wird daher auf nicht bewusstem Weg gesteuert. Aber auch bei uns Menschen gibt es emotionale Reaktionen, die ohne Beteiligung des Bewusstseins ablaufen – wenn wir z. B. bei einem Schreckreiz automatisch zur Seite springen, reagiert unser Körper schneller als unser Bewusstsein.

Inhalte unseres emotionalen Gedächtnisses beziehen sich aber nicht nur auf die evolutionär wichtige Unterscheidung von Freund und Feind, die das Verhalten dann zwingend in Richtung Flucht oder Annäherung festlegt. Vielmehr wird jede emotional bedeutsame Erfahrung im emotionalen Gedächtnis gespeichert. Dieser Enkodierungsprozess ist nicht an Sprache und Bewusstsein gebunden und beginnt damit schon in der vorsprachlichen Lebenszeit. Sowohl Speicherung als auch Aktivierung des emotionalen Gedächtnisses erfordert keine bewusste Aufmerksamkeit, geschieht also automatisch.

Wenn aber eine Art über ein Gehirn verfügt, das Bewusstsein ermöglicht, gibt es neben der schnellen unbewussten emotionalen Bewertung durch das limbische System meist auch eine Einbeziehung des Kortex in das emotionale Erleben. Damit ist allerdings noch nicht die selbstreflexive Betrachtung von Emotionen im Sinne von »was bedeutet dieses Gefühl vor dem Hintergrund meiner persönlichen Erfahrung, wie will ich damit umgehen« gemeint, sondern die erste, basale und bewusste Antwort auf eine Emotion. Greenberg formuliert es so:

> »Die Entwicklung des Kortex ergänzte die adaptive Weisheit des emotionalen Gehirns durch eine neue Form der emotionalen Reaktion. Dieses neue emotionale Reaktionssystem nutzte nicht nur ererbte emotionale Reaktionen wie die Angst vor der Dunkelheit. Es nutzte auch erlernte Signale dessen, was Emotionen in der persönlichen Lebenserfahrung eines Menschen hervorgerufen hatte, wie die Angst vor der ungeduldigen Stimme des Vaters. Aus diesen emotionalen Erinnerungen und den Organisationen gelebter

emotionaler Erfahrung werden emotionale Schemata gebildet…« (Greenberg 2011, S. 42)

Emotionale Schemata sind Bewertungsstrukturen, die durch spezifische Signale in der Umwelt schnell und automatisch aktiviert werden (»Trigger«). Diese prozedurale Erinnerung können wir uns vorstellen als ein vorwiegend wortloses, eher bildhaftes Skript. Erst nach Aktivierung des emotionalen Schemas kann eine bewusste Auseinandersetzung mit dem wahrgenommenen Gefühl oder mit dem »affektiven Ziel« erfolgen. Das heißt, wenn durch die gereizte Stimme des Vorgesetzten das Angstschema aktiviert wird, werden Körper und Seele vorsprachlich – also typischerweise mit körperlichen Empfindungen (flaues Gefühl in der Magengegend oder vermehrtes Schwitzen) oder visuellen Vorstellungen – auf das Gefühl »Angst« eingestimmt, das dann entweder automatisch eine Fluchtreaktion auslöst oder durch Einbezug des Kortex wahrgenommen werden kann und das handlungsorientierte Ziel »Sicherheit« auf den Plan ruft. Der Betroffene kann dann die Angst bewusst wahrnehmen und etwas denken wie »gleich geht's los, er wird mich zur Schnecke machen«. In diese zweite, langsamere Phase der emotionalen Antwort ist die Großhirnrinde zur Handlungsplanung miteinbezogen und hilft bei der Entscheidung: Flucht, Rückzug, Besänftigung? Wie wird am besten das affektive Ziel, nämlich Sicherheit, erreicht?

Es kann aber in diesem Moment auch eine Umdeutung stattfinden, wenn z. B. erinnert wird, dass der Vorgesetzte sich gerade über einen Kollegen geärgert hat und man gar nicht der Auslöser der Gereiztheit ist. Durch den Einbezug des Kortex kann es also auch zu einer neuen Interpretation des Auslösereizes und damit zu einer Entwarnung kommen.

Der gleiche Auslösereiz, die gereizte Stimme des Vorgesetzten, kann bei einer anderen Person Ärger und den Impuls zur Selbstbehauptung – also ein ganz anderes emotionales Schema – auslösen, in Abhängigkeit von individuellen Vorerfahrungen, aber evtl. auch in Abhängigkeit von gewissen konstitutionellen Dispositionen. So nimmt z. B. Otto Kernberg, der Begründer der übertragungsfokussierten Therapie (einer Spezialisierung der Psychoanalyse, die vor allem für Personen mit schweren Persönlichkeitsstörungen entwickelt wurde), an, dass ein wesentliches Merkmal der Borderline-Störung die hohe »konstitutionelle Aggression« ist, also eine angeborene Tendenz zu starken Aggressionen. Und auch Untersuchungen von PatientInnen mit schweren Angststörungen weisen darauf hin, dass für eine ungewöhnlich starke Ausprägung von Angstsymptomatik nicht nur das biografisch Erlebte, sondern auch konstitutionelle Faktoren von Bedeutung sind.

Die Annahme konstitutioneller Faktoren als mitbestimmend für affektive Reaktionsbereitschaften hat für das jeweilige Fallverständnis durchaus Bedeutung, reduziert es doch den kausalen Erklärungswert realer biografischer Erfahrung. Wenn wir konstitutionelle Faktoren berücksichtigen, wie das auch die Temperamentsforschung nahelegt, können wir nicht mehr von der Schwere einer psychischen Auffälligkeit auf die Intensität der realen Belastung (Vernachlässigung, Abwertung etc.) zurückschließen.

Wenn LeDoux Emotionen also als neuronale Schaltkreise beschreibt, die vollautomatisierte Input-Output-Reaktionen zur Verfügung stellen (Anblick des Säbelzahntigers – Flucht), so gilt das nur für ganz basale emotionale Reaktionen, wo es einen eindeutigen evolutionären Vorteil bringt, dass keine Zeit verloren wird und keinerlei Entscheidungsunsicherheit besteht. In den meisten Situationen ist es jedoch von Vorteil, wenn der Kortex und damit Kognitionen in die emotionale Reaktion integriert werden. Voraussetzung dafür ist die bewusste Wahrnehmung des Affekts bzw. der Emotion – wir sprechen jetzt von einem Gefühl – und die Nutzung des Denkens für die Bewertung des Auslösereizes und für die weitere Handlungsplanung.

Emotionale Erfahrungen werden anders gespeichert als rein kognitive Inhalte – man spricht von einem impliziten emotionalen Gedächtnis, auf welches das Bewusstsein nur eingeschränkt Zugriff hat. Viele emotionale Schemata entstehen in der präverbalen Entwicklungsphase. Unser implizites emotionales Gedächtnis speichert wesentliche Erfahrungen als Emotion ab und beein-

flusst damit die Verarbeitung relevanter aktueller Erlebnisse in Form von emotionalen Schemata. Diese werden durch bestimmte Auslöser aktiviert und nehmen dann Einfluss auf Erleben und Verhalten. Gespeichert werden neben Emotionen auch Körperempfindungen und vegetative Reaktionsmechanismen. Die kognitiven Komponenten eines Schemas entstehen häufig erst später.

Die Wahrnehmung und bewusste Auseinandersetzung mit den situativ ausgelösten Affekten sind häufig Gegenstand von Psychotherapie: »Wie haben Sie diese Situation erlebt, was hat die Antwort Ihres Chefs für Sie bedeutet?« In vielen Systemischen Therapien werden dabei vor allem die subjektiven Bedeutungsgebungsprozesse (»Wie wird Wirklichkeit konstruiert?«) exploriert. Das Interesse gilt den problemaufrechterhaltenden Überzeugungen und Verhaltensweisen. Sobald dieses sich selbst stabilisierende Muster deutlich geworden ist, wird es durch eine Verhaltensaufgabe oder eine Umdeutung unterbrochen. Neue Bedeutungsgebung ermöglicht anderes Verhalten, dieses ermöglicht neue Erfahrungen des Gelingens – das ist das Bauprinzip erfolgreicher Kurztherapien.

Die Erfahrung zeigt uns, dass dies häufig gelingt: Umdeuten, Verhaltensaufgaben oder konsequente Aufmerksamkeitsfokussierung auf Ausnahmen, Ressourcen und Lösungen können problematisches Erleben zum Verschwinden bringen oder so weit abschwächen, dass kein Behandlungsbedarf mehr besteht. Die Erfahrung zeigt aber auch, dass dies nicht immer gelingt, dass das lösungsorientiert-strategisch-narrative Interventionsrepertoire systemischer Therapie manchmal zu keiner wesentlichen Änderung führt oder den Behandlungserwartungen und den Kooperationsmöglichkeiten der KlientInnen nicht entspricht. In solchen Fällen kann eine explizite Fokussierung auf emotionale Schemata hilfreich sein.

Wenn man das Modell der Organisation biografischer Erfahrung in emotionalen Schemata der therapeutischen Arbeit zugrunde legt, hat dies durchaus Auswirkungen auf die Interventionsplanung: Wir werden dann weniger auf die nachhaltige Wirkung einer Umdeutung vertrauen, sondern zunächst einmal ein Verständnis für das »Einrasten« auf ein problematisches Erleben er-

arbeiten. Nur wer seine Schemata kennt, kann lernen, seine Reaktionen zu steuern. Voraussetzung dafür ist, dass ein verändertes Erleben von der Klientin gewünscht und mit der Befriedigung der Grundbedürfnisse vereinbar ist.

Das erste Ziel ist dann die Entwicklung von psychischem Gewahrsein: Das Erlebnis des aktivierten problematischen Schemas ist mit Worten zu verbinden (»Wie fühlt sich das an? Was denken Sie da über sich? Wie nehmen Sie die anderen wahr? Gibt es einen Satz, den Sie da zu sich sagen? Wie alt sind Sie in dieser Situation?«). Eventuell kann für das problematische Schema eine Verbindung mit Kindheitserinnerungen hergestellt werden, womit zum einen eine »sinnstiftende Erzählung« geschaffen, zum anderen der primär adaptive Wert dieses Erlebens gewürdigt werden kann.

In einem nächsten Schritt ist ein alternatives gewünschtes Erleben zu erarbeiten. Dabei ist besonders darauf zu achten, dass nur die Klientin weiß, was das passende alternative gewünschte Erleben ist – und auch sie weiß es vielleicht nicht auf Anhieb. So kann für das problematisierte Schema »wütender Angriff« das alternative gewünschte Erleben souveränes Abwenden, gelassenes Zurücklehnen oder aber auch »Fortsetzen des Kampfes mit feiner geschliffener Klinge« sein – hier kann die Therapeutin kaum vorsichtig, zurückhaltend und langsam genug sein, um sicher zu einer passenden Unterschiedsbildung beizutragen. Jede Möglichkeit der Anreicherung durch Metaphern, Symbole oder auch rituelle Elemente sollte genützt werden, um diesem »neuen Erleben« den Transfer aus dem Therapieraum in den Alltag zu erleichtern.

Bevor wir in dem Kapitel über Emotionsfokussierte Therapie weiter auf therapeutische Strategien zur Förderung der Emotionsverarbeitung eingehen, sollen nun, da wir uns bei der Darstellung affektiver Prozesse schon weit in den Bereich der Neurobiologie vorgewagt haben, in einem nächsten Schritt die neurobiologischen Grundlagen psychischer Prozesse vermittelt werden.

KAPITEL 5

Systemische Therapie unter der Perspektive der Neurobiologie

5.1 Die Verbreitung neurobiologischer Konzepte im psychotherapeutischen Diskurs

Man kann es bejubeln oder kritisieren – leugnen kann man es nicht, dass sich die Neurowissenschaften zur neuen Leitwissenschaft entwickeln. Der alte Leib-Seele-Dualismus weicht zunehmend einem monistischen Glauben an die materiellen Grundlagen des Psychischen. Hans Rudi Fischer formuliert im Vorwort zum Themenheft Hirn – Bewusstsein – Psyche der Familiendynamik (2004): »Die mit neuen Methoden bewaffneten Neurowissenschaften schicken sich an, auch das Rätsel des Bewusstseins zu erklären. Die Hirnforschung scheint zur eigentlichen Geisteswissenschaft zu werden… Der Traum der Psychologen von einer eigenständigen Theorie des Psychischen, die den Geist als unabhängig von seinen materiellen Grundlagen begreifen wollte, ist endgültig ausgeträumt.« (Fischer 2004, S. 304)

Innerhalb der Systemischen Therapie zeichnet sich eine Trendwende ab. Anfänglich wurde die neurobiologische »Erklärung« psychischer Phänomene für unpassend gehalten und als Psychotherapie-inadäquater »Biologismus« abgetan. Insofern waren es wohl eher »Umweltfaktoren«, die für die Verbreitung neurobiologischer Konzepte auch in systemischen Publikationen und Tagungen gesorgt haben. Ergebnisse der Hirnforschung werden mittlerweile allerorts

Das Kapitel wurde von Elisabeth Wagner verfasst.

leicht verständlich und öffentlichkeitswirksam präsentiert (z. B. Manfred Spitzer, Gerald Hüther), Klaus Grawe, der einflussreichste Psychotherapieforscher der letzten Jahre, hat mit seiner Hinwendung zur Neurobiologie ein Übriges getan. Das soll aber nicht heißen, dass die »theoretische Integration« neurobiologischer Konzepte in die Systemtheorie vollzogen wäre und aufgrund der »Theoriearchitektur« der Systemtheorie auch nicht zu erwarten ist. Auf dieses Spannungsfeld soll in einem theoretischen Exkurs eingegangen werden, der v. a. an eine an Systemtheorie interessierte Leserschaft gerichtet ist und von Lesenden, die sich vorwiegend für praxisrelevante Aspekte interessieren, ohne Nachteil übersprungen werden kann.

5.2 Systemtheoretischer Exkurs

Zentraler Theoriebaustein moderner Systemtheorie ist die Konzeptualisierung von Körper, Psyche und Kommunikation als drei operational geschlossene und aneinandergekoppelte Systeme. Im Unterschied zu klassischen biopsychosozialen Theorien, wie sie der Medizin oder der Verhaltenstherapie zugrunde liegen, werden diese drei Systeme allerdings nicht als Teile einer gemeinsamen Überlebenseinheit »Mensch« gedacht, sondern jeweils als Umwelt des anderen Systems. Wenn damit das Teile-Ganzes-Verhältnis durch die »System-Umwelt-Unterscheidung« ersetzt wird, hat dies weitreichende theoretische Konsequenzen: Vor allem können psychische Prozesse aufgrund der Theoriearchitektur der Systemtheorie (genauer gesagt aufgrund der Konzeptualisierung als autopoietische, operational geschlossene Systeme) grundsätzlich nicht durch biologische Prozesse erklärt werden. Wir stoßen hier auf die grundlegende Problematik des Leib-Seele-Dualismus, in dem eine prinzipielle Erklärungslücke zwischen geistigen und materiellen Phänomenen behauptet wird: Geistige Phänomene sind demnach nicht auf materielle Phänomene reduzierbar.

Im Unterschied dazu gehen die modernen Neurowissenschaften mit großer Sicherheit (und zunehmender Überzeugungskraft) davon aus, dass neurophysiologische – also materielle – Prozesse all unserem Erleben, also dem Geistigen, zugrunde liegen. So schreibt auch H. R. Fischer (2004): »Dass das Gehirn die Psyche macht, scheint im Mainstream der Neurowissenschaften unstrittig … Man hat sich aus dem Labyrinth des Leib-Seele-Dualismus (seit geraumer Zeit Gehirn-Geist-Problem) befreit und teilt – im Allgemeinen – eine monistische, d. i. materialistische, Position … Die neuropsychologische Grundthese heißt daher: Alle kognitiven Leistungen, alle Wahrnehmungsvorgänge, alles Verhalten, alles Erleben ist nicht nur auf der Grundlage von damit korrelierten materiellen Prozessen im Gehirn (bzw. ZNS) denkbar, sie werden auch von diesen determiniert.« Im Unterschied dazu wird systemtheoretisch argumentiert, dass in einer System-Umwelt-Theorie solche instruktiven Ideen keinen Platz haben.

> »An deren Stelle tritt das Konzept der Koevolution von Systemen. Man kann allenfalls Korrelationen in dem Sinne erstellen, dass Ereignisse in einem System häufig mit solchen in einem anderen System kovariieren.« (Lieb 2014, S. 47)

Meines Erachtens lässt sich dieser offensichtliche Widerspruch leicht auflösen, wenn man bei jedem geistig-psychischen Phänomen von korrelierten (oder kovariierenden) materiellen Prozessen im Gehirn ausgeht (es gibt keine psychische Tätigkeit ohne neuronale Aktivität), jedoch nicht eine einseitige Determination von psychischen durch biochemische Prozesse annimmt.

Psychisches, v. a. Bewusstsein – also das erlebte Leben –, ist auch aus der Sicht der Neurobiologie »ein emergenter Zustand, der unter sehr spezifischen physikalisch-chemisch-physiologischen Bedingungen stammesgeschichtlich entstanden ist und individualgeschichtlich in jedem Menschen entsteht und bestimmte Eigengesetzlichkeiten entwickelt. Diese … führen im Gehirn zu einer gewissen Autonomie geistiger Prozesse.« (Roth & Strüber 2014, S. 371)

Diese partielle Autonomie gewährleistet die Fähigkeit zur Reflexion, zum Abwägen von Alternativen und Antizipieren der wahrscheinlichen Folgen, zu Impulshemmung und Bedürfnisaufschub und zur motivationalen Besetzung von Zielen und Werten – zur »Autorenschaft« des (narrativen) Selbst, wie es Grossmann (2011) ausdrückt.

Wenn man neuronale Plastizität als Grundlage der biopsychosozialen Medizin betrachtet, wie es z. B. der Heidelberger Biochemiker und Physiologe Johann Caspar Rüegg (2011) in seinem lesenswerten Buch »Psychosomatik, Psychotherapie und Gehirn« tut, rücken Wechselwirkungen zwischen Psyche und Körper in den Vordergrund. Die einseitige Erklärung von psychischen Phänomenen durch körperliche wird damit als unpassender Reduktionismus zurückgewiesen. Genauso können wir fokussieren, wie psychische Vorgänge, also mentale Aktivität, neuronale Aktivität hervorbringt, und davon ausgehen, dass wiederholte mentale Aktivität durch Bahnungsphänomene neuronale Aktivierungsmuster verändert (»Neurons that fire together, wire together«). Statt das Psychische als determiniert durch körperliche Prozesse zu verstehen, können wir also auch den Geist nützen, um das Gehirn zu verändern.

Bevor die theoretische Diskussion weitergeführt wird, muss darauf hingewiesen werden, dass die systemtheoretische Konzeptualisierung von drei autopoietischen, operationell geschlossenen Systemen ja nicht für sich in Anspruch nimmt, eine naturalistische Abbildung der Realität zu liefern, sondern ein nützliches theoretisches Konzept v. a. für die Analyse sozialer Systeme bieten soll. Es muss daher differenziert überprüft werden, für welche Phänomene bzw. Ordnungsleistungen diese Konzeptualisierung im Bereich der Psychotherapie ein nützliches »Denkinstrument« ist und für welche nicht.

Hans Lieb bezeichnet die Annahme eines System-Umwelt-Verhältnisses zwischen Leben, Bewusstsein und Kommunikation als »Drei-Welten-Modell« und verweist in Berufung auf Luhmann bzw. Simon auf die damit verbundene Möglichkeit der Komplexitätsreduktion als zentralen Vorteil gegenüber dem »Ein-Welten-Modell«, in dem Leib und Seele bzw. Geist und Materie als Subsysteme einer Welt angehören und direkt aufeinander einwirken. Während im Bereich menschlichen Erlebens und Verhaltens die

»Eine-Welt-Theorie« eine Komplexität annimmt, die »praktisch nicht mehr zu bewältigen ist«, entscheiden Beobachter im »Drei-Welten-Modell« zunächst, welchem der drei Systeme ein Phänomen zuzuordnen ist, und versuchen dann, diese Welt zu Änderungen anzuregen bzw. in jener Umwelt Änderungen vorzunehmen, auf die das System reagiert. Die wesentliche Frage lautet dann: »Welches System erzeugt das zu erklärende Phänomen als Element seiner eigenen Operationen, bzw. welche seiner Operationen erzeugen das Phänomen?« (Vgl. Lieb 2009, S. 47)

Luhmann weist darauf hin, dass sich Bewusstseins- und Kommunikationsprozesse wechselseitig einen Kapazitätsüberschuss zur Verfügung stellen: Welche Aspekte der aktuellen Kommunikation erreichen mein Bewusstsein? Welche Aspekte dessen, was mein Bewusstsein beschäftigt, bringe ich in die Kommunikation ein? Er sensibilisiert damit für die in jedem System wirksamen Selektionsprozesse. Wenn diese spezifischen Selektionsprozesse problemaufrechterhaltend wirken, bieten sie einen guten Ansatzpunkt für therapeutische Veränderung, da sie durch Fragen relativ leicht aufzuheben sind: Welche anderen, bislang nicht beachteten Aspekte der Kommunikation könnten das Bewusstsein erreichen bzw. welche anderen Inhalte des Bewusstseins kann ich in die Kommunikation einbringen?

Während die System-Umwelt-Konzeptualisierung für die Veranschaulichung der Kopplung von Kommunikation und Psyche in diesem Fall hilfreich ist, wirft sie hinsichtlich des Verhältnisses von Psyche und Körper auch viele Fragen auf. Einmal mehr: Der Körper »ist« nicht Umwelt für das psychische System, sondern Systemtheoretiker halten diese Konzeptualisierung für sinnvoll, um bestimmte Phänomene beschreiben zu können. Es handelt sich hier also um eine theoretische Entscheidung: So beobachtet/unterscheidet die Systemtheorie sensu Luhmann. Dieser Unterscheidungsleistung können systemische TherapeutInnen folgen, wenn es sie handlungsfähig macht, sie können den Gegenstand ihrer Betrachtung aber auch anders ordnen, wenn es für die zu lösende Aufgabe (z. B. die Erarbeitung eines adäquaten Fallverständnisses) hilfreicher ist. Vor allem bleibt zu bedenken, dass die Systemtheorie als eine Theorie der Beobachtung 2. Ordnung eine Metatheorie darstellt und damit nicht nützliche Theorien 1. Ordnung (also z. B. psychologische Theorien) ersetzen kann. Allenfalls kann aus systemtheoretischer Perspektive reflektiert werden, wie kompatibel bestimmte Theorien 1. Ordnung mit systemtheoretischen Prämissen sind (wie z. B. im Kapitel I.4.2 für die Konzeptualisierung von Persönlichkeitsanteilen dargestellt).

Betrachten wir zunächst die Auswirkungen der Annahme eines System-Umwelt-Verhältnisses zwischen Körper und psychischem System. In der konsequenten Formulierung von Peter Fuchs (2005) heißt das: Was inhaltlich in der Psyche geschieht, kann man als psychosoziale Interpretation von (notwendig gleichzeitig stattfindenden) biochemischen Hirnprozessen definieren (vgl. Lieb 2014, S. 34). Diese Formulierung fordert uns auf, psychische Interpretationen von den zugrunde liegenden körperlichen Phänomenen zu unterscheiden. Dieser Logik folgend können wir körperliche Zustände nicht »wahrnehmen«: Der Körper ist nicht »ausgelaugt« oder »depressiv«, sondern es wird hier einem körperlichen Phänomen eine Bedeutung zugeschrieben, es wird »Sinn« produziert, was eine genuin psychische Leistung darstellt.

> »Der Begriff ›Sinn‹ (oder ›Bedeutung‹, Anm. der Autorin) gehört zum Zentrum der modernen Systemtheorie. Im Unterschied zum biologischen System operieren psychische und soziale Systeme mit bzw. sie erzeugen ›Sinn‹. Nach Luhmann ist ›Sinn‹ ein ›Medium‹ im Sinne einer Zurverfügungstellung von Möglichkeiten. Aus diesen Möglichkeiten ›wählt‹ ein bestimmtes System (Psyche oder Kommunikation) bestimmte Sinn-Möglichkeiten aus, obwohl (kontingent) immer auch andere möglich wären. Sinn wird also stets gegeben und ›ist‹ nicht.« (Lieb 2014, S. 35)

Nur Psyche und Kommunikation operieren im Medium von Sinn. Sie müssen im Rahmen ihrer Logiken ihren Wahrnehmungen und Beobachtungen Sinn verleihen. Demgegenüber produziert der Körper keinen Sinn (weshalb die häufig verwendete therapeuti-

> sche Idee, der Körper gebe der Psyche Signale, nur eine therapeutisch erfundene Metapher ist – manchmal nützlich, manchmal schädlich.« (ebd. S. 41)

Die Sensibilisierung dafür, dass das Schaffen von Bedeutung, auch wenn es körperliche Phänomene betrifft, immer ein psychischer Prozess ist und die konkrete Bedeutungsschaffung nur eine von vielen möglichen – also kontingent – ist, halte ich für eine wichtige, wenn auch nicht immer passende Implikation dieses Theorieentwurfes. Auch Liebs Hinweis, dass der Körper keinen Sinn produziert, d. h. nichts ausdrücken will und kann, ist richtig und wichtig. Die Annahme eines System-Umwelt-Verhältnisses zwischen Körper und Psyche ist in diesem Fall hilfreich, um eine adäquate Konzeptualisierung der Wahrnehmung (d. h. der psychischen Verarbeitung) körperlicher Phänomene sicherzustellen. Welche Bedeutung, welches Narrativ diesbezüglich geschaffen wird, legt nicht der Körper fest, sondern stellt eine Selektionsleistung der Psyche dar (worauf ich im Kapitel über Emotionsfokussierte Therapie auch noch einmal zurückkommen werde).

> »Der Körper als wahrnehmungsfähige Einheit ist Bedingung für die Möglichkeit, dass die Psyche sinnstiftend tätig werden kann – z. B. über Sehen, Hören, Sprechen, was ohne Körper nicht denkbar ist. Der Körper ist der Psyche nur im Medium Sinn zugänglich, insofern jede Körperwahrnehmung sinnstiftend wahrgenommen, benannt, interpretiert wird.« (Lieb 2014, S. 50)

Während also für die Beobachtung von Prozessen der Bedeutungsschaffung das »Drei-Welten-Modell« hilfreich ist, gibt es Aspekte des Erlebens, die durch die Annahme eines System-Umwelt-Verhältnisses zwischen Körper und Psyche eher verschleiert werden. So ist z. B. aus der Traumaforschung bekannt, dass traumatische Erinnerungen anders gespeichert werden als »normale« Erlebnisse und daher auch anders erinnert werden. Während »normale« biografische Erinnerung absichtsvoll abgerufen wird und mühelos in ein

»dort und damals« eingeordnet werden kann, werden traumatische Erinnerungen oft absichtslos angetriggert und überfluten dann das Bewusstsein mit hoher emotionaler Intensität.

Lieb schlägt in diesem Zusammenhang folgende Betrachtungsweise vor: »Der Körper bewältigt in seiner Autopoiese traumatische Ereignisse durch eine organische Strukturänderung. Das wiederum irritiert und perturbiert die Psyche.« (Lieb 2014, S. 50) Maturana spricht in diesem Zusammenhang von »struktureller Kopplung«, Simon ergänzt, dass Organismus und Psyche als »fest gekoppelt« zu betrachten sind, da sie eine koevolutive Einheit darstellen, in der die Veränderung des einen als Auslöser für die Veränderung des anderen wirkt (vgl. Simon 2008, S. 80).

Dennoch wird das Autopoiese-Konzept auch kritisch betrachtet. Vor allem Jürgen Kriz, u.a. Verfasser des Lehrbuches »Systemtheorie. Eine Einführung für Psychotherapeuten, Psychologen und Mediziner« (1997), kritisiert, dass der Verweis auf die operationale Geschlossenheit gerade die Übergänge zwischen den Systemen Körper, Bewusstsein und Kommunikation nur sehr vage konzeptualisieren lässt. Aufgrund der Theoriearchitektur der Systemtheorie Luhmann'scher Prägung bleiben damit sowohl die Funktionsweise des psychischen Systems als auch die Wechselwirkungen über die Systemgrenzen hinweg theoretisch nicht konzeptualisierbar, weil nicht vorhersagbar.

Während also das »Drei-Welten-Modell« für Selektionsleistungen und kontingente Reaktionen des jeweiligen Systems sensibilisiert, ist es wenig geeignet, »zwangsläufige« Auswirkungen von Umweltveränderungen zu konzeptualisieren. Dabei denke ich nicht an das eindeutigste Beispiel, den Schlaganfall, wo durch das Absterben von Neuronenverbänden der Körper den Operationsraum der Psyche beschränkt, indem bestimmte Leistungen motorischer, sensorischer oder kognitiver Art nicht mehr möglich sind. Hier reicht möglicherweis das Konzept der »destruktiven Interaktion« aus: »Nur im Hinblick auf die destruktiven Wirkungen kann es zu einer geradlinigen Kausalität zwischen Ereignissen in der Interaktion mit der Umwelt und dem autopoietischen System kommen« (Simon 2008, S. 54).

Aber nicht nur beim Schlaganfall oder beim epileptischen Anfall bestimmt die »Umwelt Körper«, was das »System Psyche« leisten kann. Ähnliches könnten wir für neurobiologische Stressreaktionen oder die Funktionsweise des limbischen Systems behaupten. Die Angstreaktion des limbischen Systems legt das emotionale Erleben, zumindest für den Moment seines Wirkens, fest. In diesem Moment ist die Psyche determiniert durch das »chemoelektrische Gewitter«, die Konzeptualisierung eines System-Umwelt-Verhältnisses ist in diesem Zusammenhang wenig überzeugend. Aus diesem Grund beziehen sich z. B. die Proponenten der (systemischen) Traumatherapie ganz explizit auf die neurobiologischen Grundlagen der Traumafolgestörungen, verweisen damit auf die materiellen Grundlagen des Erlebens, statt ein System-Umwelt-Verhältnis zu konzeptualisieren. In gleicher Weise begründet Gunther Schmidt hypnosystemische Interventionen nicht systemtheoretisch sensu Luhmann, sondern mit Verweis auf neurobiologische Wirkmechanismen.

Zusammenfassend können wir festhalten, dass aus systemtheoretischer Perspektive zwei Konzeptualisierungen möglich sind. Wir können Luhmann folgen und ein System-Umwelt-Verhältnis zwischen Körper, Psyche und Kommunikation unterstellen, um damit vor allem für den Umgang mit sozialen Systemen die zu verhandelnde Komplexität auf ein handhabbares Ausmaß zu reduzieren und die im jeweiligen System beobachtbaren Selektionsleistungen zu fokussieren. Dies ist für weite Bereiche systemischen Handelns eine adäquate Denkfigur. Wenn wir uns aber den neurobiologischen Grundlagen unseres Erlebens zuwenden wollen, sollten wir im Sinne der Synergetik das Gehirn als ein komplexes dynamisches System verstehen, das andauernd selbst organisierte Muster (»states of mind«, FDV-Programme) hervorbringt, wobei vor allem starke Affekte als Attraktoren wirksam sind und die psychische Aktivität »versklaven«. Auch dies ist eine für SystemikerInnen legitime Perspektive und stellt keineswegs einen naiven Biologismus dar.

5.3 Was leistet unser Gehirn?

Von der Regulation unserer biologischen Funktionen (Atmung, Herzschlag etc.) bekommen wir ja nur wenig mit, also vernachlässigen wir jetzt einmal die Rolle des Gehirns für die vegetativen Funktionen, die hormonelle Regulation oder für den Schlaf-Wach-Rhythmus – denken wir nur an das Naheliegende: das Gehirn denkt, es erinnert, es bringt Vorstellungen hervor, im Schlaf produziert es Träume, es löst Aufgaben (z. B. Rechnungen), es löst Probleme, aber es erschafft auch Probleme. Es bringt Gefühle hervor, Absichten, erstellt Pläne. Es kann Panikattacken und Wahnvorstellungen produzieren, aber auch Gedichte und Sinfonien.

Angesichts der unglaublichen Vielfalt geistiger Prozesse ist es schwer vorstellbar, dass es sich bei allen Vorgängen im Gehirn – von den Kommandos für Bewegungen bis zu den intimsten Gedankengängen – um biologische Prozesse handelt (vgl. Eric Kandel 1998). Es geht in jedem Fall um die Aktivität von Nervenzellen bzw. neuronalen Netzwerken.

Klaus Grawe bietet für die unfassbare Komplexität des Gehirns eine anschauliche Metapher: Denken Sie an eine CD, denken Sie an Ihre Lieblingsmusik und an all das andere, was auf einer CD gespeichert werden kann, wissenschaftliche Texte, Hörbücher … All dies ist kodiert als eine Abfolge binärer magnetischer Zustände. Eine analoge Beziehung besteht zwischen den neuronalen Strukturen und Prozessen in unserem Gehirn und unserem Erleben, Denken, Fühlen und Verhalten. Alldem liegt ein ganz bestimmtes neuronales Erregungsmuster zugrunde. »Für das, was wir erleben oder tun, kommt es darauf an, ob bestimmte Neuronen feuern, wie schnell sie feuern und mit welchen anderen Neuronen sie gemeinsam feuern. Das ist wie bei der CD eine Ja-nein-Frage, also eine digitale Information.« (Grawe 2004, S. 44) Wir können uns also die Beziehung zwischen unserem Erleben/Denken/Fühlen und den zugrunde liegenden neuronalen Mechanismen genauso vorstellen wie das Verhältnis zwischen den magnetischen Zuständen auf einer CD und der Musik, die wir hören.

Diese Metapher ist zwar anschaulich, vernachlässigt aber den Aspekt der partiellen Autonomie des Geistigen. Welche Musik eine CD hervorbringt, ist durch die Abfolge der binären magnetischen Zustände festgelegt. Die Rückwirkungen der mentalen Aktivität auf die biologischen Strukturen mittels Neuroplastizität sind in der obigen Metapher nicht abbildbar.

5.4 Der neuronale Aufbau und die Mechanismen der Erregungsübertragung

Im Gehirn wird die Komplexität dadurch hervorgebracht, dass 100 Milliarden Nervenzellen über unzählige Synapsen miteinander verbunden sind und damit eine unendliche Zahl an Kombinationen möglich ist. Die meisten Nervenzellen haben nur ein Axon, das aber vielfach verzweigt ist, zugleich kann aber jede Nervenzelle über viele Dendriten Impulse von anderen Nervenzellen aufnehmen. Jede Nervenzelle ist auf diese Weise mit bis zu 10000 Synapsen mit anderen Nervenzellen verbunden, das heißt, sie kann sich in ihrer Aktivität maximal vernetzen. Die Gesamtzahl an Synapsen liegt im Bereich der Trillionen, eine Milliarde Synapsen befinden sich bereits in einem streichholzkopfgroßen Stück Gehirn.

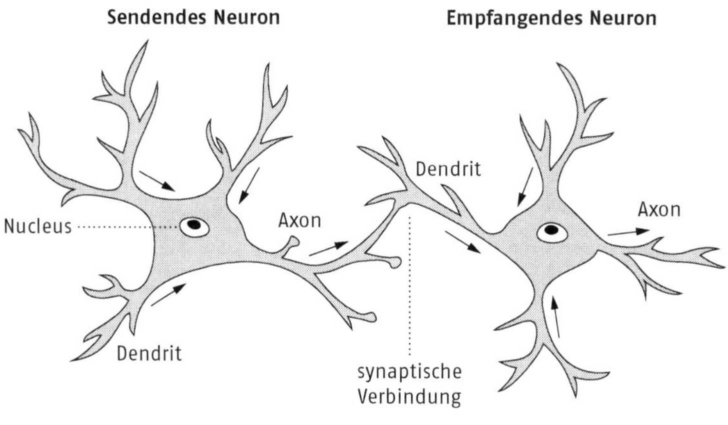

Zur Erregungsübertragung sei nur so viel gesagt: Entlang einer Nervenzelle findet die Erregungsfortleitung durch ein elektrisches Signal statt (Ionenkanäle öffnen sich, dadurch können positiv geladene Ionen aus dem Extrazellularraum einströmen, es entsteht ein elektrisches Aktionspotenzial, welches das Axon bis zur Synapse entlangwandert). Diese elektrische Aktivität liegt im Millivolt-Bereich, kann aber z. B. mittels EEG gemessen und nachgewiesen werden. Am Ende des Axons, im Bereich der Synapse, wird das elektrische Signal in ein chemisches umgewandelt: Es werden Neurotransmitter freigesetzt, die auf die nachfolgende Nervenzelle entweder erregend oder hemmend wirken. An jeder Synapse wird damit der elektrische Impuls in eine chemische Reaktion umgewandelt: Neurotransmitter werden freigesetzt, die nun die elektrische Reaktion in der postsynaptischen Zelle auslösen.

Ob das nachfolgende Neuron feuert oder nicht, hängt davon ab, wie viel erregenden oder hemmenden Input es über die Vielzahl seiner synaptischen Rezeptoren erhält. »Man kann die Nervenzelle daher auch als eine Art chemischen Rechner betrachten, der eine große Anzahl analoger Signale in ein digitales Signal, das Aktionspotenzial, umwandelt. An der Outputseite des Neurons wird das digitale Signal dann wieder in analoge Signale, die Neurotransmitter, umgewandelt.« (Grawe 2004, S. 49) – Wer davon mehr wissen will, sei auf die einschlägige Fachliteratur verwiesen (anspruchsvoll und detailreich aufbereitet z. B. in Grawe 2004, »Was Psychotherapeuten über das Gehirn wissen sollten«, S. 44–82).

Man könnte den zumindest seit Descartes vorherrschenden Leib-Seele-(oder Geist-Materien)-Dualismus darauf zurückführen, dass bis in die 80er-Jahre kaum vorstellbar war, dass eine überschaubare Masse an Materie – das Gehirn – so komplex organisiert sein kann, dass sie die Grundlage der unendlichen Varianz des Geistigen bilden kann.

In diesem Zusammenhang muss bedacht werden, dass zwar seit 1840 der zelluläre Aufbau verschiedenster Gewebe bekannt war (die ersten Mikroskope machten die Zelle als Grundelement jedes Gewebes sichtbar), dass das Hirngewebe aber zu weich und fragil war, um es im Mikroskop untersuchen zu können. Man hielt es in der damals geltenden »Retikulartheorie« für eine Masse, eine Art holistisches Maschenwerk. Erst durch Stabilisierung des Hirngewebes mit Chromsäure und Kaliumbichromat sowie spezifische Färbemethoden wurde die Nervenzelle als Baustein des Gehirns identifiziert (Golgi und Cajal bekamen dafür 1906 den Nobelpreis für Medizin). Damals wurde bereits vermutet, dass die Axone und Dendriten (Nervenzellfortsätze) frei enden, dass die Erregungsübertragung nicht »per continuitatem«, sondern durch »Ausstrahlung« funktionierte. Die »Lücke zwischen den Neuronen«, die Synapsen konnten jedoch erst durch das Elektronenmikroskop ab 1950 sichtbar gemacht werden (vgl. Sammet 2008, S. 87–89).

5.5 Plastizität des Gehirns – Bedeutung von konkreten Erfahrungen für die Entwicklung von Gehirn und Persönlichkeit

Die überwiegende Mehrzahl der Nervenzellen wird bereits vor der Geburt gebildet. Im Gegensatz zu der zum Zeitpunkt der Geburt weitgehend abgeschlossenen Neurogenese hält die »Synaptogenese«, die Bildung neuer Synapsen, bis zum Lebensende an. Zum Zeitpunkt der Geburt sind Synapsen im Überschuss vorhanden, es werden nur jene beibehalten, die aktiv sind, die nicht genutzten Verbindungen bilden sich zurück.

Die Entwicklung des Gehirns ist damit ein erlebnisabhängiger Prozess: Bei jedem Erleben werden bestimmte Netzwerke aktiviert und dadurch bereits bestehende Verbindungen gestärkt, nicht genützte Verbindungen gehen wieder verloren (»use it or loose it«). Jedes Kind wird mit einem genetisch programmierten Neuronenüberschuss geboren, die nachgeburtliche Entstehung von Synapsen wird sowohl genetisch als auch durch das Erleben determiniert.

Wie können wir uns nun die Wirkung von Erlebnissen auf unser Gehirn vorstellen? Auch hier kommen – für manche überraschend – wieder die Gene ins Spiel. Denn Gene sind nicht nur Träger der Erbsubstanz und damit im Rahmen der Fortpflanzung für die Weitergabe von Merkmalen wichtig – das ist nur die eine Funktion, die auch die Ältesten von uns aus dem Biologieunterricht kennen. Neben der zentralen Rolle in der Vererbung haben Gene noch eine weitere Funktion: Sie entscheiden darüber, welche Proteine von einer Zelle synthetisiert werden (Transkription) – in jeder Sekunde unseres Lebens. Diese Transkriptionsfunktion unterliegt unmittelbar dem Einfluss des Erlebens: Durch konkrete Erlebnisse bzw. durch die mit konkreten Erlebnissen verbundene spezifische neuronale Aktivität werden in den beteiligten Nervenzellen Gene aktiviert, die dann Proteine synthetisieren, welche z. B. die Entstehung von Neuronen und die Bildung von Synapsen fördern (NGF – nerve growth factor). Insofern beeinflusst das Erleben – die Aktivierung spezifischer neuronaler Netzwerke – unmittelbar die Expression (Funktion) bestimmter Gene und führt so zur Erhaltung oder Verstärkung von Synapsen, die dann das neuronale Substrat des Geistes sind. Natürlich ist diese Darstellung stark vereinfacht, für ein basales Verständnis der Plastizität des Gehirns dürfte sie aber ausreichen.

In Tierversuchen wurde nachgewiesen, dass in stimulierender Umgebung die Dichte der synaptischen Verbindungen steigt und es zu einer Erhöhung der Neuronenzahl und zur Vergrößerung des Hippocampus-Volumens kommt – einer Region, die für die Gedächtnisleistung und die Lernfähigkeit eine wichtige Rolle spielt (vgl. Siegel 2010, S. 29). Die Frage, die uns heute beschäftigt, lautet daher nicht mehr: »Ist die Vererbung oder das Erleben entscheidend?«, sondern: »Wie wirken Erbe und Erleben bei der Entwicklung des Menschen/der Persönlichkeit zusammen?« (Ebd., S. 33)

Hier sind zum einen konstitutionelle biologische Faktoren zu nennen: Das von Geburt an schreckhafte Kind reagiert schon bei geringfügigen Stressoren mit einer starken Cortisolausschüttung – hier wird durch eine »vererbte« biologische Disposition eine starke hormonelle Stressreaktion bereits bei leichten Irritationen erzeugt. Beim genetisch stressunempfindlichen Kind braucht es einen viel stärkeren Stressor, um diese biologische Reaktion (Cortisolausschüttung) hervorzurufen. Wenn es aber zu einer frühen Traumatisierung kommt, wird auch das genetisch nicht disponierte Kind mit einer Veränderung der physiologischen Stressreaktion reagieren, und es werden in weiterer Folge schon geringe Stressoren ausreichen, um starke hormonelle Reaktionen auszulösen.

Umgekehrt ist es so, dass bei Menschen mit einer Variante des Regulatorgens für den Serotonintransporter erst die Lebenserfahrung in der frühen Kindheit darüber entscheidet, ob bei bestehender genetischer Belastung später eine Depression entsteht oder nicht (Caspi et al. 2003). Fehlt die frühere traumatisierende Erfahrung, treten nicht mehr Depressionen auf als in der Kontrollgruppe mit der gesunden genetischen Variante.

Es sind also ganz allgemein die konkreten Erfahrungen, die ein Mensch macht, die sich auch in der Aktivierbarkeit bestimmter Gene niederschlagen. Die Disziplin, die sich mit dieser Frage beschäftigt, nennt sich »Epigenetik«. Viele Forschungsergebnisse weisen darauf hin, dass die genetischen Anlagen in Abhängigkeit von frühen Erlebnissen realisiert werden, indem z.B. der Methylierungszustand der DNA und damit die Ablesemöglichkeiten verändert werden. Gene werden abgeschaltet, indem sie durch die Anlagerung von Methylgruppen gleichsam »versiegelt« werden. So entscheidet z.B. die Qualität der Bemutterung von Ratten, ob das Gen, das die Anzahl der Glukokortikoidrezeptoren im Hippocampus und damit die spätere Stressanfälligkeit beeinflusst, demethyliert und damit ablesbar wird (Weaver et al. 2004). Einige Forschungsergebnisse weisen darauf hin, dass der Methylierungsstatus reversibel ist. Im Tierversuch konnte gezeigt werden, dass auch spätere chemische Einflüsse den Methylierungszustand verändern und die ursprünglich schlecht bemutterten Ratten dann eine ähnlich gute Stressreaktion zeigen wie die ursprünglich gut bemutterten (Weaver et al. 2004). Genauso können genetisch belastete Tiere später symptomfrei werden, wenn sie Ratten mit gutem Bemutterungsverhalten zugeführt werden (Francis et al. 1999). Insofern wird vielerorts spekuliert, dass auch intensive positive Erlebnisse (wie z.B. in einer Psychotherapie) bezüglich Genexpression wirksam werden (z.B. Grawe 2004, Roediger 2011).

Das viel beachtete Buch des Hirnforscher Joseph LeDoux »Synaptic Self« (2002) endet mit dem Satz »You are your synapses. They are who you are« (LeDoux 2002, S. 324).

> »Wenn es stimmt, dass ausnahmslos alles, was wir denken, wissen, glauben, hoffen, fühlen, erleiden, entscheiden oder tun, sich bis ins letzte Detail auf die Strukturen unserer Neurone und Synapsen und der Prozesse, die sich zwischen ihnen abspielen, zurückführen lässt, wenn also das, was wir als seelisch bezeichnen, sowohl in seiner Existenz als auch in seiner Beschaffenheit vollständig eine Hervorbringung neuronaler Schaltkreise ist, dann gibt es fürwahr viel zu überdenken.« (Grawe 2004, S. 17)

5.6 Ein grundsätzliches Verständnis von Erinnern – Lernen – Gedächtnis

Nach diesen Ausführungen zur Plastizität des Gehirns sollte es nicht überraschen, dass auch das Gedächtnis nicht als Archiv betrachtet werden kann, in dem Erfahrungen als Erinnerung gespeichert werden. Wir sollten Gedächtnis viel umfassender als die Art verstehen, auf die vergangene Ereignisse die zukünftige Funktionsweise des Gehirns beeinflussen.

Die Bildung von Gedächtnisinhalten – also jede Form von Lernen – bewirkt, dass das Gehirn in Zukunft anders reagiert als bisher. Die Grundlage des Erinnerns oder Lernens ist neurobiologisch durch die Hebb'sche Regel definiert: Wenn ein Axon der Zelle A wiederholt die Zelle B erregt, so führt dies zu Wachstumsprozessen oder metabolischen Veränderungen auf der Ebene der Zellmembran und damit zu einer Verstärkung der synaptischen Verbindungen, die es künftig wahrscheinlicher machen, dass diese Zellen gemeinsam »feuern«. Dieser Vorgang heißt Langzeitpotenzierung und bewirkt, dass die gemeinsame Aktivität von Nervenzellen in der Vergangenheit die Wahrscheinlichkeit erhöht, dass dieses Netzwerk auch in der Zukunft aktiviert wird (Hebb'sche Lernregel).

> »Die Vorstellung, dass es im Gehirn eine Art Schrank gibt, in dem etwas verstaut und später bei Bedarf wieder herausgenommen werden kann, ist völlig irreführend. Die Speicherung von Erinnerung im Gedächtnis besteht in der Veränderung der Wahrscheinlichkeit der erneuten Aktivierung eines bestimmten neuronalen Netzwerkmusters in der Zukunft.« (Siegel 2010, S. 40)

Um sich dem komplexen Phänomen Lernen/Gedächtnis anzunähern, ist die Unterscheidung von implizitem (prozeduralen) und explizitem (deklarativen) Gedächtnis sinnvoll.

5.6.1 Explizites bzw. semantisches Gedächtnis

Fangen wir mit dem »expliziten« oder »semantischen« Gedächtnis an – es entspricht eher dem, was wir in unserem Alltagsverständnis unter Gedächtnis verstehen. Das explizite Gedächtnis ist dem Bewusstsein zugänglich – das heißt: Der Zugriff erfolgt bewusst und absichtsvoll, zumindest in der Regel. Es umfasst eher kognitive Inhalte (Faktenwissen und autobiografisches »epsodisches« Wissen). Das Wissen um die Hauptstädte Europas, die Geburtstage unserer Eltern, Erinnerungen an unseren ersten Schultag können aktiv abgerufen werden. Das explizite Gedächtnis ist auch zuständig für die Einordnung der Ereignisse in Raum und Zeit – wenn wir ein Ereignis erinnern, können wir es im Wesentlichen räumlich und zeitlich zuordnen: Das ist damals und dort geschehen, das explizit Erinnerte fühlt sich nicht an wie »Wiedererleben«. Dieses Merkmal des expliziten episodischen Gedächtnisses ist vor allem in Hinblick auf die Abgrenzung traumatischer Erinnerung sinnvoll, bei der genau diese Einordnung im »dort und damals« nicht sicher gelingt.

Lange Zeit ging man davon aus, dass der Hippocampus mit Sitz im Temporallappen der Sitz des Gedächtnisses ist. Heute weiß man, dass der Hippocampus nötig ist, um neue Gedächtnisinhalte zu bilden, er fungiert damit als Übergangsstation zum permanenten Gedächtnis, das im Neokortex zu lokalisieren ist (kortikale Konsolidierung). Im Gegensatz zu Sprache oder Motorik gibt es, abgesehen vom Hippocampus mit seiner spezifischen Funktion für die Bildung neuer Gedächtnisinhalte, kein umschriebenes Gedächtniszentrum im Gehirn. Vielmehr ist das Gedächtnis eine von mehreren Leistungen, die weite Teile des Gehirns (die Großhirnrinde und zahlreiche subkortikale Bereiche) gemeinsam hervorbringen, für das episodische Gedächtnis ist insbesondere der rechte Frontal- und der Temporalcortex, für das semantische Gedächtnis speziell der Temporallappen relevant.

Die Tatsache, dass wir in der Regel keine sprachlich fassbare Erinnerung an Ereignisse vor dem 2./3. Lebensjahr besitzen (Kindheitsamnesie), wird jedenfalls auf die Unreife des Hippocampus in dieser Zeit zurückgeführt – ein weiterer Hinweis auf die Bedeutung des Hippocampus für die Bildung von expliziten sprachlich fassbaren Erinnerungen.

5.6.2 Implizites bzw. prozedurales Gedächtnis

Im Gegensatz dazu werden implizite/prozedurale Gedächtnisinhalte ab der Geburt gebildet. Das implizite oder prozedurale Gedächtnis wurde primär als Verhaltensgedächtnis verstanden, in dem automatisierte Handlungsabläufe wie Gehen, Radfahren, Autofahren gespeichert werden. Hier werden durch oftmaliges Üben komplexe Bewegungsmuster gelernt, die dann ohne Beteiligung des Bewusstseins realisiert werden. Für das implizite oder prozedurale Gedächtnis sind subkortikale Regionen zuständig, es ist auch unabhängig vom medialen Schläfenlappen/Hippocampus. Inhalte des impliziten Gedächtnisses sind primär nicht bewusst abrufbar und typischerweise auch sprachlich nicht explizierbar.

In den letzten Jahren wurde das Verständnis des impliziten Gedächtnisses auch auf emotionale Inhalte ausgeweitet, es umfasst nun auch Bewertungsmuster, Reaktionsbereitschaften (wenn – dann), basale Grundüberzeugungen über sich selbst und relevante Andere. Psychotherapiespezifisch können wir uns z. B. vorstellen, dass ein Säugling, der in der Regel die Erfahrung macht, dass auf sein Schreien adäquat reagiert wird (Bezugsperson kommt, füttert, wechselt Windel, beruhigt, unterhält – was auch immer gerade gebraucht wird), ein anderes Bild der Welt entwickeln wird als ein Säugling, bei dem in der Mehrzahl der Fälle eine adäquate Reaktion ausbleibt. Im ersten Fall wird die Welt als ein sicherer Platz erlebt, die Bezugsperson als verlässlich verfügbar und hilfreich und die eigenen negativen Emotionen als bewältigbar (»Urvertrauen«). Im anderen Fall wird primär ein hilfloses Ausgeliefertsein erlebt, ein Überwältigtwerden von Hunger oder Angst oder Alleinsein, ohne dass man sich dabei auf Hilfe durch einen anderen verlassen kann. Es besteht kein Zweifel, dass solch frühe Erfahrungen, auch wenn sie nicht erinnert und in Sprache gefasst werden können, das Erleben und Verhalten langfristig beeinflussen wird.

Die Auswirkungen früher positiver wie negativer Bindungserfahrungen sind gut untersucht: In Momenten positiver Bindungserfahrung werden Endorphine und das »Bindungshormon« Oxytocin ausgeschüttet, diese haben eine gedächtnisfördernde und aggressionshemmende Wirkung. In der akuten Trennungssituation steigen die Herzfrequenz und die Ausschüttung von Stresshormonen. Bleibt bei Spannungszuständen die positive Bindungserfahrung aus, werden hormonelle und physiologische Stressreaktionen gebahnt (z.B. überschießende Kortisolproduktion).

Aber auch nach dem Säuglings- und Kleinkindalter können Angstreaktionen erworben werden, die dann evtl. ohne Beteiligung des Bewusstseins im impliziten Gedächtnis gespeichert werden und dort ihre Wirkung entfalten. In solchen Fällen kann es sein, dass die in einer konkreten Situation ausgelöste Angst nicht einmal bewusst wahrgenommen wird, sondern nur zu einer verstärkten Aktivierung des autonomen Nervensystems führt, was zu unspezifischen vegetativen Beschwerden oder psychosomatischen Symptomen beitragen kann.

Stellen wir uns einen Menschen vor, der in seiner Jugend wiederholt schambesetzten Situationen ausgeliefert war. Er mag von Mitschülern verspottet oder von Lehrern bloßgestellt und bei der Bewältigung dieser Erfahrung nicht von seinen Eltern unterstützt worden sein. Auf diesem Weg kann sich über die Jahre eine hohe Sensibilität für Kränkungssituationen entwickeln und jede interaktionelle Situation einen Bedrohungscharakter annehmen. Es ist nun aber keineswegs sicher, dass sich die Aufmerksamkeit des Betroffenen diesen ständigen Gefahren bewusst zuwendet und absichtsvolles Handeln dafür verwendet wird, diese Gefahren abzuwenden oder korrigierende Erfahrungen anzustreben. Mit einiger Wahrscheinlichkeit wird sich ein Vermeidungsverhalten einstellen, das sich der bewussten Entscheidung entzieht und über das evtl. gar nicht Auskunft gegeben werden kann.

Das implizite oder prozedurale Gedächtnis umfasst damit neben den automatisierten Handlungsabläufen (»Verhaltensgedächtnis«) einerseits biologische Reaktionen vegetativer und hormoneller Art (»Körpergedächtnis«) sowie die emotionalen und motivationalen Komponenten von »Erinnern« und bestimmt damit darüber, ob eine aktuelle Situation z.B. eher Neugier und ein »Hinzu«, also eine Annäherungsreaktion, oder Angst und ein »Weg-von«, also eine Vermeidungsreaktion, auslöst.

»Man kann das implizite Gedächtnis damit als eine ›Antizipationsmaschine‹ verstehen, die ständig die Umgebung überprüft und herauszufinden versucht, was als Nächstes geschehen wird« (Siegel 2010, S. 45). Bevor wir noch bewusst einen Handlungsplan auf der Basis einer kognitiven Einschätzung der Situation erstellen, gibt das implizite Gedächtnis schon – weitgehend unbewusst – eine emotionale Färbung und ein grobes Interpretationsschema (gefährlich ja – nein; will haben ja – nein etc.) vor.

Das Antizipieren als Grundkomponente des impliziten Gedächtnisses ist damit keineswegs identisch mit der Fähigkeit, künftiges Verhalten zu planen, dafür braucht es eine differenzierte Wahrnehmung und Interpretation von Situationsfaktoren sowie bewusstes Abwägen – alles kortikale Funktionen.

5.7 Impliziter und expliziter Funktionsmodus und die Unterscheidung bewusst – unbewusst

Die Unterscheidung zwischen implizitem und explizitem Funktionsmodus gilt nicht nur für das Gedächtnis, sondern auch für Wahrnehmungen, Lernen, Emotionen, Motivation, Bedeutungsgebungen oder Beziehungsverhalten. All diese Funktionen können explizit, also bewusst, d. h. mit darauf fokussierter Aufmerksamkeit, oder impliziert, also automatisiert oder unwillkürlich, ablaufen.

Der Vorteil impliziter Prozesse: Sie sind unabhängig von der Kapazitätsbeschränkung des Arbeitsspeichers, d. h., es können viele implizite Prozesse gleichzeitig ablaufen, ohne miteinander zu interferieren. Sie brauchen keine Aufmerksamkeit und laufen dennoch schnell und mühelos ab. Sie werden allerdings langsamer gelernt als explizite Gedächtnisinhalte und brauchen meist viele Wiederholungen. Sie sind deshalb aber auch schwer veränderbar, wenn sie erst einmal eingespielt sind (vgl. Grawe 2004, S. 124).

Vieles, was implizit, also ohne bewusste Aufmerksamkeit, abläuft, ist grundsätzlich bewusstseinsfähig und kann durch gezielte Lenkung der Aufmerksamkeit oder Steigerung der Reizintensität jederzeit in den expliziten Modus übergeführt werden. Andere implizite Prozesse bleiben unbewusst, weil die Hirnareale, die an ihnen maßgeblich beteiligt sind, keine Verbindungen zum assoziativen Kortex haben.

Grawe beschreibt unter dem Titel »Konsistenzsicherung« eine weitere Klasse von impliziten Prozessen, denen der prinzipiell (soll heißen anatomisch) mögliche Zutritt zum Arbeitsspeicher und damit zum Bewusstsein verwehrt wird, weil sie mit den aktuellen Inhalten des Bewusstseins unvereinbar sind und ihre Bewusstwerdung damit zu einer Dissonanz bzw. Inkonsistenz im Arbeitsspeicher führen würde. Dieses Fernhalten vom Bewusstsein ist als aktive, wenn auch unbewusste Leistung (über sie kann nicht explizit Auskunft gegeben werden) dem psychoanalytischen Begriff der Verdrängung ähnlich und könnte auch als neurobiologische Grundlage des hypnosystemischen Verständnisses ausgeschlossener Selbstaspekte herangezogen werden, weshalb ich darauf genauer eingehen möchte.

Unter Inkonsistenz versteht man die Unvereinbarkeit gleichzeitig ablaufender psychischer Prozesse, wobei vor allem die kognitiven Dissonanzen – also die Inkonsistenz zwischen zwei gleichzeitig bewussten Inhalten – psychologisch gut untersucht sind. Das Streben nach Reduktion kognitiver Dissonanz kann laut Grawe als eines der am besten gesicherten Phänomene der Psychologie angesehen werden. Grawe argumentiert, dass sich der Arbeitsspeicher (das Bewusstsein) vor Inkonsistenz schützt, indem Informationen und Wahrnehmungen, die nicht mit den aktuellen Bewusstseinsinhalten vereinbar sind, der »Zutritt zum Arbeitsspeicher« verweigert oder erschwert wird, und verwendet in diesem Zusammenhang den Begriff der Verdrängung wie auch der Dissoziation (Grawe 2004, S. 307 f.). Grawe weitet dieses Phänomen auch auf Zielkonflikte aus, wenn er schreibt:

> »Wenn das bewusste Handeln gerade auf ein bestimmtes Ziel ausgerichtet ist, ist die Aufmerksamkeit auf alles ausgerichtet, was für die Verfolgung dieses Ziels relevant ist. Die Aktivierbarkeit zielrelevanter Wahrnehmungen, Gedächtnisinhalte und Kognitionen ist erhöht, andere Wahrnehmungen, Gedächtnisinhalte, Kognitionen, Emotionen und insbesondere auch andere Ziele werden aktiv unterdrückt. Die Begriffe Konzentration, Wille, selektive Aufmerksamkeit, Wahrnehmungsabwehr und Verdrängung beziehen sich auf alle Prozesse, die die im Moment aktivierte Zielhierarchie abschirmen gegen Störungen.« (Grawe 2004, S. 313)

Diese hoch entwickelten neuronalen Mechanismen zur Sicherung der Konsistenz der im Bewusstsein ablaufenden Prozesse sind somit einerseits hoch funktional, indem sie intentionales Handeln erleichtern und gegenüber Impulsen abschirmen. Wenn andererseits Wahrnehmungen, Gefühlen, Ideen, die ein besonders wichtiges Ziel infrage stellen könnten, langfristig nicht Zutritt zum Bewusstsein gestattet wird, kommt es zu einer Dissoziation der im expliziten und im impliziten Funktionsmodus ablaufenden Prozesse. Auf diesem Weg kann aus dem kurzfristigen Vorteil der Konsistenzsicherung ein langfristiger Nachteil werden, indem die inkonsistenten Wahrnehmungen, Bedürfnisse oder Gefühle nicht bewusst bearbeitet werden können.

Ein Großteil der neuronalen Aktivität verläuft unbewusst. Bewusst erleben können wir nur, was mindestens für einige Sekunden zum Inhalt unseres Arbeitsspeichers wurde. Dieser ist im PFC lokalisiert und beinhaltet den »Strom des Bewusstseins«.

> »Die motivationalen Determinanten unseres psychischen Geschehens sind unentwegt aktiv, sie nehmen kontinuierlich Einfluss auf die Inhalte unseres Bewusstseins, zum einen, indem sie von außen eintreffende Reize als wichtig oder unwichtig bewerten, zum anderen, indem sie die interne Generierung der Bewusstseinsinhalte mitbestimmen. Von diesem kontinuierlichen Einfluss motivationaler Determinanten auf die Inhalte unseres Bewusstseins spüren wir nur das Ergebnis, aber nicht den determinierenden Prozess … Wir erleben kausale Zusammenhänge unseres Bewusstseins, und zwar mit der Qualität von unmittelbarer Gewissheit. Aber die wichtigsten Determinanten dessen, was wir denken und tun, liegen in Wirklichkeit außerhalb unseres Bewusstseins. Sie haben ihren Einfluss schon ausgeübt, bevor wir etwas davon merken.« (Grawe 2004, S. 121)

Interessant ist, dass mit dem Konzept der Konsistenzsicherung völlig unabhängig von einer psychoanalytischen Theorienbildung psychische Konflikte inkl. der Möglichkeit, dass der konflikthafte Anteil vom Bewusstsein ferngehalten wird, theoretisch begründet werden.

Wenn wir Konsistenzsicherung als ein primäres Prinzip des psychischen Geschehens annehmen, kann es sein, dass eine Person, die bestimmte Ziele oder Motive priorisiert, die damit in Konflikt stehenden anderen Wünsche nicht bewusst wahrnimmt. Hier findet die hypnosystemische Überzeugung, dass das Symptom für ein aus den bewussten psychischen Prozessen ausgeschlossenes (»exkommuniziertes«) Bedürfnis steht, ihren Platz. Die therapeutischen Techniken, die dazu dienen, eine wohlwollende Beziehung zu diesem Symptom herzustellen (z.B. positive Externalisierung) und das von ihm repräsentierte Bedürfnis anzuerkennen und ihm einen Platz zu geben und in weiterer Folge ein steuerndes Ich (»Vereinspräsident« etc.) zu etablieren, das die Stimmen und Sichtweisen aller beteiligten Kräfte zu berücksichtigen hat, gewinnen hier eine hohe Plausibilität.

Eine verkürzte Version ist die in Systemischen Therapien häufig gestellte Frage, wofür das Symptom gut sein könnte – auch diese Frage kann geeignet sein, auf »dahinter liegende« unberücksichtigte Bedürfnisse zu stoßen. Die Erfahrung zeigt allerdings, dass mit der großräumigeren Intervention der positiven Externalisierung, bei der die Klientin gebeten wird, dem Symptom ihre Stimme zu leihen, und in einem respektvollen Gespräch die guten Absichten des Symptoms erfragt werden, es häufiger gelingt, die Zensur des bewussten Ichs zu umgehen (vgl. Grossmann & Russinger 2011). Das spielerische Element der Externalisierung erlaubt für ein paar Momente die Identifikation mit dem sonst abgewehrten und ausgegrenzten symptomatischen Anteil und lässt damit auch konstruktive Bedeutungsgebungsprozesse zu, die bei der knappen Frage nach dem möglichen Nutzen des Symptoms seltener gelingen.

KAPITEL 6

Fallverständnis als professionelle Leistung

Im Unterschied zu den meisten anderen Therapiemethoden, die vor dem eigentlichen Beginn der Behandlung eine diagnostische Phase zur Erarbeitung eines komplexen Fallverständnisses mit daraus folgender Behandlungsplanung für nötig halten, verzichten systemisch arbeitende TherapeutInnen meist auf eine ausführliche anfängliche Exploration der Biografie und der Problemzusammenhänge. Insbesondere verzichten sie auf jegliche Art der »Persönlichkeitsdiagnostik«, es gibt keinen Anspruch, spezifische Persönlichkeitsmerkmale, typische Verarbeitungs- und Interaktionsstile zu erfassen. Aufgrund des Selbstverständnisses als auftragsorientierte KurztherapeutInnen und der konstruktivistischen Bescheidenheit in Bezug auf die Möglichkeit einer verlässlichen Erfassung psychischer Auffälligkeiten, richtet sich das Interesse systemischer TherapeutInnen in der Anfangsphase der Therapie vorwiegend auf Ziel- und Auftragsklärung und auf die Mobilisierung der für die Zielerreichung nötigen Ressourcen. Dagegen ist auch nichts einzuwenden, wenn uns dieses Vorgehen in einer angemessenen Art handlungsfähig macht und wir uns auf das Interventionsrepertoire lösungsorientierter, strategischer oder narrativer Therapien beschränken. Wenn aber großräumigere, erlebnisorientierte oder affektaktualisierende Interventionen angewendet werden, wir also das durch ein konversationales Therapieverständis »legitimierte« Interventionsterrain verlassen, sollte die

Das Kapitel wurde von Elisabeth Wagner verfasst.

Therapeutin durch Darstellung ihres Fallverständnisses über die »therapeutische Absicht« Auskunft geben können.

> Dazu ein Beispiel: Stellen wir uns zwei Damen vor, beide in Pension, beide mittelgradig depressiv. Die eine, nennen wir sie Frau Kurz, ist gut in den Kreis ihrer Familie eingebettet, Ehe intakt, guter Kontakt zu Kindern und Enkelkindern. Ihr Mann war Arzt, ist jetzt ebenfalls in Pension. Er hatte eine große Kassenpraxis, die die Klientin »gemanagt« hat. Der Haushalt hat sie nie besonders interessiert, Hobbys hatte sie kaum, »dafür hatte ich keine Zeit«. Am Gesellschaftsleben der Kleinstadt hat sie gemeinsam mit ihrem Mann intensiv teilgenommen, es gibt einen großen Freundeskreis, der vor allem in Form wechselseitiger Einladungen gelebt wird. Bis vor zwei Jahren sei alles bestens gelaufen, das erste Jahr der Pension habe sie sehr genossen, der in der Nähe lebende Sohn sei damals Vater geworden, es gab ein Enkerl, um das sie sich gerne gekümmert habe. Im letzten Jahr sei ihr alles zu anstrengend geworden, sie habe sich zunehmend zurückgezogen, Lukas, der Enkelsohn, könne gar nicht mehr zu ihr kommen, »das ist mir alles zu viel, auch die Einladungen mit dem vielen Geschirr, der ganze Aufwand …«
> Die kursorische Exploration der Lebensgeschichte ergibt das Bild einer selbstbewussten Frau mit guten familiären und freundschaftlichen Beziehungen, ohne nennenswerte Konfliktmuster. Die Klientin hat für ihre Leistungen immer genug Anerkennung bekommen, konnte gut Verantwortung übernehmen, aber auch abgeben (die Übergabe der Ordination an Sohn und Schwiegertochter hat reibungslos funktioniert), erlebte sich immer leistungsstark, anstrengungsbereit und belastbar.

Für das Fallverständnis heißt dies – in aller Kürze: Eine auf der Persönlichkeitsebene gesunde, ressourcenreiche Frau ohne nennenswerte »Altlasten« entwickelt eine depressive Episode. Hier können ohne Einschränkungen die Prinzipien systemischer Kurztherapie zur Anwendung kommen: Suche nach einem Erklärungszusammenhang, der die geringstmögliche Pathologie und die höchstmögliche Selbstwirksamkeit unterstellt, erzeuge Unterschiede, arbeite ziel- und ressourcenorientiert.

Die von mir eingebrachte Hypothese: Die Schwierigkeiten der Klientin könnten darauf zurückzuführen sein, dass sie erstmals in ihrem Leben mit der Erfahrung eingeschränkter Leistungsfähigkeit konfrontiert ist – sie wird älter und manche Sachen fallen nun schwerer (für zwölf Personen kochen, einen Enkelsohn im Trotzalter betreuen, …). Bislang hatte es die Klientin nie nötig, auf die Grenzen ihrer Belastbarkeit zu achten, sie war allen Anforderungen gewachsen. Für solche Menschen sei es besonders schwer, die Einschränkungen des Älterwerdens zu akzeptieren und die Anforderungen an die nun reduzierte – aber altersentsprechend adäquate – Leistungsfähigkeit anzupassen. Es begann ein Suchprozess, wer in ihrem Umfeld welche Modifikationen bereits vorgenommen hat und damit als Modell dienen kann bzw. was für sie sinnvolle Anpassungsleistungen wären. Unter dem Titel »Freundschaft mit dem Alter schließen« begann eine Umbewertung dieser Lebensphase von »ich kann nicht mehr« hin zu »jetzt darf ich mir das leisten«.

Nach vier Therapiesitzungen hatte die Klientin die anstehende Veränderung positiv bewältigt, sie erlebte sich nicht mehr depressiv, konnte ihr Leben wieder genießen, wenn auch mit gewissen Einschränkungen. Sie konnte die Anforderungen an ihre Leistungsfähigkeit anpassen (große Freundestreffen beim Heurigen, zu Hause maximal vier Gäste) und sich von dem Bild verabschieden, dass sie bis zu ihrem letzten Tag in gewohnter Weise »funktionieren« würde. In der fünften Sitzung berichtete sie, dass sie in eine Damen-Bridge-Runde aufgenommen worden sei und damit ein altes Hobby neu entdeckt hätte. »Jetzt bin ich wirklich versöhnt mit dem Älterwerden, es nimmt mir nicht nur was weg, es ermöglicht auch Neues« – die Klientin bedankte sich für die Unterstützung und beendete die Therapie.

Zugegebenermaßen eine einfache Therapie – eine kompetente, ressourcenreiche Frau, die sich nur an eine neue Lebensphase anpassen muss. Kein Problem, hier die Prinzipien systemischen Arbeitens zu realisieren, es hat »nicht mehr gebraucht«. In Fällen wie diesen finde ich es nicht nur elegant, sondern auch ethisch angemessen, Ludewigs Grundsatz »interveniere bescheiden« zu folgen. Der Therapieraum ist keine Bühne, auf der TherapeutInnen Kunststücke präsentieren und dafür beklatscht werden. Der Anspruch auf therapeutische Bescheidenheit gebietet es, die kleinstmögliche Intervention, die als Anregung für eine neue Form der Selbstorganisation nötig ist, anzubieten, alles andere wäre Wichtigtuerei oder – noch schlimmer – Anmaßung.

Nun zu einem auf den ersten Blick ähnlichen Fall: ebenfalls eine depressive Pensionistin, nennen wir sie Frau Lang. Von der Schwere und dem Verlauf der depressiven Symptomatik gibt es keine Unterschiede, auch die soziale Situation ist vergleichbar: Es bestehen keine existenziellen Sorgen, die Ehe ist auf den ersten Blick intakt, es gibt ebenfalls zwei erwachsene Kinder und ein Enkelkind. Im Unterschied zur ersten Klientin beschreibt Frau Lang jedoch ihr Leben als ewigen Kampf um Anerkennung und Aufmerksamkeit. Sie habe zugunsten der Karriere ihres Mannes wegen der Kinder auf ihren Beruf verzichtet (Einzelhandelskauffrau), das hätte gut gepasst, bis die Kinder sich zwischen 16 und 19 von ihr distanziert hätten. Der Kontakt zum Sohn ist oberflächlich, aber weitgehend konfliktfrei (»er hat halt nie Zeit, und die Schwiegertochter mag mich auch nicht, die ist dauernd eifersüchtig«), die Beziehung zur Tochter extrem störungsanfällig – entweder fühlt sich die Klientin ausgenützt oder ausgegrenzt: »Wenn ich nicht alles für sie tue, bricht sie gleich den Kontakt ab.« Eine ähnliche Klage richtet sich an den Freundeskreis, auch hier erlebt die Klientin immer wieder Kränkungen, wobei sie das Muster auch hier so beschreibt, dass sie immer sehr viel für andere tue, ihr dies aber nicht gedankt werde. Wenn sie einmal auf sich schauen würde, zeige man ihr gleich die kalte Schulter.

Wie gehen wir als systemische TherapeutInnen mit dieser Art von Selbstbeschreibung bzw. Realitätskonstruktion um? Wenn wir hier dem Prinzip Unterschiedserzeugung und Dekonstruktion starrer Beschreibung folgen, »verwischen« wir ein Muster, das ziemlich wahrscheinlich für die Unzufriedenheit, für das Unglück der Patientin mitverantwortlich ist. Die erste »therapeutische Entscheidung« ist daher, den Fokus von der Depression weg auf diese sich wiederholende Interaktionserfahrung zu richten. Auch wenn wir uns im alltäglichen therapeutischen Tun darüber nicht immer im Klaren sind, erfolgt hier bereits eine erste »diagnostische Einschätzung«: Bleibe ich beim geschilderten Problem, der Depression, und wende ich das Prinzip der Unterschiedserzeugung auf die Ausprägung dieses Phänomens an, oder verschiebe ich den Fokus auf ein anderes problematisches Interpretationsmuster bzw. Erleben, in diesem Fall der Klage »Ich muss alles für den anderen tun, sonst wird der Kontakt abgebrochen«.

Die erste diagnostische Einschätzung betrifft die Frage, ob und welche Muster der intrapsychischen Selbstorganisation (Bedeutungsgebung, Realitätskonstruktion, Emotionsverarbeitung, ...) am leidvollen Erleben beteiligt sind und gezielt adressiert werden müssen, um die Veränderung in die von der KlientIn gewünschte Richtung zu ermöglichen.

Bei Frau Lang erschien dieses Muster im Erstgespräch so zentral, dass ich es für sinnvoll hielt, es ganz explizit in den Fokus der Aufmerksamkeit zu rücken und zu versuchen, eine Problemdefinition zu finden, die dieses Muster berücksichtigt und für die Klientin anschlussfähig ist. Im Unterschied zur ersten Fallvignette ist das kein Reframing in dem Sinn, dass ein bekanntes Problem (Depression) in einen neuen bewältigungsorientierten Rahmen (Lebenszyklus) gestellt wird, sondern es wird in einem ersten Schritt die Problemdefinition (Depression) um den Aspekt problematischer Formen der Selbstorganisation und der Beziehungsgestaltung erweitert. In einem an Klaus Grawe angelehnten Wirkverständnis von Psychotherapie ginge es hier um die »Klärungsperspektive«.

> »So wie es klingt, hat sich bei Ihnen im Laufe Ihres Lebens die Überzeugung etabliert, dass Sie Anerkennung nur bekommen, wenn Sie hundertprozentig auf die Wünsche der anderen eingehen, und dass jede Abweichung davon zu Schwierigkeiten in den Beziehungen führt, dass Sie Beziehungen bedroht sehen, wenn Sie auf Ihre Bedürfnisse schauen.«

Wichtig ist bei solchen Formulierungen, dass sie nicht Aussagen über die »Welt«, sondern über subjektive Bedeutungsgebungsprozesse darstellen – also nicht »Die Menschen in Ihrer Umgebung erwarten hundertprozentige Verfügbarkeit, sonst wenden sie sich gegen Sie« oder »Sie haben gelernt, dass Sie immer verfügbar sein müssen, sonst …«, denn dies würde die Bewertung implizit bestätigen und kann damit zu einer Verfestigung/Chronifizierung dieser Muster führen. Die Herausforderung bei der Thematisierung eines solchen Fühl-Denk-Verhaltensprogrammes oder dysfunktionalen Schemas ist, dass sie nahe genug am Erleben der Klientin sein muss, um noch anschlussfähig zu sein (deshalb keine »konfrontativen« Formulierungen), andererseits aber den Aspekt der eigenen Bedeutungskonstruktion sichtbar machen muss (»Sie erleben sehr häufig, dass …« »Sie haben immer wieder das Gefühl, dass …«), denn nur dadurch wird für Veränderungsmöglichkeit sensibilisiert.

Diese Einführung eines Unterschiedes zwischen dem, »wie die Welt ist«, und dem, wie sie wahrgenommen wird, ist für viele systemische TherapeutInnen in Einzeltherapien keine einfache Übung. Während im Mehrpersonensetting zwangsläufig verschiedene Wirklichkeitskonstruktionen thematisiert und »parallel verhandelt« werden, besteht in Einzeltherapien das Risiko, die Bedeutungsgebungen der KlientInnen zu schnell und zu vollständig zu übernehmen. Dies wird durch eine konstruktivistische Grundhaltung insofern nahegelegt, als sie uns zu der Annahme verpflichtet, dass eine »objektive Einschätzung« einer Situation durch einen professionellen Experten nicht möglich ist und damit »Verzerrungen« in den Bedeutungsgebungen von KlientInnen von außen nicht beurteilbar sind. Die Einschätzung eines Erlebens

als adäquat und situationsangemessen versus inadäquat situationsunangemessen und auf »Inneres verweisend« wird in der Systemischen Therapie aufgrund des beurteilenden Aspektes abgelehnt.

Wenn sich eine Klientin von ihrem Mann ungeliebt oder abgewertet fühlt, überlegt sich die konstruktivistische Therapeutin nicht, ob es dafür »adäquate Anlässe« gibt, ob das Gefühl »nachvollziehbar« ist oder nicht. Das macht für konstruktivistische Therapie keinen Unterschied. Dem Konstruktivismus folgend sind allein das Problemverständnis und die Zielvorstellung der Klientin für das weitere Vorgehen entscheidend: Will die Klientin die Beziehung zu diesem lieblosen Mann beenden, will sie Verhaltensweisen suchen, die beim Ehemann ein anderes Verhalten bewirken, will sie mit dem Gefühl, ungeliebt und abgewertet zu werden, anders umgehen, oder ist sie offen dafür, das Verhalten des Mannes anders zu deuten? Konstruktivistische TherapeutInnen können lösungsorientiert arbeiten, indem sie nach Ausnahmen suchen und die Aufmerksamkeit auf harmonische oder liebevolle Sequenzen richten und die eigenen Beiträge zur Realisierung derselben sichtbar machen, oder sie können einen interaktionellen Fokus wählen und auf der Verhaltensebene eine Musterunterbrechung anregen. Was sie unter dem Dogma konstruktivistischer Bescheidenheit nicht leisten können, ist eine professionelle Einschätzung der »Angemessenheit« von Bedeutungsgebungsprozessen, emotionalen Bewertungen oder Realitätskonstruktionen. Ein radikaler Verzicht auf den »diagnostischen Blick« erschwert allerdings die Entscheidung, wann wir in Therapien intrapsychische Verarbeitungsprozesse fokussieren.

In weiterer Folge soll in diesem Buch der »diagnostische Blick« insofern geschärft werden, als in Fallvignetten immer wieder auf die Auswirkungen von dysfunktionalen Schemata, von Störungen der emotionalen Verarbeitung und strukturellen Störungen eingegangen wird und ein diesen klinischen Phänomenen angemessenes therapeutisches Vorgehen beschrieben wird.

Zunächst aber zurück zu Frau Lang, bei der die Feststellung, dass sich im Laufe ihres Lebens die Überzeugung entwickelt zu haben scheint, dass Beziehungen bedroht sind, wenn sie auf ihre eigenen Bedürfnisse achtet, zu einer Mobilisierung affektgeladener biografischer Erinnerung führte.

> Nach der Formulierung der »im Laufe des Lebens gewachsenen Überzeugung, dass man in Beziehungen nur auf Anerkennung rechnen kann, wenn man bereit ist, alle Wünsche zu erfüllen« berichtet die Klientin spontan unter Tränen, dass sie das schon ganz früh lernen musste, da ihre Mutter sie emotional sehr unter Druck gesetzt hätte. Ihre Mutter sei eine sehr unglückliche Frau gewesen, der Vater war »mit seiner Arbeit verheiratet«, später habe er auch Nebenbeziehungen gehabt, die Mutter war einsam, hatte keinen Beruf erlernt, war von ihrem Mann abhängig. Ihrer einzigen Tochter, der Klientin, habe sie einerseits jeden Wunsch erfüllt, ihr alles abgenommen, andererseits erwartete sie hundertprozentige Aufmerksamkeit und uneingeschränkte Zustimmung. Sie duldete keinen Widerspruch und keine noch so minimale Zurückweisung. In den weiteren Stunden wurde primär gewürdigt, dass das beschriebene Muster (schematherapeutisch würde man es als ein Unterwerfungs- bzw. Selbstaufopferungsschema bezeichnen) lebensgeschichtlich gewachsen und als sinnvolle Anpassungsleistung zu verstehen ist – als Kind hatte sie keine Wahl, im Erwachsenenalter – mit einem berufstätigen Mann und verantwortlich für zwei kleine Kinder – hat es sich lange bewährt.

Sehr häufig führt die explizite Formulierung eines FDV-Programmes durch die Therapeutin dazu, dass Klientinnen, wie in diesem Fall, entsprechende frühe Erfahrungen mit ihren Eltern thematisieren. Wenn dies nicht der Fall ist, kann nachgefragt werden, allerdings möglichst nicht in suggestiver Form. Also z. B. »Haben Sie eine Idee, wann diese Überzeugung entstanden ist?« statt »Ist Ihnen das auch schon als Kind widerfahren?«

Die Einbettung eines problematischen FDV-Programms in die biografische Erfahrung schafft einen Sinnbezug, die im Ursprungszusammenhang vermutete Angemessenheit des Gefühls wird gewürdigt. Diese Würdigung eines dysfunktionalen Schemas als richtig und angemessen in der Vergangenheit ist oft Voraussetzung dafür, dass seine Angemessenheit in aktuellen Situationen hinterfragt werden kann. Dieses Vorgehen leistet einen Beitrag zur Erklärung aktuellen Erlebens (Klärungsperspektive), aber nicht zu seiner Veränderung. Daher sollte auch vermieden werden, das Problemmuster zu generalisieren, indem man es sprachlich zum konstanten Erleben formt.

Zur Vermeidung der suggestiven Problemgeneralisierung sollte daher konkret nach anderen (nicht »schemakonformen«) Erfahrungen gefragt werden, also z. B. »Auch wenn etwas häufig im Leben geschieht, passiert es ja nicht immer. In welchen Beziehungen haben Sie denn andere Erfahrungen gemacht, bzw. in welchen Phasen einer Beziehung ist denn etwas anderes passiert?« Wenn das problematische Muster, die dysfunktionale Überzeugung erst einmal sprachlich gefasst und konsensualisiert ist, wird sie durch unterschiedserzeugendes Fragen auch nicht mehr »verwischt«, d. h. unsichtbar gemacht, vielmehr kann es dadurch gelingen, die Auslösebedingungen problematischer FDV-Programme genauer zu erfassen, bzw. – noch wichtiger – die Bedingungen, die für adaptivere Bewertungen und Verhaltensweisen nötig sind, zu eruieren. Dies soll am Beispiel der Klientin noch genauer dargestellt werden.

> Nach der entsprechenden Würdigung und dem Schaffen eines »Sinnbezugs« war es immer besser möglich, mit Frau Lang auch den Preis dieses »Soseins«, des »Sich-Fügens« in das Schema zu besprechen und andererseits nach Beziehungserfahrungen Ausschau zu halten, in denen anderes realisiert wurde. Da gab es eine Schulfreundin, mit der fühlte es sich ganz anders an, und eine Freundin aus der Kindergartenzeit ihrer Kinder – auch hier war »Geben und Nehmen« ausgeglichen. Auch in den Jahren ihrer Berufstätigkeit – unter den KollegInnen – hatte sich das Muster nicht störend bemerkbar gemacht. Sie war beliebt, weil freund-

lich und hilfsbereit, wurde aber nicht ausgenützt und konnte auch Erwartungen ohne Angst vor Beziehungsverlust unerfüllt lassen.

Bei genauerer Betrachtung wurde deutlich, dass das Muster keineswegs »das ganze Leben« wirksam war, sondern in ihrer Kindheit in der Beziehung zur Mutter entstanden ist (sich damals aber nicht auf die Freundinnen ausgeweitet hat), im jungen Erwachsenenalter kaum präsent war (die Mutter der Klientin war damals begeisterte Oma und durchaus hilfreich) und sich erst später, als die Kinder unabhängig wurden und die Klientin in ihrer Partnerschaft zu wenig Anerkennung verspürte, wieder bemerkbar machte. Erst durch das Gefühl, nicht mehr gebraucht zu werden, keine Aufgabe zu haben, und der damit verbundenen Schwächung des Selbstbewusstseins wurde die Klientin wieder so abhängig von der Anerkennung der anderen und fiel in das Muster »alles geben und dann enttäuscht sein« zurück. Die Selbstwahrnehmung als »zu wenig selbstbewusst« wurde insofern dekonstruiert, als sie lebensphasenspezifisch verortet wurde – Frau Lang war eine selbstbewusste Jugendliche und junge Erwachsene. Erst als Mutter halberwachsener Kinder verlor sie ihre Selbstsicherheit, und erst dann breitete sich ein Beziehungsmuster, das bis dato nur die Beziehung zu ihrer Mutter geprägt hatte, zunächst auf ihren Mann, dann auf ihre Tochter und Schwiegertochter aus, bevor es zunehmend generalisierte und auch den Freundeskreis betraf. In dieser Phase der Therapie waren unterschiedserzeugende Fragen und narrative Techniken (»Wenn Sie sich an diese Zeit und diese Beziehung erinnern, welche Geschichte hätten Sie damals über sich erzählt?«) die dominante Interventionsform.

In weiterer Folge kam es zu einer zunehmend kritischen Betrachtung dieses »Aufopferungs- und Kränkungsmusters«, weil der Klientin die Parallelen zum Verhalten ihrer Mutter auffielen. Vorsichtige zirkuläre Fragen ermöglichten es, das Erleben der anderen Beteiligten zu erfragen, die vor allem den gekränkten Rückzug bemerken dürften. Nachdem – in der Sprache der Schematherapie – das »dysfunktionale Schema« identifiziert und sein biografischer Sinn gewürdigt war, gelang in einem ca. einjährigen Therapieprozess eine schrittweise Distanzierung. Frau Lang gelang es immer besser, ihren eigenen Beitrag zu diesem Problemmuster wahrzunehmen und zu modifizieren und damit andere Beziehungserfahrungen zu sammeln. Erschwert wurde dieser Prozess dadurch, dass die Partnerschaft sehr karg war und der Mann zu einer gemeinsamen Therapie nicht zu bewegen war. Deutliche Veränderungen gab es jedoch im Freundeskreis und eine spürbare Entlastung auch im Umgang mit Tochter und Schwiegertochter. Nach 14 Monaten, in denen ca. 30 Sitzungen stattgefunden hatten, beendeten wir die Therapie, da Frau Lang zu der Einschätzung kam: »Ich kann viel für andere tun, aber ich muss es nicht. Die anderen halten das schon aus, und ich werde auch immer besser damit fertig, nicht unentbehrlich zu sein.«

Während also bei Frau Kurz keine dysfunktionalen Schemata die Zielerreichung erschwerten und daher eine klassische systemische Auftragsorientierung möglich war, musste bei Frau Lang das Fallverständnis um das Aufopferungs-Kränkungsmuster erweitert werden. Der therapeutische Umgang mit diesem Muster erforderte keine nennenswerten Erweiterungen des systemischen Interventionsrepertoires, auf die konkreten Schritte in der Auseinandersetzung mit dysfunktionalen Schemata wird in einem späteren Kapitel noch detailliert eingegangen. An dieser Stelle soll nur noch einmal darauf hingewiesen werden, dass in der Phase der Auftragsklärung Modifikationen nötig sind, wenn z. B. dysfunktionale Schemata, Störungen der Emotionsverarbeitung oder Phänomene wahrnehmbar werden, die auf eine strukturelle Störung verweisen.

Diese Sichtweise beinhaltet ein Bekenntnis zu einer speziellen Form des »Diagnostizierens«, die wir als »professionelles Fallverständnis« bezeichnen wollen. In dieses fließen gegebenenfalls Sichtweisen und Einschätzungen ein, die der Klient/die Klientin explizit nicht mitteilt und möglicherweise zumindest am Anfang der Therapie nicht teilt. Dieses Fallverständnis formiert

sich aus den explizit berichteten Problembeschreibungen, Ziel- und Lösungsideen des Klienten/der Klientin, berücksichtigt aber auch das »Nicht-Gesagte« oder das implizit Vermittelte. Es werden Muster der intrapsychischen Selbstorganisation, also Bedeutungsgebungsmuster, dominante Affekte und ihre Auswirkungen, Beziehungsstile, die sich nur implizit aus der Erzählung erschließen, berücksichtigt und bei entsprechenden »Verdachtsmomenten« durch spezifische Fragen diesbezügliche Hypothesen überprüft.

Um auf das Beispiel von Frau Lang zurückzukommen, hat sich im Zuge des Erstgesprächs der »Verdacht« aufgedrängt, dass das Kränkungs- und Aufopferungsmuster problemaufrechterhaltend wirkt und – um in der Sprache der Synergetik zu sprechen – zu einem stabilen Attraktor geworden ist, der die Verarbeitung jeglicher neuer Erfahrung »versklavt«. Die professionelle Einschätzung bestand darin, dass sich dieses FDV-Programm nicht durch einfaches unterschiedserzeugendes Fragen und Ziel- und Lösungsorientierung auflösen lassen würde. Der Beweis dafür ist natürlich nicht zu erbringen.

Aus einer Position konstruktivistischer Bescheidenheit, die darauf verweist, dass es keinen sicheren Zugang zu überlegenem Expertenwissen gibt, ist dieses Vorgehen natürlich infrage zu stellen. Hier wurde die »Haltung des Nicht-Wissens« zum Dogma erhoben, das Ideal der »konversationalen Therapie« unter Vermeidung jeglichen Machtgefälles zwischen TherapeutIn und KlientIn formuliert, der Therapeut als »teilnehmender Manager« (Goolishian & Anderson 1988) definiert und folgerichtig das Interventionsspektrum auf den kooperativen Dialog und unterschiedserzeugendes Fragen eingeschränkt.

Statt des hier geforderten Verzichts auf eine überlegene Expertenhaltung und dem Bekenntnis zur Position des »Nicht-Wissens« argumentieren wir für eine reflektierte Expertenhaltung. Wenn KlientInnen ihre Problematik einer Psychotherapeutin anvertrauen, haben sie das Recht auf eine professionelle Expertenleistung. Psychotherapie ist kein wohlwollend interessiertes und mit Komplimenten gespicktes Geplauder, das unspezifisch zum Wohlfühlen beitragen soll, sondern eine professionelle Leistung, die auf fundierten Modellen über psychische Funktionen und der gezielten Behandlung psychischer/seelischer Probleme beruht. Dazu gehört auch ein reflektiertes und mitteilbares Fallverständnis, das sich im Laufe des therapeutischen Prozesses natürlich wandeln kann.

Besonders wenn PsychotherapeutInnen erlebnisaktivierende und problemassoziierende Interventionen nutzen, welche intrapsychische Verarbeitungsprozesse anstoßen sollen, sollte dem eine konkrete Vorstellung der jeweils vorhandenen »Störung« der intrapsychischen Selbstorganisation zugrunde liegen. Wir sollten eine »handlungsleitende Vorstellung« darüber haben, ob dysfunktionale Schemata, strukturelle Defizite (z.B. in der Affektdifferenzierung oder Affektkontrolle) oder andere Störungen der Emotionsverarbeitung (z.B. Emotionsvermeidung oder ein emotionsphobischer Konflikt) wesentlich an der Aufrechterhaltung der Leidenszustände beteiligt sind. Bevor wir diese Konzepte, die von anderen Therapiemethoden entwickelt worden sind, vorstellen, um so anhand differenzierter Störungsmodelle unseren »diagnostischen Blick« zu schärfen, noch ein paar Überlegungen zur Bedeutung von Diagnosen in Systemischen Therapien.

> »In der Systemischen Therapie können Diagnose und Intervention nicht als zeitlich oder funktionell getrennte Arbeitsabschnitte gesehen werden … Systemische Therapeuten stellen nicht die umfassende Informationserhebung für eine möglichst objektive Diagnose an den Behandlungsbeginn, auf der dann die weitere Behandlung aufbaut und die einen Anspruch auf Wahrheit und Konstanz erhebt … Informationen, die im Gespräch gewonnen werden, werden in diagnostischen Hypothesen zusammengefasst. Sie werden als Konstruktionen im Arbeitsprozess gesehen und zur Handlungsorientierung genutzt. Sie bleiben offen für Korrekturen, im weiteren Verlauf werden sie falsifiziert, erweitert oder differenziert.« (Schwing 2014, S. 156 ff.)

Den Ausführungen von Schwing ist vorbehaltlos zuzustimmen. Systemische Therapien beginnen nicht mit einer ausführlichen diagnostischen Phase, auf deren Basis dann die konkrete Behandlung geplant wird. Aus der Onkologie kennen wir dieses präzise diagnostische Vorgehen, das dann die konkrete individuelle Behandlung festlegt. Zunächst erfolgt das »staging« des Tumors: Welcher Zelltyp vermehrt sich, wie groß ist die Ausbreitung, welche Lymphknoten sind befallen, gibt es Fernmetastasen? Für jede Phase der Krebserkrankung gibt es ein spezifisches Behandlungsregime: Operation, Bestrahlung und/oder Chemotherapie, wie viel, wie lange. Onkologische Teams auf der ganzen Welt vernetzen sich, um die Behandlungsergebnisse zu vergleichen und auf der Basis gemeinsamer Erfahrungen zu verbessern. Das ist natürlich kein Modell für professionelles psychotherapeutisches Fallverständnis.

Wir glauben keineswegs, dass therapeutische Prozesse im Detail planbar sind oder dass alle therapeutischen Entscheidungen (wann welche Intervention) durch diagnostische Einschätzungen und gesichertes empirisches Wissen eindeutig begründet sind. Wir glauben auch nicht, dass in einer konkreten therapeutischen Situation nur eine einzige Vorgehensweise, nur ein einziges Fallverständnis »richtig« und erfolgversprechend ist. Wir halten es aber für eine Anforderung an Professionalität, therapeutisches Vorgehen »begründen« zu können, das heißt, einen Zusammenhang zwischen dem Fallverständnis, dem therapeutischen Vorgehen und der erwarteten Wirkung (»therapeutische Absicht«) herstellen zu können. Hier befinden wir uns in Übereinstimmung mit Tom Levold, der als Grundregel für die Anwendung spezifischer Interventionen formuliert, »dass man jederzeit ihre Funktion für den Therapieverlauf begründen können sollte … Die supervisorische Arbeit mit Anfängern zeigt, dass stattdessen oft Methoden gerade deshalb eingesetzt werden, weil man keine Vorstellung vom eigenen therapeutischen Vorgehen hat.« (Levold 2014, S. 222)

Auch Welter-Enderlin & Hildenbrand (2004) fordern, dass Interventionen »der therapeutischen Urteilskraft als Mittel zum Zweck dienstbar gemacht werden müssen«. Wir mögen zwar unseren KlientInnen Interventionen wie das Familienbrett oder eine Teilearbeit mit den Worten »Ich würde gerne einmal etwas ausprobieren, … lassen Sie uns einmal Folgendes versuchen …« anbieten, doch sollte dies nicht auf Zufälligkeit oder Beliebigkeit in der Interventionswahl verweisen. Die aus dem konkreten Fallverständnis erwachsende »therapeutische Absicht«, die nach Möglichkeit natürlich mit dem Klienten zu konsensualisieren ist, fallweise aber über den im Moment konkret formulierten Therapieauftrag hinausgeht, bestimmt die Wahl der Intervention, nicht persönliche Vorlieben.

Im Ausbildungskontext sollte daher diese Reflexionsschleife früh geübt werden, indem die Kategorien »Fallverständnis – therapeutische Absicht – Intervention« der Beobachtung und Beschreibung von Therapien während des Praktikums zugrunde gelegt werden. Wenn TherapeutInnen in einer frühen Phase der Ausbildung darin geschult werden, das konkrete therapeutische Tun der beobachteten LehrtherapeutInnen mit einem bestimmten Fallverständnis in Beziehung zu bringen, unterstützt dies die Bildung »klinischer Erfahrungsregeln« und verhindert, dass das eigene künftige therapeutische Handeln zufällig oder willkürlich ist.

Wir würden uns wünschen, dass TherapeutInnen darüber Auskunft geben können, welche Informationen (besondere Merkmale eines Falles) zu welchem Fallverständnis geführt haben und inwiefern die gewählte Intervention zu diesem Fallverständnis passt. Diese Forderung nach einer Fallkonzeption hat nichts mit verdinglichender Diagnostik zu tun, es können prozessabhängige Variablen sein, es können Behandlungserwartungen und störungsunspezifische Variablen sein, es sollte nur im Sinne der Professionalität des Behandlungsangebotes keine zufällige nicht begründbare Wahl getroffen werden. Es ist ein wesentliches Ziel dieses Buches, angesichts des immer größer werdenden Interventionsspektrums Systemischer Therapie theoretische Konzepte für adäquate Fallkonzeptionen zur Verfügung zu stellen.

Die beiden Fallbeispiele am Anfang dieses Kapitels sollten veranschaulichen, wie die Einschätzung der Therapeutin bezüglich vorhandener dysfunktionaler Schemata das therapeutische Vorgehen (mit)bestimmt. In den bislang dargestellten Fallvignetten betrafen die Modifikationen des therapeutischen Vorgehens vor allem die Auftragsklärung, die Erarbeitung eines gemeinsamen Fallverständnisses, in welches die Annahmen der TherapeutIn bezüglich problematischer FDV-Programme einflossen. In einem späteren Kapitel werden wir schematherapeutische Anregungen noch genauer darstellen und Interventionen vorstellen, die über das gängige systemische Interventionsrepertoire hinausgehen.

Neben dysfunktionalen Schemata sind es vor allem Störungen der emotionalen Verarbeitung und Hinweise auf strukturelle Störungen, die aus unserer Sicht für ein differenziertes professionelles Fallverständnis hilfreich sind. Dabei ist zunächst eine grundlegende Unterscheidung zu treffen: Handelt es sich um einen stabilen (evtl. emotional überregulierten) Klienten, bei dem das Erleben von Emotionen aktiviert und gefördert werden soll, oder um einen instabilen, impulsiven Klienten (z.B. einen Patienten mit einer Borderline-Störung), der Unterstützung bei der Emotionskontrolle braucht?

Gerade gefühlsorientierte, stimmungslabile Personen neigen dazu, Emotionen als unbedingt wahr und zutreffend zu empfinden. Das heißt aber nicht, dass diese eine untrügliche und angemessene Grundlage für Entscheidungen bieten. In vielen Fällen müssen Menschen lernen, ihren Gefühlen im richtigen Moment auch zu misstrauen und eine kritische Distanz zum eigenen emotionalen Erleben aufzubauen. Eine der wichtigsten Botschaften in der dialektisch-behavioralen Therapie der Borderline-Störung nach Marsha Linehan (1996) ist der Satz »Ich bin nicht mein Gefühl …«, worin sich auch das grundsätzliche Verständnis der Borderline-Störung als emotionale Dysregulation ausdrückt.

Die Entscheidung, ob ich als Therapeutin emotionales Erleben aktivieren und als Informationsquelle über nicht realisierte Grundbedürfnisse nützen will (»Worum geht es in dieser Situation eigentlich? Woher kommt diese Angst, was bedeutet sie, worauf verweist sie? Wenn wir für einen Moment davon ausgehen, dass diese Angst einen Sinn hat, für etwas gut ist, was könnte sie Ihnen mitteilen wollen?«), oder aber Kontrolle über dysfunktionale heftige Emotionen fördern und damit eine Distanzierung von überbordenden Gefühlen bewirken möchte, ist zentral und kann nicht routinemäßig an den Klienten delegiert werden. Unterstelle ich dem Symptom einen Sinn und löse damit einen entsprechenden Suchprozess aus, oder interpretiere ich es als Krankheit, Störung, Defizit bzw. in der Sprache der Synergetik als »Störungsattraktor, der weite Bereiche psychischer Aktivität versklavt« und dessen »Einzugsbereich« nun verkleinert werden soll? Auf diese zentrale Unterscheidung wird im Kapitel über strukturelle Störungen noch weiter eingegangen.

Im Kapitel über Emotionsfokussierte Therapie werden hingegen noch andere Konzepte eingeführt, die bei der Differenzierung der Störungen der Emotionsverarbeitung helfen. Vor allem die Unterscheidung von primären und sekundären Emotionen und das Konzept der Emotionsvermeidung scheinen uns auch für systemische Therapieprozesse für die Hypothesenbildung hilfreich.

Bevor wir auf diese »fachfremden« Konzepte weiter eingehen, noch einmal zurück zum Stellenwert von »Diagnosen« in der aktuellen systemischen Fachliteratur. Eine differenzierte Darstellung finden wir hier bei Rainer Schwing, der im »großen Lehrbuch« (Levold & Wirsching 2014) vier Arten von diagnostischen Informationen unterscheidet, die systemische TherapeutInnen erheben sollten: Neben anamnestischen Daten, Ressourcen- und Problemmustern, Erklärungsversuchen und Selbstbeschreibungen formuliert er die Notwendigkeit einer »Zugangs- und einer Entwicklungsdiagnostik«. Unter »Zugangsdiagnostik« versteht Schwing diagnostische Informationen, die den Zugang zum Klienten erleichtern – welche Sprache verwendet der Klient, welche Bilder werden hervorgebracht, ist das Denken eher linear oder sprunghaft, ist der Beziehungsstil eher dominant oder submissiv, der locus of control eher innen (eigengesteuert) oder außen (fremdgesteuert). Im Sinne eines guten Beziehungsaufbaus hält Schwing es für notwendig, die passenden Zugangskanäle zu finden und sich optimal an diese anzukoppeln (Schwing 2014, S. 158).

Viel sprechen oder wenig, abstrakt oder konkret, metaphernreich oder sachlich – das therapeutische Gesprächsverhalten ist so zu gestalten, dass sich Klienten optimal sicher fühlen und ihre Aufmerksamkeit für innere Suchprozesse verwenden können. Noch wichtiger als die Art der Sprache ist dabei die Beziehungsgestaltung: Komplimente machen, Gelungenes würdigen, beruhigen, normalisierende Erklärungen geben oder kritisch hinterfragen oder gar »verstören« – auch hier sollten TherapeutInnen »auf verschiedenen Klaviaturen« spielen können, um eine für den Moment optimale Beziehungspassung sicherzustellen.

Unter »Entwicklungsdiagnostik« verweist Schwing auf die Notwendigkeit, fortlaufend zu beobachten, welche therapeutischen Angebote vom Klienten aufgenommen werden bzw. welche sich als eher irrelevant erweisen. Statt dieses etwas missverständlichen Begriffes würden wir für diese Beobachtungsdimension eher den Begriff »Reagibilität des Systems« vorschlagen. Wiederum ist vom Therapeuten je nach Fragestellung eine differentielle Interventionsgestaltung zu fordern – gerade den »großräumigen Interventionen« wie den visualisierenden Verfahren, Tranceinduktionen, aber auch konkreten Aufgaben zur Musterunterbrechung bzw. zur Förderung neuer Verhaltensmuster sind oft durch fehlende Passung Grenzen gesetzt.

Neben den von Schwing formulierten vier Arten von diagnostischen Informationen, die im Laufe systemischer Therapien erhoben werden sollten, wollen wir die Aufmerksamkeit noch auf andere Dimensionen richten, die unserer Meinung nach für eine professionelle Therapieplanung erforderlich sind.

Grundsätzlich gehören folgende vier Dimensionen bei einer Fallkonzeption berücksichtigt:

1. das präsentierte Problem (Konsultationsgrund, Anlass)
2. die Beziehung zum Problem, das Narrativ über das Problem, subjektives Problemverständnis, »Krankheitstheorie«, aber auch Veränderungsmotivation (vgl. Besucher, Klagender, Kunde)
3. die Beziehung zur Therapeutin (Kooperation, Vertrauen, …)
4. problematische Aspekte der psychischen Selbstorganisation oder spezifische Symptome, die das therapeutische Arbeitsbündnis oder die Zielerreichung limitieren (Selbstverletzung, Aggressivi-

tät, Impulsivität, Substanzabusus, ...)
a. dysfunktionale Schemata
b. Störung der Emotionsverarbeitung
c. strukturelle Defizite
d. Traumafolgestörung, Dissoziation, Täterintrojekte, ...

Die Erfassung problematischer Aspekte der Selbstorganisation ist keine autoritäre Expertenleistung, vielmehr werden durch einen gemeinsamen Such- und Erkundungsprozess die problematischen kognitiv-affektiven Muster, die symptomatischem Erleben zugrunde liegen oder es aufrechterhalten, identifiziert und artikuliert. Das aktuelle Erleben und die aktuellen Bedeutungsgebungen und Erklärungsmodelle bestimmen dann, welche Problemdeterminanten im Augenblick für Interventionen zugänglich sind.

KAPITEL 7

Strukturelle Überlegungen

7.1 Warum sich systemische TherapeutInnen nicht für die »Struktur« psychischer Funktionen interessieren (dürfen)

Als zentrales Merkmal systemischer Ansätze haben wir die Auftrags-, Ziel- und Ressourcenperspektive und die bescheidene Expertenschaft bezüglich Diagnosen (Feststellung und Benennung von Krankheitsphänomenen) kennengelernt. Diese Haltung erfordert es, darauf zu fokussieren, was die Klientin erreichen will, was statt des Problems oder der Krankheitssymptome im Leben vorkommen soll, und unterstützt die Zielerreichung durch Ressourcenmobilisierung, Umdeutung, Beobachtungs- und Verhaltensaufgaben etc. Wer anders über seine Probleme denkt, kann sich anders verhalten und damit neue Erfahrungen machen, ist das Muster aller Kurztherapien. Ludewig schrieb dazu:

> »Die Systemische Therapie geht davon aus, dass Menschen zu jeder Zeit imstande sind, Lebensprobleme und Problemsysteme zu erzeugen und dauerhaft zu reproduzieren, dass sie aber zugleich fähig sind, durch Unterbrechung des Wiederholungsmusters solche Probleme vergehen bzw. im Hintergrund verschwinden zu lassen. Die Suche nach Bedingungen, die eine Alternative zu den problemerhaltenden darstellen, ist ein zentraler Bestandteil systemischer Therapie.« (Ludewig 2013, S. 156)

Das Kapitel wurde von Elisabeth Wagner verfasst.

Für die Konzeptualisierung des Psychischen ist aus systemtheoretischer Sicht von zentraler Bedeutung, dass die Psyche kein beobachtbares Etwas mit beständiger Struktur ist, das sinnvollerweise anhand beobachtbarer Muster und Eigenschaften als isolierte Gestalt beschrieben werden könnte. In Übereinstimmung mit den Neurowissenschaftlern wird »Geist« oder »Seele« nicht als einheitliche, homogene Entität, sondern als uneinheitliche, heterogene Sammlung von Netzwerkprozessen betrachtet. Dabei sind die »unterschiedlichen Anteile« nicht »Teil eines Ganzen«, sondern zeitlich abgrenzbare spezifische Seinsweisen (vgl. Ludewig 2013, S. 39 ff.). Psychische Phänomene stellen damit Ereignisse oder Ereignisfolgen dar, die genau wie Kommunikation nicht zur dinglichen Welt gehören und damit »keine andere Kausalität oder Zwangsläufigkeit als jene aufweisen, die Menschen kognitiv oder kommunikativ als Invarianten hervorbringen« (Ludewig 2013, S. 89).

Obwohl psychische Systeme aus systemischer Perspektive immer hochgradig labil und veränderungsbereit konzeptualisiert werden, soll hier ein Beobachtungs- und Denkwerkzeug vorgestellt werden, das intrapsychische Prozesse unter der Perspektive der »Fähigkeiten« beschreibt und damit zwar eine Entwicklungsperspektive einnimmt (Fähigkeiten können erlernt werden), aber keine beliebigen Neuentwürfe nahelegt. Die Beschreibung psychischer Funktionen unter der Perspektive der »Fähigkeiten« (Was muss ein gesundes Ich leisten?) beinhaltet natürlich auch die Beschreibung konkreter Defizite. Fehlende Fähigkeiten können durch ein Reframing zwar sprachlich und kognitiv »unsichtbar« gemacht werden, aber das heißt noch nicht, dass damit die fehlende Fähigkeit erworben wurde. Wenn eine Klientin aufgrund ihrer Affektdurchbrüche jede Partnerschaft zerstört, können wir das umdeuten als »leidenschaftliche Impulsivität« oder »südländisches Temperament«, was vielleicht das Leiden vorübergehend reduziert, aber an der (Un-)Fähigkeit zur Affektkontrolle nichts ändert.

7.2 Theoretische Konzeptualisierung

Die Differenzierung der Funktionsfähigkeit des Ichs wurde erstmals in den 30er-Jahren durch Anna Freud und Heinz Hartmann in den psychotherapeutischen Diskurs eingebracht. Als Ich-Funktionen wurden damals u.a. die Realitätsprüfung incl. Gewahrwerden von Wahrnehmungsverzerrungen, die Antizipation von Konsequenzen des beabsichtigten Verhaltens, die Regulierung und Kontrolle von Trieben, Affekten und Impulsen, die Reife der Objektbeziehungen und der Abwehrmechanismen unterschieden. Erstmals wurde hier der Versuch unternommen, systematisch zu beschreiben, was ein gesundes Ich leisten muss.

Diese Überlegungen fanden weitere Verbreitung, als sich die psychoanalytische Theorienbildung in den 70er-Jahren zunehmend den Persönlichkeitsstörungen (»frühen Störungen«) zuwandte, was mit einer Relativierung der triebtheoretischen Begründung der frühen Psychoanalyse und einer Hinwendung zu den grundlegenden Prinzipien der Persönlichkeitsorganisation in Zusammenhang mit frühen Beziehungserfahrungen einherging.

Nachdem das Feld durch wichtige VordenkerInnen der Ich-Psychologie und Objektbeziehungstheorie aufbereitet worden war, vertiefte Otto Kernberg das Verständnis der Persönlichkeitsorganisation durch die differenzierte Beschreibung von neurotischem, borderlinehaftem und psychotischem Organisationsniveau (Kernberg 1978). Diese unterscheiden sich in den Dimensionen Identität, Reife der Abwehrmechanismen und Realitätskontrolle: Bei der neurotischen Persönlichkeitsorganisation findet sich eine integrierte Identität, reife Abwehrmechanismen und eine sichere Realitätskontrolle. Auf Borderline-Niveau haben wir mit desintegrierter Identität und unreifen Abwehrmechanismen, aber weitgehend erhaltener Realitätskontrolle zu rechnen. Letztere geht erst bei psychotischer Persönlichkeitsorganisation verloren.

Auch in der Operationalisierten Psychodynamischen Diagnostik (Arbeitskreis OPD, 1996) hat die Strukturachse neben der Beziehungs- und Konfliktachse zentrale diagnostische Bedeutung.

Struktur beschreibt das Organisationsniveau der psychischen Funktionen, die das Selbsterleben und das Beziehungsverhalten regulieren. Für die Erfassung der strukturellen Fähigkeiten muss die Therapeutin die von der Klientin formulierten konkreten Themen, Probleme und Anliegen ein Stück in den Hintergrund schieben und stattdessen versuchen, die »Funktionsweise des Ichs« über einen längeren Zeitraum (also auch außerhalb der akuten Krankheits- oder Belastungsphase) zu erfassen. In diesem Zusammenhang fragen wir uns nicht: »Was beschäftigt die Klientin inhaltlich, worunter leidet sie, was will sie erreichen?«, sondern: »Wie funktioniert die Persönlichkeit im Längsschnitt?«

Strukturelle Fähigkeiten dienen zur Regelung des inneren Gleichgewichts und der gelebten Beziehungen. Hierzu gehören zentral die Fähigkeit zur Selbst- und Objektwahrnehmung, die Fähigkeit zur Impulssteuerung, zur Affektdifferenzierung und zum adäquaten Affektausdruck sowie die Fähigkeit, mit anderen emotional in Kontakt zu treten, sie emotional verstehen und emotional wichtige Beziehungen innerlich bewahren zu können.

Gibt es ein kohärentes Bild von sich selbst und wichtigen anderen, kann der Betroffene selbstreflexiv innerseelische Vorgänge wahrnehmen und ein Gefühl von Identität entwickeln? Kann er seine Affekte differenziert wahrnehmen und in Sprache fassen? Können auch unangenehme Affekte erlebt und adäquat ausgedrückt werden? Fühlt er sich in seinem Körper beheimatet? Kann er mit anderen in Kontakt treten und sich in deren Innenwelt einfühlen (Empathie), kann er in nahen Beziehungen für Interessensausgleich sorgen? Kann er sich emotional an andere binden und diesen gegenüber Dankbarkeit, Fürsorge oder Schuld erleben? Kann er Trennungen tolerieren und adäquat verarbeiten?

Wenn es viele Situationen gibt, in denen diese Leistungen nicht erbracht werden können, verweist dies auf eine »strukturelle Störung«, die höchstwahrscheinlich Auswirkungen auf den Therapieverlauf hat und daher im Fallverständnis berücksichtigt werden sollte. Die für Systemische Therapie typischen Fragen nach Ausnahmen (wann ist ihnen xy gelungen) bzw. die Unterstellung einer Funktionalität (wofür ist es gut, …) tragen in hohem Maße dazu bei, das Phänomen der strukturellen Defizite unsichtbar zu machen. Das kann eine sinnvolle Strategie sein, wenn man sie absichtsvoll im Sinne der Ressourcenorientierung einsetzt. Naiv oder dogmatisch angewandt kann es aber auch dazu führen, dass man von den mit den strukturellen Defiziten einhergehenden Problemen immer wieder überrascht wird und ihnen als TherapeutIn zunehmend hilflos und frustriert gegenübersteht. Bevor auf die weiteren therapeutischen Implikationen eingegangen wird, sollen noch einige Grundsätze strukturellen Denkens dargestellt werden.

Das strukturelle Funktionsniveau ist vor allem unter dem Aspekt der Entwicklung zu verstehen. Die vier wichtigsten Ziele der frühkindlichen Entwicklung sind das Herstellen von Nähe und Beziehung, von Autonomie und Objektbindung sowie die Entwicklung einer stabilen Identität. Unter dem Einfluss früher Beziehungserfahrungen reifen die strukturellen Funktionen heran. Dabei wird davon ausgegangen, dass die familiären Entwicklungsbedingungen für das Kind massiv eingeschränkt sein müssen, dass nur überflutende Belastungserfahrungen durch psychische Erkrankung der Eltern, familiäre Dauerkrisen und unberechenbare Stimmungsumbrüche mit aggressiven Auseinandersetzungen, sexuelle Grenzüberschreitungen, massive Vernachlässigung oder Misshandlung die Entwicklung der reifenden strukturellen Fähigkeiten nachhaltig beeinträchtigen. Unter diesen Bedingungen bleiben die heranreifenden strukturellen Fähigkeiten vulnerabel oder defizitär und stehen damit für die innere und interpersonelle Regulation nur eingeschränkt zur Verfügung (vgl. Rudolf 2006, S. 19 f.).

Das eindrücklichste Merkmal einer strukturellen Störung besteht darin, dass der Betroffene seinen überflutenden, wenig ausgestalteten Emotionen ausgeliefert ist, sich selbst nicht versteht, in diesen Situationen (selbst)schädigende Handlungen setzt und sich selbst nicht beruhigen kann. Die Unerträglichkeit dieser Zustände zwingt zu raschem Handeln: zu wütenden Angriffen, zu Flucht oder Rückzug. Solche Zustände sind immer »die Ausnahme«. Kein Mensch könnte außerhalb einer psychiatrischen Institution leben, wenn solche »Ausnahmezustände« die Regel wären. Wenn KlientInnen solche Zustände berichten, müssen wir sie als Hinweis auf ein »strukturelles Defizit« genauer explorieren, statt sie durch das Erfragen von Ausnahmen (»Wann ist es anders?«) oder positiver Konnotation als (Störungs-)Phänomen unsichtbar zu machen. Diese Aufmerksamkeitsfokussierung auf das Problem und die Unterstellung eines »zugrunde liegenden Defizits« ist SystemikerInnen fremd, sollte aber in das Verhaltensrepertoire aufgenommen werden, wenn es klinische Hinweise auf eine strukturelle Störung gibt.

Diese notwendige Modifikation des therapeutischen Vorgehens bei Vorliegen von strukturellen Störungen ist übrigens kein Spezifikum Systemischer Therapie. Die Entwicklung der übertragungsfokussierten Psychotherapie aus der klassischen Psychoanalyse oder die Entwicklung der Schematherapie aus der Kognitiven Verhaltenstherapie ist dem gleichen Phänomen geschuldet: KlientInnen mit strukturellen Störungen brauchen ein spezifisches Therapieangebot. Das Festhalten an einem »one size fits all« würde weder den strukturell beeinträchtigten KlientInnen noch dem Ansehen der Systemischen Therapie in der »scientific community« guttun.

Wenn wir also davon ausgehen, dass strukturelle Störungen immer auch mit einer Einschränkung der selbstreflexiven Differenzierungsfähigkeit, der Wahrnehmung und Versprachlichung affektiven Erlebens einhergehen, dann muss Therapie dazu dienen, diese Funktionen in ihrer Entwicklung zu fördern. Mit positiven Umdeutungen, die den »Behinderungsaspekt« dieser Defizite verschwinden lassen, ist den KlientInnen meist nicht geholfen. KlientInnen müssen lernen, ihre Spannungszustände nicht mehr »im Außen« zu bekämpfen, sie müssen bei der Affektkontrolle und der Aufrechterhaltung von Beziehungen unterstützt werden. Dabei ist es hilfreich, den Fokus zu erweitern, die Aufmerksamkeit nicht bei der aktuellen Krise zu belassen, sondern von einer geschützten Beobachtungssituation aus das wiederkehrende Muster von problematischen Erlebens- und Verhaltensmustern aufzudecken. Wie schon im Kapitel »Fallverständnis« beschrieben, dürfen die problematischen Muster nicht frühzeitig durch unterschiedserzeugendes Fragen verwischt werden, das erste Ziel ist es vielmehr, in Bezug auf die »strukturellen Defizite« ein gemeinsames Problemverständnis und einen diesbezüglichen Arbeitsauftrag zu erzielen.

So wie Rudolf seine psychoanalytischen KollegInnen darauf hinweist, dass dysfunktionale Verhaltensweisen auf der Basis struktureller Defizite nicht intentional verstanden und gedeutet werden dürfen (»unbewusst will der Patient, dass …«) und die Erklärung nicht in unbewussten Konflikten gesucht wird (Rudolf 2006, S. 126), gilt für systemische TherapeutInnen, dass sie für strukturelle Defizite in der Regel keine grundlegende Funktionalität unterstellen bzw. konstruieren sollen. Die strukturbedingte Symptomatik wird als Phänomen sui generis verstanden, als leidvolles Muster, das aber auch Aspekte von Bewältigung und Selbstschutz enthält, eine Art Notlösung bei schwierigen biografischen Entwicklungsbedingungen. Statt auf Veränderung zu drängen, wird respektvoll anerkannt, dass die dysfunktionalen Muster die wohl bestmögliche Lösung für eine sonst kaum aushaltbare Situation waren. Ich würde hier von einer »adaptiven Funktionalität« sprechen, ein Muster, dessen Entstehen vor dem Hintergrund schwieriger Kontextbedingungen zu verstehen und zu akzeptieren ist (»Notlösung«), jedoch keine zukunftsgerichtete Funktionalität aufweist.

Die Therapeutin muss entscheiden, ob sie sich veränderungsneutral äußert (»Dieses Muster war in Ihrer Kindheit nötig, um …, aber wir müssen es uns anschauen, ob es sich heute noch gut bewährt oder ob es andere Strategien gäbe. Aber das können nur Sie entscheiden …«) oder aktiv zur Veränderung ermuntert. In jedem Fall wäre eine Veränderungsneutralität in diesem Fall eine strategische, da ausgeprägte strukturelle Defizite in der Regel mit niedrigem psychosozialen Funktionsniveau und hohem Leid verbunden sind.

Die veränderungsneutrale Haltung sollte daher nur eingenommen werden, wenn sie im Sinne des Arbeitsbündnisses nötig ist, damit sich KlientInnen mit den »Kosten« der dysfunktionalen Muster auseinandersetzen können. Sobald die Klientin dazu bereit ist, wird sie in einem bewältigungsorientierten Vorgehen bei der Suche nach weniger dysfunktionalen Verhaltensweisen unterstützt. In dieser Therapiephase sind unterschiedserzeugendes Fragen und Ressourcenorientierung nützlich und notwendig: Wann gelingt es der Klientin eher, Affekte oder Impulse zu regulieren, Kränkungen auszuhalten, Konsequenzen zu antizipieren, sich in andere hineinzuversetzen etc. …, welche Ressourcen sind dafür nützlich?

Rudolf nennt eine Abfolge von acht Therapiezielen bei strukturell gestörten PatientInnen (Rudolf 2006, S. 137 f.):

1. Das problematische Verhalten und Erleben als Muster sehen lernen. Dafür stellt die Therapeutin ihre Wahrnehmung zur Verfügung und formuliert z. B.: »Ich habe den Eindruck, dass Sie in bestimmten Situationen immer wieder Folgendes erleben …«
2. Das Verhaltensmuster als emotionale Antwort auf eine jeweils aktuelle Situation sehen lernen. Dafür spiegelt der Therapeut entweder die emotionale Situation des Patienten oder stellt ein alternatives Erleben zur Verfügung, z. B.: »Wäre ich in dieser Situation, würde ich wahrscheinlich xy fühlen …«
3. Herausarbeiten eines Musters, z. B.: »Es hat den Anschein, als würde jedesmal, wenn Sie in der Situation x sind, in Ihnen Folgendes passieren …«
4. Das Muster als etwas biografisch Gewachsenes akzeptieren, das auch Bewältigungsaspekte enthält
5. Die aktuelle Funktionalität/Dysfunktionalität des Musters untersuchen
6. Das Muster als etwas Eigenes akzeptieren und Verantwortung dafür übernehmen
7. Suche nach neuen Möglichkeiten und Unterstützung bei der Erprobung, indem z. B. die Therapeutin anbietet: »Vielleicht könnten wir unsere Zusammenarbeit dafür nützen herauszufinden, wie Sie solche Situationen anders bewältigen können
8. Nutzung der therapeutischen Situation, wenn sich die strukturellen Probleme innerhalb der therapeutischen Beziehung zeigen.

Während sich in dieser Aufstellung der Therapieziele wenig Neues und noch weniger Überraschendes findet, stellen die aus struktureller Perspektive angebotenen Therapiefoki sehr wohl eine Bereicherung dar und sollen daher erwähnt werden:

Zum Themenfokus Affektsystem wird erkundet, wie Affekte erlebt, differenziert, ausgedrückt, reguliert und bei anderen verstanden werden. In welchen Situationen werden Sie traurig, ärgerlich, ängstlich? Wie hören diese Gefühle wieder auf? Wie reagieren Sie, wenn Ihnen Nahestehende ärgerlich oder traurig sind? Sind Ihnen diese Gefühle bei anderen nachvollziehbar?

In Bezug auf das »Objekterleben« wird nachgefragt, wie wichtige andere erlebt und wahrgenommen werden. Wie werden Beziehungen gestaltet, geschützt und reguliert? Dabei ist von zentralem Interesse, inwieweit es KlientInnen gelingt, wichtige andere mit jeweils eigenen Interessen, Überzeugungen und Einstellungen wahrzunehmen und diese gelten zu lassen sowie nachzufragen, wie wichtige Beziehungen vor Beschädigung durch eigene Impulse bewahrt werden. Dabei werden immer wieder die Perspektiven gewechselt: Wie erleben Sie Ihren Partner, wie könnte Ihr Partner sich dabei fühlen, wie könnte er Sie in dieser Situation erleben?

Bei der Erkundung des Bindungssystems fragt man nach der Fähigkeit, längere Beziehungen zu bewahren und zu unterschiedlichen Personen unterschiedliche Beziehungen aufzubauen, nach dem Vorkommen von prosozialen Gefühlen wie Dankbarkeit, Fürsorglichkeit und Verantwortung. »In welcher Art haben Sie schon einmal für jemand anderen Verantwortung übernommen, ihm oder ihr geholfen, sich fürsorglich verhalten? Wie ist es Ihnen dabei ergangen, wie hat sich das auf die Beziehung ausgewirkt? In welchen Situationen haben Sie Schuldgefühle erlebt? Wie verarbeiten Sie Verluste, können Sie trauern?«

Fragen wie diese gehören nicht zum systemischen Standardrepertoire, vor allem wenn sie nicht ressourcenorientiert gemeint sind, sondern der Abklärung eines vermuteten strukturellen Defizits dienen. Es ist ein systemisches Gebot, bei KlientInnen die geringstmögliche Pathologie zu unterstellen: normalisieren, positiv konnotieren, nach dem Nutzen des Symptoms suchen – und jetzt das? Vereinzelte Hinweise defizitorientiert erklären und sich auf weitere Spurensuche begeben? Indizien sammeln für die Störung – und das alles ohne expliziten Auftrag? Wir sind der Überzeugung, dass bei Vorliegen einer strukturellen Störung diese Modifikationen der therapeutischen Haltung indiziert sind.

Allerdings ist dafür eine Modifikation des systemischen Gesprächsverhaltens nötig. Während systemische TherapeutInnen in der Regel durch zirkuläre und kontextualisierende Fragen, Skalierungsfragen und Fragen nach Ausnahmen versuchen, Unterschiede zu erzeugen (»Zerstreuungslinse«) und diese therapeutisch zu nützen, geht es hier um die Festschreibung eines (Störungs-)Musters. Dafür verwendet der Therapeut eine »Sammellinse«: Er erhebt zusätzliche Informationen, er weist darauf hin, dass sich bei der Klientin in verschiedenen Lebensphasen, in verschiedenen Beziehungen und verschiedenen Situationen immer wieder ein bestimmtes schmerzhaftes Erleben einstellt (Kränkung, Angst vor dem Verlassenwerden, …), und versucht, für diese Beschreibung Verständnis (»Problembewusstsein«) zu erwirken.

Statt der üblichen systemischen Gesprächstechnik, die in Bezug auf Negativzuschreibungen wie eine Zerstreuungslinse wirkt, müssen wir bei einer ichsyntonen (Persönlichkeits-)Problematik eine »Sammellinse« nützen, um zu einem adäquaten gemeinsamen Bewusstsein für die den geschilderten Problemen zugrunde liegende Störung zu gelangen.

7.3 Was heißt das für die Praxis?

Das basale Interventionsrepertoire bei strukturellen Störungen besteht im interessierten, wohlwollenden Nachfragen und Einladungen zur Selbstreflexion: »Wie erleben Sie solche Situationen? Was bedeutet das Verhalten Ihrer Frau für Sie?« Die Kommentare der Therapeutin können dabei entweder mehr bestätigend-validierend ausfallen oder aber Alternativen anbieten, etwa in der Form von »Ich finde es erstaunlich, dass Sie in so einer Situation wütend werden, man könnte auch …« In jedem Fall sollen die realistische Selbstwahrnehmung und die Vertrautheit mit innerseelischen Vorgängen (Emotionen, Bedürfnissen, Impulsen etc.), aber auch die realistische Wahrnehmung wichtiger Anderer gefördert werden. Die Therapeutin kann dabei Zusammenhänge, Parallelen oder Widersprüche in den Narrativen der Klientin aufzeigen und dabei unterstützen, neue Sichtweisen zu entwickeln.

Da strukturell gestörte KlientInnen dazu tendieren, situationsabhängig ganz unterschiedliche Sichtweisen von sich und wichtigen Anderen zu präsentieren, weil ihre »innere Radikalität« eine ausgewogene »Einerseits-andererseits«-Einschätzung verunmöglicht, dient der Therapeut auch als »wohlwollender Chronist«, der als guter Zuhörer Ereignisse und Erfahrungen aus dem gemeinsamen Therapieprozess sammelt und zur Verfügung stellt, wenn sie dem Klienten gerade abhanden gekommen sind (z. B. »Jetzt erleben Sie Ihren Freund als kontrollierend, abwertend und verfolgend, aber ich erinnere mich noch an letzten Monat, als sie gerührt berichtet haben, wie er sich liebevoll um Sie gekümmert hat und sehr verständnisvoll reagiert hat, als Sie …).

> »Entscheidend wichtig ist dabei, nicht der psychoanalytischen Logik zu folgen, nach der etwas psychisch nicht Verfügbares als durch Abwehr Blockiertes verstanden wird. Dieser Ansatz, der auf verdrängte unbewusste Bedürfnisintentionen zielt, bleibt bei strukturellen Störungen wirkungslos. Vielmehr geht es darum, eine psychische Funktion, die der Patient mangels früher emotionaler Unterstützung nur unzureichend ausbilden konnte, zuerst einmal in sein Blickfeld zu rücken, sodass er sich mit der Tatsache seiner Einschränkung auseinandersetzen kann.« (Rudolf 2006, S. 144)

Aus struktureller Perspektive wird ein eher bescheidenes Intervenieren nahegelegt. Es geht nicht um großräumige, erlebnisintensivierende und affektaktualisierende Interventionen, wie sie z.B. die Schematherapie vorsieht, sondern um die Förderung von Selbstwahrnehmung und Beziehungsfähigkeit. Nur wer seine eigenen inneren Regungen versteht, seine Emotionen in Zusammenhang mit eigenen Bedürfnissen deuten und mögliche destruktive Impulse regulieren kann, wird mittelfristig befriedigende Beziehungserfahrungen machen. Bei dem Bemühen, »die Fixierung des Patienten an die eigene katastrophale Geschichte zu lockern und den Patienten an die Erfahrung des möglichen Guten heranzuführen«, können systemische TherapeutInnen alle ressourcenorientierten Methoden der lösungsorientierten und hypnosystemischen Therapie nützen.

Für die fehlenden bzw. zu fördernden Fähigkeiten können Symbole gesucht und im Leben verankert werden (eine Patientin entdeckte die »weise Eule« als Symbol für die Fähigkeit der Selbstreflexion und Impulssteuerung), es kann im Sinne einer Lösungstrance genau erfragt werden, wie eine belastende Situation erlebt und gestaltet wird, wenn die jeweilige strukturelle Fähigkeit optimal zur Verfügung steht. Eine in diesem Zusammenhang hilfreiche Formulierung ist aus meiner Erfahrung das »Ideal-Ich«, weil eine Abweichung vom Ich-Ideal noch nicht pathologisierend oder beschämend ist und das Anstreben des Ich-Ideals per definitionem positiv besetzt ist: »Wenn Sie in solchen Situationen genau so reagieren könnten, wie Sie es sich wünschen, wie es Ihrem Ideal-Ich entspricht … so, dass Sie nachher sagen, die Situation war zwar fürchterlich, aber im Rahmen des Möglichen habe ich mich optimal verhalten, habe es nicht durch meinen Beitrag noch schlimmer gemacht, sondern … Wie wäre das konkret? Was würden Sie tun? Was würden Sie sagen? Welche Haltung würden Sie einnehmen? Welche Einstellung hätten Sie gegenüber Ihrer Wut, Ihrer Verzweiflung, Ihrer Angst, …?«

Das Ansprechen des Ich-Ideals erlaubt es auch, den Aspekt der Anstrengung auszudrücken. Das automatisierte Erleben oder Verhalten zu beeinflussen, das Ich-Ideal gegen die spontanen Erlebnis- und Verhaltensweisen durchzusetzen kostet auf jeden Fall Aufmerksamkeit, häufig auch (Willens-)Kraft. Es kann daher gefragt werden, wie die Klientin die nötige Kraft (den nötigen Mut, die nötige Ausdauer, …) aufbringen könnte, sich ihrem Ich-Ideal entsprechend zu verhalten. Was kann ihr dabei helfen? Wann ist es schon einmal gelungen?

Die Realisierung der gewünschten strukturellen Fähigkeiten kann durch multimodal angereicherte Imaginationen gefördert werden, Timeline-Arbeiten können in den Dienst der strukturellen Fähigkeiten gestellt werden – das gesamte Interventionsrepertoire (hypno-)systemischer Therapie kann genutzt werden, um diesen Veränderungsprozess zu fördern.

Wie bereits ausgeführt, sind psychische Phänomene aus systemtheoretischer Sicht vergängliche Prozesse, die sich autonom und selbstorganisiert auf der Basis eigener elementarer Operationen der Sinnstiftung und Sinnbewahrung bilden und durch Reproduktion für ihre Kontinuität sorgen. »Der Verzicht auf unpassend gewordene, verdinglichende Metaphern des Psychischen als Apparat … muss nicht bedeuten, dass man ganz und gar auf strukturelle Aspekte verzichten muss« (Ludewig 2013, S. 204). In dem Bemühen, »die Lücke zwischen einer theoriekonformen abstrakten Betrachtung sozialer und psychischer Systeme und den konkreten Bedürfnissen von Psychotherapeuten zu schließen« (Ludewig 2013, S. 208), kann es sinnvoll sein, störungsspezifische Konzepte zu nützen, da der Verzicht »bei aller theoretischen Treue zulasten der Klienten gehen« würde (Ludewig 2013, S. 92). Eine allzu einseitige und programmatische Fokussierung auf Ziele und Ressourcen beinhaltet das Risiko, das Problem begünstigende oder gar auslösende Faktoren zu übersehen und damit unberücksichtigt zu lassen. Wir hoffen, mit unseren Ausführungen zu strukturellen Überlegungen etwas dazu beigetragen zu haben, oben genannte Lücke zu schließen.

KAPITEL 8

Emotionsfokussierte Therapie (EFT) nach Leslie S. Greenberg

8.1 Theoretische Konzeptualisierung

Die Emotionsfokussierte Therapie nach Leslie S. Greenberg integriert Konzepte der personenzentrierten Therapie, des Focusing, der Gestalttherapie sowie existenzieller und erlebnisorientierter Therapieansätze. Aus diesen Wurzeln ist ein eigenständiger neo-humanistischer, prozessorientierter, emotionsfokussierter Therapieansatz, die Prozess-Erlebnisorientierte Psychotherapie (PE/EFT), entstanden. Der Ansatz wurde in den letzten 25 Jahren durch intensive Outcome- und Prozessforschung umfangreich evaluiert (Elliott & Greenberg 2002, Elliott et al. 2003).

Das grundlegende Problem-/Störungsverständnis geht von den Prämissen der personenzentrierten Therapie aus: Klientinnen leiden unter einer gefühlten Diskrepanz zwischen Selbstkonzept und emotionalen Erfahrungen, sie brauchen therapeutische Unterstützung vor allem in Bezug auf ihre emotionalen Verarbeitungsprozesse. Emotionen werden als zentraler Fokus der Therapie verstanden, sie spielen eine grundlegende Rolle in der Organisation des menschlichen Erlebens und Verhaltens (funktional wie dysfunktional) sowie in der Ausformung des Selbst. Als evolutionsbasiertes hoch adaptives System helfen sie uns, Probleme in der Interaktion mit der Umwelt schnell und flexibel zu lösen, indem sie uns über unsere grundlegenden Bedürfnisse informieren und Handlungstendenzen bereitstellen.

Das Kapitel wurde von Elisabeth Wagner und Ulrike Russinger verfasst.

Die EFT basiert auf der Überzeugung, dass traditionelle Psychotherapieverfahren bewusstes Verstehen sowie kognitive und verhaltensbezogene Veränderungen überbetonen und dabei die zentrale Rolle der emotionalen Veränderung zu wenig beachten (vgl. Greenberg 2011, S. 10). Da wir diese Einschätzung auch hinsichtlich Systemischer Therapie teilen, halten wir die Methoden und die Störungskonzeptualisierung der EFT für systemische TherapeutInnen für äußerst hilfreich. Dies umso mehr, als auch die epistemologischen Grundlagen der EFT (hier wird von einem »dialektischen Konstruktivismus« gesprochen, Greenberg 2011, S. 38) für systemische TherapeutInnen gut anschlussfähig sind.

In diesem Sinne konstruieren Menschen auf Basis ihrer emotionalen Schemata ihr Selbst in einem dialektischen Prozess zwischen Wahrnehmung des körperlich fundierten Erlebens und kognitiven Prozessen, die dieses Erleben in eine Selbstnarration integriert: Menschen »entdecken« und »konstruieren« sich selbst in einem fortlaufenden Prozess.

Auch die PE/EFT-Therapie spricht von *emotionalen Schemata.* Darunter werden interne emotionale Erinnerungsstrukturen verstanden, die als organisierte Gedächtnisstrukturen affektive, motivierende, kognitive und verhaltensbezogene Elemente verbinden. Sie werden durch situative Signale schnell und außerhalb des bewussten Gewahrseins aktiviert.

> »Das schemabasierte emotionale Erinnerungssystem ist der zentrale Katalysator der Selbstorganisation. Es ist der Erzeuger nicht nur von gesunden Zuständen wie Selbstvertrauen, Ruhe und Sicherheit, sondern auch von gestörten Selbstorganisationen wie angstvoller Unsicherheit, schemabasierter Wertlosigkeit oder einsamem Verlassensein.« (Greenberg 2011, S. 47)

Diese Definition entspricht exakt der Beschreibung von FDV-Mustern nach Ciompi sowie den Beschreibungen der Schematherapie.

Das Kernprinzip der Veränderung besteht aus Sicht der EFT darin,

»Emotionen mit Emotionen« zu verändern (Herrmann & Auszra 2010). Über direktes therapeutisches Arbeiten mit den emotionalen Prozessen soll dysfunktionales emotionales Erleben transformiert werden.

8.2 Differenzierte Beschreibung der Emotionsverarbeitung und spezifischer Emotionsverarbeitungsstörungen

Unabhängig von den konkreten Interventionen, die auf die Veränderung emotionalen Erlebens abzielen, ist es die differenzierte Darstellung emotionaler Verarbeitungsprozesse, die wir zur Anreicherung systemischer Theorienbildung für wertvoll halten. Es werden in der EFT verschiedene Arten von Emotionen unterschieden:

Primäre adaptive Emotionen kennzeichnen sich dadurch, dass sie eine passende unmittelbare Reaktion auf einen Umweltreiz darstellen und Menschen befähigen, situationsadäquat zu reagieren. So ist Angst bei Gefahr eine stimmige emotionale Reaktion, die die Person befähigt, die Gefahr zu meiden oder zu verringern. Scham, wenn sie adaptiv ist, würde einem Menschen signalisieren, dass er/sie in Gefahr ist, von anderen verurteilt oder zurückgewiesen zu werden, sie motiviert dazu, eine mögliche Verfehlung wiedergutzumachen.

Primäre maladaptive Emotionen hingegen sind gefühlsmäßige Reaktionen auf Situationen, die mit früheren belastenden oder traumatischen Erfahrungen assoziiert sind. So können Gefühle von Angst und Scham auch maladaptiv sein, wenn sie in sicheren Situationen aktiviert werden, wo sich zum Beispiel eine andere Person liebevoll nähert und dies mit früheren Misshandlungs- oder Missbrauchssituationen in Verbindung gebracht wird. Gefühle von extremer Hilflosigkeit oder tief greifende Verlassenheitsgefühle verweisen meist ebenfalls auf frühere schmerzliche Erfahrungen.

Die grundsätzliche Unterscheidung von adaptiven und maladaptiven Emotionen kann für eine differenzierte Fallkonzeption sehr hilfreich sein: Wenn wir eine Emotion als adaptiv einschätzen, stellt sie eine wichtige Information in Bezug auf die erlebte Situation und die dabei aktualisierten Grundbedürfnisse dar. Es geht dann in der Therapie darum, sie in ein sinnvolles und der Entwicklung bzw. den Kontakt mit anderen Menschen förderndes Verhalten umzusetzen. Im Unterschied dazu treten maladaptive Emotionen stereotyp und repetitiv auf, haben die Tendenz zur Generalisierung, können in der Intensität nicht reguliert werden, sondern führen zu Impulsdurchbrüchen und belasten oder zerstören damit soziale Beziehungen. In diesen Fällen geht es in der Therapie zunächst vor allem um Distanzierungs- und Desaktualisierungstechniken. KlientInnen müssen dann primär in der Affekt- und Impulskontrolle unterstützt werden, bevor der »Informationsgehalt« dieser Gefühle geklärt und bearbeitet werden kann.

Sekundäre reaktive Emotionen gehen auf primäre Emotionen zurück, verdecken aber das primäre emotionale Erleben und sind als ein Versuch des Organismus zu verstehen, unerträgliches primäres Erleben zu regulieren. Hier wird davon ausgegangen, dass die primäre situationsadäquate Emotion (z. B. Ärger) nicht wahrgenommen wird, weil sie sich vor dem Hintergrund der jeweils individuellen Lerngeschichte als unerwünscht, gefährlich etc. erwiesen hat. An ihre Stelle tritt eine sekundäre Emotion (z. B. Traurigkeit), die dann zunehmend generalisieren kann. TherapeutInnen sollten daher nachfragen, welche Emotionen in welchen Situationen erlebt werden, um dann Hypothesen darüber bilden zu können, ob die Emotionswahrnehmung eingeschränkt ist, ob sekundäre Emotionen das Erleben dominieren und damit den Blick auf die wesentlichen Bedürfnisse verstellen.

Es kann aber auch vorkommen, dass sich zwei Emotionen so überlagern, dass keine der Emotionen mehr richtig wahrnehmbar ist. So kann beispielsweise eine Klientin, die sich in Bezug auf eine von ihr so wahrgenommene Zurückweisung verletzt fühlt, einerseits Traurigkeit verspüren, nicht zu bekommen, was sie braucht, und gleichzeitig Wut darüber, dass es ihr versagt wird. Wird diese Emotion dem

Gegenüber in einer Mischung von Anklage (Wut im Vordergrund) und Jammern (Traurigkeit) vermittelt, wird die Botschaft beim Gegenüber vermutlich nicht zur gewünschten Reaktion führen.

Bei instrumentellen Emotionen wird eine Emotion um einer bestimmten Wirkung willen zur Schau gestellt, wie »Krokodilstränen« oder »Drohgebärden«, um jemanden einzuschüchtern.

In der EFT werden vier Haupttypen von Emotionsverarbeitungsstörungen beschrieben: Neben den genannten maladaptiven emotionalen Schemata werden Mangel an emotionalem Gewahrsein, eine Störung der emotionalen Regulierung und Probleme bei der Konstruktion von Narrativen genannt.

Unter Mangel an emotionalem Gewahrsein wird eine Einschränkung der Emotionswahrnehmung verstanden. Wenn Gefühle nicht wahrgenommen werden, kann auch ihr Informationsgehalt bezüglich zugrunde liegender Bedürfnisse nicht berücksichtigt werden. Die Ablehnung oder Vermeidung des bewussten Erlebens bestimmter Gefühle wird insofern als dysfunktional betrachtet, als dadurch bestimmte Erfahrungen nicht in die Selbstorganisation einbezogen werden (vgl. Greenberg 2011, S. 60). Allerdings birgt die Konzeptualisierung nicht wahrgenommener Gefühle auch gravierende epistemologische Fallen, auf die andernorts noch eingegangen werden soll.

Störungen der Emotionsregulierung können sich darin äußern, dass Menschen von intensiven schmerzhaften Emotionen überwältigt werden, was leicht zu erkennen ist. Häufig stellt sich aber eine Art Betäubungszustand ein – die Betroffenen sind dann völlig distanziert, nehmen gar keine Emotionen wahr und können auch auf Nachfrage keine Auskunft über aktuelles emotionales Erleben geben. In der Schematherapie wird das als ein maladaptiver Bewältigungsmodus verstanden und »distanzierter Beschützer« genannt.

Darüber hinaus können viele Symptome wie Substanzmissbrauch, selbstverletzendes oder bulimisches Verhalten als dysfunktionale Versuche verstanden werden, zugrunde liegende schmerzhafte emotionale Zustände zu regulieren bzw. nicht wahrnehmen zu müssen. Die zentrale Herausforderung der Emotionsregulation besteht jedenfalls darin, sich bei auftretenden Ängsten selber beruhigen zu können und das allgemeine emotionale Erregungsniveau so zu regulieren, dass adaptives Verhalten möglich wird.

Als weitere Störung der Emotionsverarbeitung wird seitens EFT noch auf Probleme bei der Konstruktion von Narrativen eingegangen. Hier gibt es zum einen problematische Narrative, die ganz im Sinne der narrativen Therapie zu einer leidvollen Identitätskonstruktion beitragen. Im Sinne einer selektiven Aufmerksamkeit werden nur mehr jene Erfahrungen gewertet, die das leidvolle Narrativ bestätigen. Narrative von Minderwertigkeit, Verletztheit, Schuld können in einem Ausmaß identitätsstiftend wirken, dass alternative Bedeutungsgebungen spontan nicht mehr vorkommen. Hier lernen wir von der EFT nichts Neues: Narrative TherapeutInnen haben viele Techniken entwickelt, die problematischen Narrative zu dekonstruieren, die Ausnahmen zu suchen, zu fördern und daraus eine neue Geschichte zu entwickeln.

Ein anderer Aspekt problematischer Narrative wird hingegen in der systemischen Literatur nicht konsequent beleuchtet: Es geht um »narrative Inkohärenz«, die Unfähigkeit, kohärente Bilder von sich und relevanten anderen zu entwerfen, was in der Regel als Hinweis auf chaotische Selbstorganisation gewertet wird. Eine wichtige diagnostische Bedeutung hat dies in der Strukturdiagnose nach Otto Kernberg, vor allem aber im Adult Attachment Interview (AAI), einem halbstandardisierten Interview zur retrospektiven Erfassung von Bindungserfahrungen und aktuellen Einstellungen zur Bindung bei Erwachsenen. Unter Bezugnahme auf Bowlbys Bindungstheorie wird hier davon ausgegangen, dass die frühen Bindungserfahrungen zentral bedeutsam für die spätere Einstellung gegenüber Bindung und Beziehung sind. In Analogie zu Schemata oder FDV-Programmen werden »inner working models« konzeptualisiert, die sich durch die realen Bindungserfahrungen gebildet haben und damit Merkmale neuer Bindungssituationen vorhersehbar machen. Main, Kaplan, Cassidy (1985) beschreiben diese mentalen Bindungsrepräsentationen als die bewussten Einstellungen, aber auch die »unbewussten Regeln für die Organisation von Informationen über bindungsbezogene Erfahrungen, Gefühle und Vorstellungen, einschließlich einer Gedächtnis-Organisation, die den Zugang zu diesen Informationen erleichtern oder erschweren kann«.

Um diese Bindungsrepräsentationen zu erfassen, werden daher nicht nur inhaltliche Merkmale untersucht (»was wird erzählt«), sondern auch die Kohärenz der Schilderungen bewertet. Nur sicher autonom gebundene Menschen können offen, ausgewogen und kohärent über Bindungserfahrungen berichten, während die anderen Bindungsstile mit inkohärenten Narrativen einhergehen.

Dieser gut untersuchte Befund aus der Bindungsforschung könnte auch systemische TherapeutInnen dafür sensibilisieren, dass inkohärente, widersprüchliche oder uneinfühlbare Schilderungen von Beziehungserfahrungen auf eine problematische Form der psychischen Selbstorganisation verweisen und daher im Fallverständnis berücksichtigt werden sollten.

8.3 Die Entstehung von Störungen der Emotionsverarbeitung aus Sicht der EFT

Am Beginn unseres Lebens sind wir hinsichtlich Affektregulierung von unseren Bezugspersonen abhängig. Die grundlegende Fähigkeit zur Selbstberuhigung wird durch frühe Erfahrungen der dyadischen Affektregulierung, also durch adäquate elterliche Reaktionen auf emotionale Äußerungen, geprägt. Feinfühlige Eltern, die die Bedürfnisse ihrer Kleinkinder richtig interpretieren und angemessen reagieren, helfen bei der frühen interpersonellen Affektregulierung. In späteren Phasen geht es vor allem darum, dass Eltern die Emotionen ihrer (Klein-)Kinder validieren, ihnen auch das Recht auf negative Emotionen nicht absprechen (vgl. Jeffrey Young: das Grundbedürfnis, berechtigte Bedürfnisse und Emotionen auszudrücken) und mit ihnen positive Emotionen teilen. Freude, Stolz und Selbstsicherheit sollen gefördert, bei Angst, Selbstzweifel, Ärger, Neid oder Eifersucht soll bei der Bewältigung geholfen werden. Wenn Eltern gute »Emotions-Coaches« sind, fühlen sie sich in die Emotionen ihrer Kinder ein, helfen dabei, sie in Worte zu fassen, und unterstützen ihre Kinder dabei, sie in sozial akzeptabler Form auszudrücken und die darin enthaltenen Informationen über zugrunde liegende Grundbedürfnisse zu nützen. Ähnliches sollten aus Sicht der EFT PsychotherapeutInnen leisten.

Darüber hinaus ist aber davon auszugehen, dass für die Fähigkeit zur Emotionsregulation auch konstitutionelle Faktoren Bedeutung haben: Wie an anderer Stelle bereits erwähnt, spielen Faktoren des (hauptsächlich genetisch fixierten) Temperaments eine wichtige Rolle für die Entwicklung der Emotionsregulationsfähigkeit. Unter Temperament versteht man dabei die veranlagungsbedingten individuellen Unterschiede in der emotionalen, motorischen und aufmerksamkeitsbezogenen Reagibilität und in der Art der Selbstregulation, die über Situationen hinweg konstant und über die Zeit hinweg stabil sind. Kinder unterscheiden sich ab der Geburt bezüglich ihrer Erregbarkeit und der Intensität negativer Affekte, ihrer Fähigkeit zur Selbstberuhigung, ihrem Bedürfnis nach körperlicher Nähe, nach Beruhigung oder Anregung und stellen damit Bezugspersonen vor ganz unterschiedliche Anforderungen. Aus den Bedürfnissen und der Reagibilität des Kindes und den Ressourcen und Fähigkeiten des Betreuungssystems ergibt sich dann ein jeweiliges Passungsverhältnis, »good enough« oder problemerzeugend. Für spätere (therapeutisch unterstützte) Verarbeitungsprozesse kann es durchaus relevant sein, ob aktuelles Leid ausschließlich auf Defizite früher Beziehungserfahrungen zurückgeführt wird und damit ein entsprechend hohes Ausmaß an Vernachlässigung oder Traumatisierung angenommen werden muss, oder ob schwierige Temperamentsfaktoren eine zusätzliche Belastung darstellten.

8.4 Therapeutische Ziele im Veränderungsprozess

Ziel der EFT ist es, Menschen darin zu unterstützen, Zugang zu adaptiven Emotionen und eine korrespondierende resiliente Selbstorganisation zu entwickeln. Dafür ist es nötig, KlientInnen bei der

Unterscheidung zu unterstützen, »wann sie adaptive Emotionen als Leitfaden nutzen und sich durch ihr Drängen verändern lassen müssen, wann sie maladaptive Emotionen verändern und wann sie Emotionen regulieren müssen, die sie überwältigen« (Greenberg 2011, S. 12). Genau diese Unterscheidung von adaptiven und maladaptiven Emotionen, von Gefühlen, denen man als Hinweis auf berechtigte Grundbedürfnisse vertrauen und folgen, und anderen, denen man misstrauen und von denen man sich nicht leiten lassen sollte, ist aus Sicht der Autorinnen ein wesentlicher Teil eines professionellen Fallverständnisses.

Im therapeutischen Prozess sollen jedenfalls die primären adaptiven Emotionen wieder zugänglich gemacht und gestärkt werden. Maladaptive Emotionen werden in ihrem Entstehungszusammenhang erforscht und sollen durch adaptive ersetzt werden, so zum Beispiel das Gefühl einer maladaptiven Scham durch Ermutigung und Stolz.

Sekundäre, reaktive Emotionen sollen exploriert werden, um den Zugang zu den primären Emotionen, wie Angst oder Wut, wieder freizulegen. Wenn KlientInnen im Schutz der therapeutischen Beziehung darin unterstützt werden, diese primären Emotionen wahrzunehmen, können sie evtl. in weiterer Folge das Vermeiden dieser Gefühle, das meist mit einem hohen Energieaufwand und beträchtlichen »Nebenkosten« betrieben wird, aufgeben.

Diese Art von »Klärungsarbeit« findet ganz selbstverständlich in vielen psychotherapeutischen Prozessen statt (ein Beispiel findet sich im Kapitel II.1.2). Innerhalb der Systemischen Therapie wird sie allerdings wenig explizit dargestellt und gelehrt. Dabei ist obige Überlegung durchaus »systemtheoretisch anschlussfähig«:

> »Das Konzept der Unterscheidung von primären und sekundären Gefühlen hält hierzu ein weiteres nützliches Element bereit: die klinisch oft bestätigte Annahme, dass ein psychisches System, das in sich primäre Gefühle wie Schmerz, Trauer oder Wut erfährt, keine weiteren Operationen einsetzen muss, um diese Gefühle

> wieder zu verändern. Sie hören von selbst auf – im Unterschied zu sekundären Gefühlen, die sich aufgrund ihrer Regenerierung durch Operationen der Psyche selbst immer wieder aufbauen. Wenn aufgrund der strukturellen Kopplung von Psyche und Kommunikation im Anschluss an solche intrapsychischen Veränderungen die Psyche neu an Kommunikation ankoppelt, ist zu erwarten, dass auch die Umwelt anders reagiert.« (Lieb 2014, S. 91)

Hinsichtlich der Emotionsregulation soll im Falle einer emotionalen Übererregung die Fähigkeit gefördert werden, Gefühle wie Angst oder Wut durch Selbstberuhigung auf ein erträgliches und der jeweiligen Situation angemessenes Niveau herunterzufahren. Im Falle emotionaler Untererregung soll Therapie dabei helfen, die Gefühlswahrnehmung zu fördern, indem die Aufmerksamkeit der KlientInnen auf ihre körperlichen Empfindungen gerichtet wird, die häufig Hinweise auf nicht bewusst wahrgenommene Gefühle liefern (vgl. »bodily felt sense«, Gendlin 1996). Emotionale Untererregung kann einerseits Folge eines emotionalen Vermeidungsverhaltens im Zusammenhang mit frühen Bindungserfahrungen sein, die als wenig stimulierend, als distanziert oder eingrenzend erlebt wurden, andererseits kann sie im Zusammenhang mit traumatischen Erfahrungen als Coping-Mechanismus entstehen. Die konkreten Interventionen zur Förderung der Emotionswahrnehmung und -klärung werden im Kapitel II.1 dargestellt.

Greenberg geht davon aus, dass schmerzhafte Gefühle zunächst bewusst erlebt werden müssen, um sie dann hinter sich lassen zu können. Das Zulassen und Anerkennen eines schmerzhaften Gefühls ist damit Voraussetzung für seine Veränderung – eine Annahme, die aus systemischer Sichtweise in dieser uneingeschränkten Art sicher nicht geteilt wird.

> Das Ziel therapeutischer Arbeit liegt nicht direkt in Bewältigung, Veränderung oder »Reparatur«, sondern eher im Prozess des Zulassens oder Akzeptierens. Veränderungen ergeben sich als ein dynamischer Prozess der Reorganisation des Selbst. Dieser wird

zunächst durch Akzeptanz und dann durch Weitergehen begünstigt und nicht so sehr durch unmittelbare Bemühungen, eine willkürliche Veränderung herbeizuführen oder ein bestimmtes Ziel zu erreichen (Greenberg 2011, S. 72).

8.5 Wie kann das professionelle Fallverständnis systemisch arbeitender TherapeutInnen durch Konzepte der EFT angereichert werden?

Die EFT ist hinsichtlich der Konzeptualisierung psychischer Prozesse und der epistemologischen Grundlagen für ST gut anschlussfähig. Das Selbst wird als ein emergentes Phänomen betrachtet, als Prozess, nicht als Struktur (Greenberg 2011, S. 57), was genau der systemtheoretischen Konzeptualisierung des Selbst entspricht. Hans Lieb zitiert Fuchs, der als Kern systemtheoretischer Konzeptionen über die Psyche Folgendes formuliert: »Psyche steht für einen Prozess, eine Abfolge von sich wiederholenden Operationen, ein Wahrnehmen, Unterscheiden, Markieren und Bezeichnen von Aspekten ihrer Umwelt oder von sich selbst … Da ist niemand, sondern es ereignen sich Prozesse«. (Lieb 2014, S. 53) Das Selbst entsteht in jedem Moment als Synthese innerer und äußerer Einflüsse. Es gibt keine permanente hierarchische Organisation, an deren Spitze ein herrschendes Ich steht. Stabilität und das Gefühl von Kohärenz wird durch charakteristische Muster der Selbstorganisation von Emotion und Kognition erzeugt. Scheinbar konstante Strukturen des Selbst, also »Eigenschaften« oder »stabile Persönlichkeitsmerkmale«, werden als Attraktorenzustände verstanden, die immer wieder in unterschiedlichsten Situationen neu konstruiert werden. Neurobiologisch würde man dies als »Bahnung« bezeichnen – bestimmte FDV-Programme werden häufig aktualisiert, wodurch sich die synaptischen Verbindungen verstärken und in weiterer Folge diese neuronalen Netzwerke immer häufiger aktiviert werden (in der Sprache der Synergetik entsteht ein tiefes, breites Potenzialtal).

Ein weiterer Aspekt ist mit dem in der Systemischen Therapie verbreiteten Menschenbild gut vereinbar: der Hinweis auf die Gleichzeitigkeit unterschiedlicher prozessualer Selbstanteile. Das aktuelle Erleben wird in jedem Moment durch die jeweils automatisch aktivierten Schemata und willkürliche Prozesse wie Aufmerksamkeit und Denken bestimmt. Wie auch Konrad Grossmann betont, sind Menschen ihren prozessualen Zuständen nicht hilflos ausgeliefert, sondern sie können ihre automatischen emotionalen Reaktionen durch gezielte Aufmerksamkeitsfokussierung, durch Bewertung und Aktivierung von Veränderungsmotivation beeinflussen. Die Bedeutungsschaffung durch Reflexion und Versprachlichung ist dabei von zentraler Bedeutung. Das »Gewahrwerden« des Erlebens und das Schaffen von Bedeutung sind die konstituierenden Elemente psychischer Verarbeitung – keiner der beiden Prozesse hat dabei Vorrang vor dem anderen (vgl. Greenberg 2011, S. 38). Sprache schafft Bedeutung, ist nie »deckungsgleich« mit einer nicht sprachlichen Realität. In manchen Fällen ist das emotionale Erleben so eindeutig, dass es auch eindeutig in Sprache gefasst werden kann, dann haben wir den Eindruck, dass der sprachliche Ausdruck dem Erlebten »entspricht«. In anderen Situationen ist das Empfinden vage, dann wird der bedeutungsschaffende Aspekt bei der Versprachlichung offensichtlich.

Stellen wir uns eine stillende Mutter vor: erschöpft aufgrund der vielen Unterbrechungen des Schlafes, an sich zweifelnd, weil sie nur in wenigen Minuten ungetrübtes Mutterglück empfindet, ängstlich, ob sie den Aufgaben gewachsen ist und ihr Baby emotional optimal versorgen kann. Wir können uns vorstellen, dass es einen großen Unterschied macht, ob dieser Zustand in einer Therapie auf die Schlafstörung zurückgeführt und damit »normalisiert« wird, ob das Vorliegen einer postpartalen Depression diagnostiziert wird oder ob in Anbetracht der schwierigen Beziehung zur eigenen Mutter eine frühe Bindungsstörung vermutet wird, die nun die liebevolle Hinwendung zum Baby erschwert und daher Schuldgefühle verursacht.

Mit dem Empfinden von ängstlich-besorgter Erschöpfung sind all diese Erklärungen vereinbar – wir können auch durch noch so genaues Erfragen die »Ursache« nicht ergründen und nicht sicher zwischen Angst, Erschöpfung, Depression oder Bindungsstörung unterscheiden. Aus systemischer Sicht wäre daher zunächst der Grundsatz zu berücksichtigen: »Unterstelle die geringstmögliche Pathologie, suche Ressourcen und unterstütze die Selbstwirksamkeit durch Unterschiedserzeugung und Lösungsfokussierung.« Erst wenn durch dieses Vorgehen keine Entlastung gelingt, sollte nach problemaufrechterhaltenden intrapsychischen Mustern der Selbstorganisation gesucht werden.

In Übereinstimmung mit Greenberg ist es uns wichtig, das Interesse an Gefühlen, die Förderung der Emotionswahrnehmung nicht dahingehend misszuverstehen, dass sich jede Symptomatik oder Befindlichkeitsstörung durch »Gewahrwerden« entschlüsseln lässt.

Bei der Versprachlichung von Erleben (= Symbolisierung), bei dem Versuch, vage Empfindungen in Worte zu fassen, handelt es sich nicht um einen Prozess der Repräsentation (Abbildung), sondern eher um einen Prozess der Konstruktion: Bedeutung wird »geschaffen«, nicht »entdeckt«. Unsere Empfindungen lassen natürlich nicht jede beliebige Interpretation zu, aber sie sind auch keineswegs so eindeutig, dass nur eine Interpretation, nur ein »Verstehenszusammenhang« stimmig ist.

TherapeutInnen müssen sich der Verantwortung bewusst sein, die ihnen bei dieser Co-Kreation von Bedeutung zukommt. Gerade wenn wir das Terrain lösungsorientierter, narrativer oder strategischer Interventionen verlassen und erlebnisorientierte, affektaktualisierende Interventionen anwenden, müssen wir auch der Konstruktion von Bedeutung und Narrativen unsere Aufmerksamkeit schenken. systemische TherapeutInnen gingen mit dieser Verantwortung traditionell so um, dass sie Störungs- und Defizitbeschreibungen dekonstruierten und einen Verstehenszusammenhang anboten, der geringstmögliche Pathologie und höchste Adaptivität unterstellte (der Nutzen des Symptoms und andere Formen des Reframings). Durch konsequente Lösungs- und Ressourcenorientierung erfolgt eine Defokussierung problematischer Lebenserfahrung, und die Wahrscheinlichkeit positiver neuer Erfahrungen steigt. Wenn TherapeutInnen im Gegensatz dazu der Idee folgen, dass leidvolle Erfahrungen neuerlich erlebt werden müssen, dass schmerzhafte Gefühle aktualisiert werden müssen, damit sie bearbeitbar bzw. transformierbar werden, brauchen sie dafür nicht nur das nötige Interventionsrepertoire, sondern auch die Fähigkeit einer differenziellen Indikationsstellung und ein solides Verständnis für emotionale Verarbeitungsprozesse.

Damit die Aktualisierung schmerzhafter Gefühle heilsam wirkt, reicht nicht das kathartische Wiedererleben, sondern es bedarf der spezifischen Förderung der Verarbeitung. In mehreren Studien konnte für die EFT nachgewiesen werden, dass ein mäßig bis hohes emotionales Erregungsniveau in den Therapiesitzungen prognostisch am günstigsten ist. Sowohl ein Mangel an emotionaler Aktivierung (wie beim emotional unbeteiligten »Reden über das Problem«) wie auch ein häufiges Vorkommen massiver emotionaler Erregung (wie beim »Überschwemmtwerden« vom Affekt) verschlechtern die Behandlungsprognose. Der beste Prädiktor des Behandlungsergebnisses war jedoch die »Produktivität« von hoch erregtem emotionalen Ausdruck, was durch folgende Merkmale operationalisiert war: Symbolisierung, Kongruenz, Akzeptanz, Wirksamkeit, Regulierung und Differenzierung. Das heißt, nur wenn es gelingt, das aktualisierte emotionale Erleben in Bezug auf seinen Informationsgehalt über zugrunde liegende Bedürfnisse zu verstehen und in ein sinnstiftendes Narrativ einzubetten, korreliert hohe Affektaktualisierung mit positivem Behandlungserfolg (Greenberg 2011, S. 128 ff.).

Die EFT will dementsprechend den Zugang zu emotionalem Erleben fördern, die Fähigkeit verbessern, maladaptive Emotionen zu regulieren und zu verändern, und bei der Entwicklung positiver narrativer Identitäten helfen. Dieser Zielsetzung können sich systemische TherapeutInnen wahrscheinlich leicht anschließen. Die wesentlichen Erweiterungen des therapeutischen Vorgehens gegenüber der Systemischen Therapie finden sich dabei in der differenzierten Exploration des emotionalen Erlebens inklusive seiner Ursprünge und Dynamik, vor allem den Prozessen der »Selbstunterbrechung«, die verhindern, dass KlientInnen Zugang zu ihren Gefühlen bekommen, und den Interventionen, die der Veränderung von Emotionen dienen. Ein wesentlicher Unterschied ist, dass hier wie auch in der Schematherapie und strukturbezogenen Psychotherapie Merkmale der intrapsychischen Selbstorganisation differenziert erfasst und funktionale von dysfunktionalen Prozessen beschrieben werden. Die dysfunktionalen Prozesse – bei der EFT handelt es sich um spezifische Störungen der Emotionsverarbeitung sowie Probleme bei der Konstruktion von Narrativen – werden konkret beschrieben und bilden die Grundlage für spezifische Interventionen. Neben den »Interventionsfertigkeiten«, auf die wir im letzten Teil des Buches eingehen, bedarf es spezifischer »Wahrnehmungsfertigkeiten« – der Fähigkeit, bestimmte Emotionen zu unterscheiden und ihre Funktionalität bzw. Adaptivität einzuschätzen.

> »Wie schätzt der Therapeut ein, ob die Traurigkeit ein Zeichen dafür ist, dass eine Belastung durchgearbeitet wird wie beim Trauern; ob sie ein Symptom für eine Belastung ist wie bei Depressionen; ob die Tränen eines Klienten Tränen des Protestes sind, die die zugrunde liegende primäre Wut ausdrücken; oder ob es sich dabei um instrumentelle ›Krokodilstränen‹ handelt, die Trost auslösen wollen?« (Greenberg 2011, S. 74)

Den Autorinnen ist es wichtig, dass sich LeserInnen nicht nur nützlich erscheinende Interventionen aneignen, sondern auch befähigt werden, ein dem »Wirkmechanismus« der Intervention entsprechendes differenziertes Fallverständnis zu entwickeln. Grundlage davon sind spezifische Wahrnehmungs- und Differenzierungsleistungen bei der Beschreibung der intrapsychischen Selbstorganisation von KlientInnen.

KAPITEL 9

Schematherapie und Modus-Modell

9.1 Theoretische Konzeptualisierung: 18 dysfunktionale Schemata

Die Grundlagen der Schematherapie wurden von Jeffrey E. Young (1990) in den USA entwickelt. Als Verhaltenstherapeut, Forscher und Universitätslehrer arbeitete er mit berühmten Pionieren wie Joseph Wolpe und Aaron Beck zusammen. Er machte die Erfahrung, dass der insgesamt hocheffiziente Ansatz der Kognitiven Verhaltenstherapie bei KlientInnen, bei denen neben einer Achse-I-Störung (z. B. depressive Störung, Angststörungen, …) auch Akzentuierungen der Persönlichkeit bis hin zu einer Persönlichkeitsstörung vorlagen, zu keinen ausreichenden Erfolgen führte. Die Schwierigkeiten zeigten sich vor allem in der therapeutischen Beziehungsgestaltung und in der Kooperationsbereitschaft, da sich die KlientInnen nicht auf direkte, zielorientierte Veränderungsaufgaben, die zentral auf die kognitive und Verhaltensebene fokussieren, einlassen konnten. Es fehlte eine Konzeptualisierung der emotionalen Erlebensmuster, die KlientInnen in der Therapie auf Basis einer »korrigierenden emotionalen Erfahrung« Zugang zu ihren inneren Mustern ermöglicht.

Neben der Dialektisch Behavioralen Therapie (DBT) von Marsha Linehan (1996), einem weitgehend manualisierten Therapiemodell für die Arbeit mit selbstverletzenden Borderline-PatientInnen, bietet die Schematherapie nicht nur für ausgeprägte Persönlichkeitsstö-

Das Kapitel wurde von Ulrike Russinger und Elisabeth Wagner verfasst.

rungen, sondern auch für Menschen mit Persönlichkeitsakzentuierungen, schwierigen Bindungs- und Beziehungsmustern ein individuell maßgeschneidertes Therapieangebot.

Wie im Kapitel I.4.2 ausgeführt, wird ein Schema dabei als ein Netzwerk von FDV-Mustern gesehen, das handlungsbestimmende Grundannahmen der Person über sich selbst, seine Bezugspersonen und die Welt enthält. Es bildet sich bereits in der Kindheit und Jugend als Anpassungsleistung an die jeweiligen Lebensbedingungen heraus »ein Fußabdruck« im neuronalen Netz des Gehirns als Folge lang anhaltender, starker emotionaler Erregung. Die Grundlagen für Schemata entstehen häufig noch vor der vollständigen Sprachentwicklung, es werden auf der emotionalen und körperlichen Ebene Gedächtnisinhalte abgespeichert, die durch bestimmte Schlüsselreize (Trigger) aktiviert werden können. Diese Art von Aktivierung wird als »bottom up« beschrieben, weil sie unbewusst aus tieferen Hirnstrukturen heraus erfolgt, im Gegensatz zu einer »Top-down«-Aktivierung, wo durch bewusste Denkvorgänge Gefühle oder Verhaltensweisen aktiviert werden.

Besonders Schemata, die in sehr belastenden Lebenssituationen entstanden sind, unkonditionale, d.h. bedingungslos gültige, Schemata, die unbewusst unter leidvollen Bedingungen gebildet wurden, tendieren dazu, sehr lange oder sogar während des ganzen Lebens erhalten zu bleiben. Auch die moderne Schematherapie bedient sich hier der Sprache der Synergetik und formuliert, dass das Schema als »Attraktor« wirkt (Roediger 2010, S. 21), andernorts finden sich eher ontologisierende Beschreibungen: »Das Schema kämpft um sein Überleben« (D'Amelio mündliche Mitteilung, 2010).

Young (2005) beschreibt verschiedene Arten von »Schemata«, adaptive (positive), die im Leben hilfreich sind, um verschiedene Herausforderungen gut zu bewältigen, und maladaptive (»negative«), die später wesentlich an der Herausbildung von Problemen und Symptomen beteiligt sind. Young benannte insgesamt 18 maladaptive Schemata, sogenannte »Lebensfallen«, von denen bei einer Person häufig mehr als eines wirksam sind (Young 2005, S. 42–54). Die Schemata wurden den wesentlichen Grundbedürfnissen zugeordnet.

Die Ausbildung von maladaptiven Schemata wird als Anpassungsleistung, als intrapsychische Bewältigungsreaktion eines Menschen verstanden, dessen Grundbedürfnisse in seiner Entwicklung verletzt oder nachhaltig nicht befriedigt wurden. Die Schematherapie versucht, diese Grundbedürfnisse hinter den dysfunktionalen Bewältigungsversuchen wieder freizulegen und therapeutisch im Sinne von korrigierender Erfahrung zu beantworten.

Domäne 1 Abgetrenntheit und Ablehnung beinhaltet Verletzungen des Bindungsbedürfnisses. Es besteht die Erwartung, dass die eigenen Bedürfnisse nach Sicherheit, Stabilität und Zuwendung nicht erfüllt werden. Gewöhnlich ist die Ursprungsfamilie hier kalt, ablehnend, unberechenbar oder missbrauchend. Die fünf hier zugeordneten dysfunktionalen Schemata sind Verlassenheit/Instabilität (Merkwort: im Stich gelassen werden), Missbrauch und Misstrauen (die Erwartung, von anderen verletzt, missbraucht, gedemütigt, … zu werden), emotionale Entbehrung (Mangel an Aufmerksamkeit, Zuneigung oder Verständnis), Unzulänglichkeit/Scham (das Gefühl, in grundlegender Hinsicht minderwertig oder unfähig zu sein) und soziale Isolierung/Entfremdung (das Gefühl, vom Rest der Welt abgeschnitten zu sein).

Domäne 2 Beeinträchtigungen von Autonomie und Leistung werden weitgehend mit »Verletzungen des Grundbedürfnisses nach Orientierung und Situationskontrolle« in Zusammenhang gebracht. Die Ursprungsfamilie hat hier gewöhnlich das Vertrauen des Kindes in sich und seine Umgebung unterminiert, indem es in übertriebener Weise behütet und damit die Autonomieentwicklung beeinträchtigt hat. Es finden sich hier vier dysfunktionale Schemata, nämlich Abhängigkeit/Inkompetenz (die Überzeugung, dass man selbst nicht fähig ist, für sich zu sorgen und alltägliche Probleme zu lösen), Anfälligkeit für Schädigungen oder Krankheiten (übertriebene Furcht vor gesundheitlichen, emotionalen oder anderen Schädigungen), verstricktes oder unterentwickeltes Selbst (übertriebene Nähe zu einer Bezugsperson – meist Mutter oder Vater – auf Kosten der vollständigen Individuation oder der normalen sozialen Entwicklung) und Versagen (das Gefühl, grundsätzlich versagt zu haben oder unvermeidlich versagen zu werden).

Domäne 3 Beeinträchtigungen im Umgang mit Begrenzungen entstehen, wenn das von Young konzeptualisierte Bedürfnis des Kindes, realistische Grenzen zu erfahren, nicht erfüllt wird. Als Folge sind Schwierigkeiten zu erwarten, die Rechte anderer zu respektieren oder sich für langfristige Ziele einzusetzen. Charakteristisch für die Ursprungsfamilien sind hier Permissivität, übertriebene Nachsicht oder ein Gefühl von Überlegenheit statt angemessener Konfrontation und Grenzsetzung. In diese Domäne fallen zwei dysfunktionale Schemata, nämlich Anspruchshaltung/Grandiosität (das Gefühl der Überlegenheit und die Überzeugung, dass einem besondere Rechte oder Privilegien zustehen) und unzureichende Selbstkontrolle/Selbstdisziplin.

Die **Domäne 4** »Fremdbezogenheit« bezieht sich auf Störungen des Grundbedürfnisses, berechtigte Bedürfnisse und Emotionen äußern zu dürfen (Merkwort »angepasst«). Charakteristisch für die Ursprungsfamilie ist, dass die Kinder nur unter bestimmten Bedingungen akzeptiert wurden, wodurch es zu einer übertriebenen Konzentration auf die Wünsche und Gefühle anderer kommt. Die drei hier beschriebenen dysfunktionalen Schemata lauten Unterwerfung (Unterordnung der eigenen Bedürfnisse und Emotionen), Selbstaufopferung und (übertriebenes) Streben nach Zustimmung und Anerkennung.

Die **Domäne 5** übertriebene Wachsamkeit und Gehemmtheit beinhaltet vier dysfunktionale Schemata, die bei Nichterfüllung des Grundbedürfnisses nach Spontaneität und Spiel entstehen können. In den Ursprungsfamilien wurden Leistung und Pflichterfüllung auf Kosten von Freude und Entspannung oft in harter, unbarmherziger Art durchgesetzt. Die möglichen Folgen sind Negativität/Pessimismus (eine lebenslange Konzentration auf die negativen Aspekte des Lebens), emotionale Gehemmtheit (übertriebene Hemmung spontanen Handelns, Fühlens oder Kommunizierens), überhöhte Standards/übertrieben kritische Haltung sich selbst und anderen gegenüber und Bestrafen (unerbittliche Haltung gegenüber sich selbst und anderen incl. der Überzeugung, dass Menschen bestraft werden sollten, wenn sie Fehler machen).

Aus systemischer Sicht können die 18 genannten dysfunktionalen Schemata und ihre Zuordnung zu den Grundbedürfnissen und den jeweils erwartbaren Charakteristika der Ursprungsfamilie als hilfreiche Grundlage für die Hypothesenbildung bzw. für ein professionelles Fallverständnis gesehen und genützt werden, sollten aber nicht als vollständige und verlässlich gültige Ordnung verstanden werden. Als SystemikerInnen folgen wir in diesem Punkt eher Greenberg, der formuliert, dass es eine unendliche Menge einzigartiger emotionaler Schemata gibt (Greenberg & Pavio 1997) statt der Vorstellung einer definierten Zahl von Schemata, in die jedes individuell beobachtbare Phänomen zwingend eingeordnet werden muss. Die Beschreibung von 18 Schemata legt eine ontologisierende Betrachtung nahe, wie sie für Ordnungen in den Naturwissenschaften selbstverständlich ist.

Nehmen wir als Beispiel das Periodensystem, das die Ordnung der Elemente darstellt: Es gibt eine Ordnung wieder, die die Natur hervorgebracht hat: so viele Protonen im Kern, so viele Elektronenhüllen, so viele Elektronen in der äußersten Hülle. Wenn man dieses Ordnungsprinzip erkannt hat, lässt sich allen vorkommenden Elementen ein Platz zuordnen, und es erlaubt sogar, das Vorkommen bislang unbekannter Elemente »vorherzusagen«. Die Muster (dysfunktionale Schemata) und Erklärungsprinzipien (Verweis auf die Entstehungsbedingungen in der Ursprungsfamilie) der Schematherapie oder jeder anderen psychologischen Theorie erfüllen eine andere Aufgabe: Sie geben keine »Ordnung der Natur« wieder (diese Schemata gibt es und andere nicht, bzw. jedes beobachtbare Phänomen muss einem der vorgesehenen Kästchen zugeordnet werden), sondern sind Konzepte, die der Differenzierung von Wahrnehmung und Beschreibung dienen, um so Grundlage für ein professionelles Fallverständnis und eine differenzielle Interventionsplanung zu liefern. Wenn wir die Auflistung der 18 Schemata nicht »ontologisierend missverstehen«, sind sie eine nützliche Hypothesengrundlage, ähnlich wie der Familienlebenszyklus oder andere Modelle.

Des Weiteren könnte man kritisch anmerken, dass die verschiedenen Schemata unterschiedlichen Kategorien zuzuordnen sind: es sind zum einen früh erworbene neuronal fixierte unmittelbare Erlebnisweisen (z. B. emotionale Vernachlässigung), zum anderen verinnerlichte Bewertungen (z. B. unerbittliche Ansprüche) und zum Dritten automatisierte Bewältigungsschemata (z. B. Unterordnung oder emotionale Gehemmtheit; vgl. dazu Roediger 2011, S. 79).

Jeffrey Young unterscheidet in diesem Zusammenhang nicht nur zwischen früh und spät entstandenen Schemata, sondern auch zwischen bedingungslos gültigen und bedingt gültigen Schemata. Unkonditionale (= bedingungslos gültige) Schemata stellen dabei den unmittelbaren Niederschlag von negativen Erfahrungen dar, während konditionale Schemata bereits Anpassungs- oder Bewältigungsversuche beinhalten. In den Domänen 1–3 werden im Wesentlichen bedingungslos gültige Schemata gebildet, indem die Grundbedürfnisse durch die Eltern direkt verletzt oder frustriert werden. Im Gegensatz dazu »opfern« die Kinder bei den Schemata der beiden folgenden Domänen sozusagen ihre selbstbezogenen Grundbedürfnisse, um die basalen Grundbedürfnisse auf der interpersonalen Ebene zumindest in Ansätzen befriedigt zu bekommen (vgl. Roediger 2011, S. 82). So kann beispielsweise das Schema »unerbittliche Ansprüche« verhindern, dass das Schema »Unzulänglichkeit und Scham« aktiviert wird – d. h., solange ein Mensch sich selbst unerbittlich antreibt, kann er dem Gefühl von Scham und Wertlosigkeit entrinnen. Oder der Verzicht auf Spontaneität und Freude (Domäne 5) kann ein Minimum an Kontrolle sichern und Unlust vermeiden helfen. Die konditionalen oder bedingt gültigen Schemata werden damit nicht als Abbild unmittelbaren Erlebens betrachtet, sondern als Reaktion des Kindes, als »innere Antwort« auf primäre Beziehungserfahrungen.

Bedingungslos gültige Schemata werden dabei in der Weise konzipiert, dass der jeweilige Mensch kaum eine Chance hatte, auf die zugrunde liegenden negativen Erfahrungen Einfluss zu nehmen – es handelt sich um eine »emotionale Wunde« (Roediger 2009), eine Vulnerabilität und beinhaltet die Abspeicherung der früheren leidvollen Erfahrungen. Wie eine körperliche Wunde bleibt ein Schema oft unbewusst, solange die Wunde nicht berührt wird. Wenn im späteren Leben ein Schema aktiviert wird, wenn zum Beispiel Panikattacken oder andere Symptome auftreten, die mit früheren angstauslösenden Erfahrungen assoziiert sind, reagiert die Betroffene höchst irritiert, da sie zunächst oft keinen bewussten Zugang zu diesen Erfahrungen herstellen kann.

Bedingungslos gültige (unkonditionale) Schemata spiegeln das unmittelbare Erleben des Kindes (wie emotionale Vernachlässigung, Autonomieeinschränkung, Fehlen realistischer Grenzen). Konditionale Schemata hingegen (wie Aufopferung, unerbittliche Ansprüche, »etwas Besonderes sein müssen« etc.) sind bereits als Bewältigungsprozesse zu verstehen oder wurden im Sinne des Modelllernens von relevanten Bezugspersonen übernommen.

Diese Beschreibung von prägenden emotionalen Erfahrungen, die sich in Form einer bleibenden »seelischen Wunde« zeigen, auf die Menschen keinen oder kaum Einfluss haben, ähnelt der Beschreibung der Auswirkung von Traumata als Erfahrungen, die ein vitales Diskrepanzerlebnis zwischen bedrohlichen Situationen und ihren individuellen Bewältigungsmöglichkeiten beinhalten und mit Gefühlen von Hilflosigkeit und schutzloser Preisgabe einhergehen (Fischer & Riedesser 1998). Dabei handelt es sich aber nicht um eine einmalige katastrophale seelische Erschütterung, sondern um wiederholte prägende Erfahrungen »Attachment-Trauma« oder »Relational-Trauma«, wie sie von Schore in ihrer Auswirkung auf die Neurobiologie der Gehirnentwicklung (1997) formuliert wurden.

Young beschreibt drei grundsätzliche Bewältigungsreaktionen, die dazu dienen, die mit der Schemaaktivierung verbundenen schmerzlichen Gefühle im Kontakt mit anderen Menschen zu reduzieren: Vermeidung, (Über-)Kompensation und Erduldung – als Ausgestaltung der biologisch angelegten Muster von Flucht, Kampf und Unterwerfung. Da die dysfunktionalen Schemata der vierten und fünften Ebene bereits selbst Bewältigungsprozesse darstellen, beziehen sich die drei genannten Bewältigungsreaktionen vor allem auf die dysfunktionalen Schemata der ersten drei Domänen, also Abgetrenntheit/Ablehnung, Beeinträchtigung von Autonomie und Leistung sowie Beeinträchtigung im Umgang mit Grenzen.

Bei der Schemavermeidung wird das Leben so gestaltet, dass das Schema (möglichst) nie aktiviert wird. Geht zum Beispiel ein Mensch sein Leben lang keine engen, intimen Beziehungen ein, so läuft er nicht Gefahr, frühe Verlassenheitsschemata zu aktivieren. Bei einer Überkompensation wird das Leben so gestaltet, als träfe das Gegenteil des Schemas zu – so können potenzielle Abhängigkeitsgefühle durch häufig wechselnde Beziehungen kompensiert werden. Hingegen wird bei Erduldung und Unterwerfung das Leben so gestaltet, wie es das Schema vorgibt – ein Mensch kann sich zum Beispiel in Beziehungen immer in die Rolle des aufopfernden Helfers begeben und dies für die einzige mögliche Form der Beziehungsgestaltung erachten.

> Welche Bewältigungsstile ausgebildet werden, hängt von konstitutionellen Aspekten, wie z. B. dem Temperament der Person, sowie den Einflüssen bzw. Reaktionen der Umgebung ab. Sie sind früh und unbewusst erlernt worden und stellen die damit bestmögliche Lösung dar, die Aktivierung negativer emotionaler Schemata zu minimieren (Roediger 2011, S. 88).

Roediger weist darauf hin, dass Bewältigungsreaktionen nicht per se pathologisch sind. Erst wenn Bewältigungsversuche bis ins Erwachsenenalter unverändert beibehalten und situationsübergreifend starr eingesetzt werden, spricht man nicht mehr von situativen Bewältigungsreaktionen, sondern von stabilen Bewältigungsstilen, die dann zunehmend dysfunktional werden, da der größer werdende Gestaltungsspielraum des Erwachsenenalters nicht für weiterentwickelte Problemlösungsstrategien genützt wird.

Bewältigungsreaktionen können situativ unterschiedlich eingesetzt werden und bei gefühlten Bedrohungen auch plötzlich wechseln. Es kann aber auch ein stabiler, fast durchgängig vorhandener Bewältigungsstil vorherrschen, zum Beispiel ein unterordnender, der möglicherweise erst ab der Lebensmitte durch das Auftreten diverser psychosomatischer Symptome zu wahrnehmbaren Beeinträchtigungen führt. Auch beim Auftreten von Symptomen wird der Zusammenhang zu früheren Lebenserfahrungen und Schemata häufig erst im Zusammenhang mit therapeutischer Unterstützung hergestellt. Starre Bewältigungsstile engen langfristig die Reaktionsmöglichkeiten eines Menschen ein und werden dadurch zunehmend dysfunktional. Oder, wie Roediger (2011, S. 94) es ausdrückt: »Im dysfunktionalen Bewältigungsstil ist ein früher noch funktionales Bewältigungsverhalten gewissermaßen ›geronnen‹ und kann sich nicht mehr weiterentwickeln.«

»Wo haben Sie das gelernt? Wann war das sinnvoll, so mit Kränkungen oder eigenen Bedürfnissen umzugehen?« sind Fragen, die wir auch in Systemischen Therapieprozessen stellen können, um die Aufmerksamkeit auf dysfunktionales Bewältigungsverhalten oder problemaufrechterhaltende FDV-Programme in einer nicht bewertenden Form zu stellen. Aus systemischer Perspektive sind diese biografischen Reflexionen jedoch kein notwendiger Bestandteil von Veränderungsprozessen: Strategische oder lösungsorientierte Ansätze kommen nicht nur ohne diese Art der Problemreflexion aus, sie sind hier sogar verpönt, weil die Erklärung eines Problems, das »Nachdenken« über das Problem, hier für einen Bestandteil des Problems, nicht der Lösung gehalten wird.

Für systemische TherapeutInnen ist das »Aufsetzen der biografischen Brille«, das Suchen nach lebensgeschichtlichen »Erklärungen« für aktuelle Schwierigkeiten daher Ergebnis einer Entscheidung, die weniger durch persönliche Vorlieben der Therapeutin als durch konkrete Anforderungen des »Falles« begründet werden sollte. Und wenn wir diese »biografische Brille« aufsetzen, sollten wir dies mit der Haltung konstruktivistischer Bescheidenheit tun: Wir erarbeiten mit KlientInnen ein »sinnstiftendes Narrativ«, ein Verständnis für das »Gewordensein«, in dem Ausmaß, in dem es für den aktuellen Veränderungswunsch oder die anstehende Entwicklungsaufgabe hilfreich und notwendig ist. Dabei ist der kognitive Aspekt von »Verständnis« oder »Erklärung« jedoch weniger relevant als der emotionale Anteil dieser »Einsichten«. Die Erfahrung zeigt, dass sich häufig erst über den »Umweg« der Biografie der Zusammenhang mit den Grundbedürfnissen herstellen lässt und diese einfühlsame Zuwendung zu den verletzten Grundbedürfnissen erst die Überwindung/Verabschiedung dysfunktionaler Schemata ermöglicht.

9.2 Theoretische Konzeptualisierung: Das Modus-Modell

Young entwickelte in den 90er-Jahren aufbauend auf dem Schema-Modell ein zweites Konzept, das sogenannte Modus-Modell. Während ein Schema nicht unmittelbar erleb- und beschreibbar ist, sondern eine abstrakte Beschreibung einer Erregungsbereitschaft im Sinne eines Persönlichkeitsmerkmals (trait) darstellt, ist ein Modus ein aktuell beschreibbarer und erlebbarer momentaner Zustand der Persönlichkeit (ein sogenannter »state«). In einem Modus können verschiedene aktivierte Schemata in Erscheinung treten.

> »Zu jedem beliebigen Zeitpunkt sind einige der von uns identifizierten Schemata … (einschließlich der Bewältigungsreaktionen) inaktiv oder im Ruhezustand, während andere durch die aktuellen Ereignisse aktiviert sind und unsere Stimmungen oder Verhaltensweisen dominieren. Der vorherrschende Zustand, in dem wir uns zu einem bestimmten Zeitpunkt befinden, wird als unser Schemamodus bezeichnet … Wie bereits erwähnt, kann dieser Zustand adaptiv oder maladaptiv sein. Wir alle wechseln im Laufe der Zeit von Modus zu Modus. Deshalb ist die Identifikation eines Modus die Antwort auf die Frage: ›Welche Gruppe von Schemata … manifestiert der Patient in diesem Augenblick?‹« (Young 2005, S. 74 f.)

Modi sind somit auf die Gegenwart bezogene vorübergehende Zustände, die alle Gedanken, Gefühle, Handlungsimpulse beinhalten, die in der momentanen Situation aktiviert sind, also die in jedem Moment gerade aktualisierten FDV-Programme (vgl. Ciompi 2002). In der Sprache der Synergetik entsprechen die Schemata den Attraktoren und die Modi den aktuell eingenommenen Ordnungszuständen (vgl. Roediger 2011, S. 96).

Das Konzept der Schema-Modi ist aus der Arbeit mit Borderline-PatientInnen hervorgegangen, weil hier eine genaue Schemaanalyse z. B. mit dem Young-Schema-Questionnaire zeigte, dass häufig fast alle Schemata einen hohen Punktewert erreichten, sodass sich daraus keine überschaubare Fallkonzeption entwickeln ließ. Statt der Differenzierung auf der abstrakten Ebene der Schemata erfolgt hier die Systematisierung der im Moment beobachtbaren Schemaaktivierungen.

> »Daraus zogen wir den Schluss, dass wir eine andere Analyseeinheit benötigten, die verschiedene Schemata zusammenfasst und es so erleichtert, mit ihnen umzugehen … Weil BPS-Patienten so labil sind, beschlossen wir, hinsichtlich ihrer Behandlung vom Trait-Modell abzurücken und uns stattdessen einem State-Modell zuzuwenden, dessen wichtigstes konzeptionelles Konstrukt der Schema-Modus ist … Bei jedem Patienten sind charakteristische Schema-Modi zu erkennen, womit die für den Betreffenden charakteristischen Gruppierungen von Schemata oder Bewältigungsreaktionen gemeint ist.« (Young 2005, S. 76 f.)

Therapeutisch relevant oder behandlungsbedürftig sind dabei die inneren Zustände (States, Modi), die in Bezug auf den jeweiligen situativen Außenreiz als unangemessen oder hinderlich erlebt werden.

Prinzipiell wird zwischen vier Formen von Modi unterschieden: der (gesunde) Erwachsenen-Modus, verschiedene Eltern-Modi und Kind-Modi sowie diversen dysfunktionalen Bewältigungs-Modi, die in diesem Spannungsfeld auftreten und zu Symptomen führen können. Die Kind-Modi, die Eltern-Modi sowie die dysfunktionalen Bewältigungs-Modi werden analog dem Schema-Modell noch weiter differenziert.

9.2.1 Innere-Kind-Modi

Die Kind-Modi sind nach Youngs Auffassung angeboren und bei allen Menschen zu finden. Sie sind oft mit intensivem Körpererleben verbunden und zeigen primäre Gefühlsreaktionen wie Ärger, Angst, Ekel, Trauer, Freude. Eines der ersten therapeutischen Ziele besteht darin, zu diesen Gefühlen, die oft hinter den Bewältigungs-Modi und Eltern-Modi versteckt sind, vorzudringen und KlientInnen dabei zu unterstützen, mit diesen Gefühlen in Kontakt zu kommen. Hier finden sich weitgehende Entsprechungen zu den primären Gefühlen in der Emotionsfokussierten Therapie (siehe Kapitel I.8.2).

Kind-Modi werden entsprechend der jeweils aktivierten Gefühle weiter differenziert in *»verletzbares Kind«,* einen Modus, in dem sich der betroffene Mensch verletzbar (oder bereits verletzt), schwach, hilflos, verlassen und ängstlich fühlt. Dies ist ein schmerzlicher Zustand, den Menschen nach Möglichkeit vermeiden oder zumindest nicht zeigen wollen. Ein anderer Kind-Modus ist das »ärgerliche (wütende Kind)«, das dazu neigt, aufgrund des Ärgers über nicht erfüllte Bedürfnisse zu handeln, ohne über die Konsequenzen nachzudenken. In diesem Zustand können Menschen auch von heftigen Neidgefühlen gequält werden oder sich – zumindest für den Augenblick – so kräftig und machtvoll fühlen, dass sie bereit sind, für die eigenen Bedürfnisse zu kämpfen. Im Modus des *»impulsiv-undisziplinierten Kindes«* will man das, was man begehrt, sofort bekommen, verweigert Anstrengung, gibt schnell auf, ist maßlos, fordernd und rücksichtslos. Im Zustand des *»glücklichen Kindes«* fühlen Menschen sich sicher, sind ruhig, entspannt und genussfähig.

In jedem Fall entspricht das Erleben im »Kind-Modus« den primären Basisemotionen im Sinne von Greenberg. Modi werden damit als passagere funktionelle Zustände definiert, nicht als stabile »Teilpersönlichkeiten«.

9.2.2 Innere-Eltern-Modi

Unter »*Innere(n)-Eltern-Modi*« werden die FDV-Muster verstanden, die sich durch die Internalisierung der Forderungen und Bewertungen von frühen Bezugspersonen entwickeln. Allerdings werden im Modus-Modell dabei nur die *dysfunktionalen Anteile* der komplexen Elternintrojekte erfasst (Roediger 2011, S. 117). Ein »fürsorgliches Eltern-Ich«, wie in der Transaktionsanalyse nach Eric Berne (1972) oder in der Ego-State-Therapie, wird in diesem Modell nicht explizit konzeptualisiert. Diese dysfunktionalen Inneren-Eltern-Modi zeigen sich in der Therapie in der Form von »negativen inneren Bewertungen«, wie eine innere Stimme, die überhart kritisiert, unerbittlich antreibt oder sagt, dass man sich schämen muss, nicht gut genug ist, sich mehr anstrengen muss …

Aus systemisch-konstruktivistischer Sicht ist zu bedenken, dass diese gefühlten Anforderungen, Erwartungen, die »verinnerlichte« Kritik oder Beschämung nicht konkret den Äußerungen des »realen Vaters« oder der »wirklichen Mutter« entsprechen müssen. Für viele KlientInnen ist es daher auch stimmiger, statt von »inneren Eltern« von inneren Antreibern, Kritikern, Abwertern oder Diktatoren zu sprechen, da der dysfunktionale Eltern-Modus zumeist ich-synton als eigene innere Stimme erlebt wird.

Diese komplexitätsreduzierende Fokussierung auf die dysfunktionalen Anteile der »Eltern-Modi«, die einem systemischen Verständnis aufs Erste sehr zuwiderlaufen, ermöglicht auf der anderen Seite einen überraschend schnellen und effektiven Zugang zu maladaptiven Mustern. Berichtet eine Klientin zum Beispiel von Situationen, in denen starke Selbstabwertung deutlich wird, kann die TherapeutIn nachfragen: »Wer genau sagt, dass Sie es nie im Leben schaffen werden, eine befriedigende Liebesbeziehung aufzubauen?« Häufig werden solche Aussagen sofort einem Elternteil zugeschrieben, in anderen Fällen lautet die Antwort: »Ich selbst sage das. Meine Erfahrungen bestätigen das.« Wenn dies der Fall ist, werden in weiterer Folge diese Sätze genauer herausgearbeitet, und es wird gemeinsam mit der Klientin nach einer Bezeichnung gesucht: »Das heißt, es gibt eine Seite in Ihnen, die sagt … du kannst es nie schaffen, eine glückliche Beziehung zu haben? Wie lautet diese Botschaft genau? Wie könnte man denn diese Seite nennen, die Ihnen das einredet?«

Sobald stimmige Formulierungen gefunden worden sind (gehen wir für die weitere Darstellung z. B. von einem »inneren Abwerter« aus), kann dieser »Anteil« oder »Modus« genauer erforscht werden, indem man die Klientin bittet, dem »Inneren Abwerter« auf einem zusätzlichen Sessel Platz zu geben. In einem weiteren Schritt wird herausgearbeitet, mit welchen verinnerlichten Eltern-Botschaften dieser Anteil verbunden ist. Dies kann entweder durch Dialog zwischen Erwachsenen-Ich und »Innerem Abwerter« und/oder durch Imagination herausgearbeitet werden. Das konkrete therapeutische Vorgehen wird im Interventionsteil genauer beschrieben.

Innere-Eltern-Modi wirken meist sowohl nach außen als auch nach innen, das heißt, KlientInnen bewerten andere Menschen meist nach denselben harten Regeln wie sich selbst – dies geschieht aber häufig verdeckt und zeigt sich erst im Laufe der Therapie deutlicher. Die nach außen gerichtete Entwertung oder Verurteilung anderer kann als »Identifikation mit dem Aggressor« verstanden werden: Es erfolgt eine Übernahme des Modells der Bezugsperson, wie diese mit anderen Personen umgegangen ist. Die nach innen gerichteten Eltern-Modi übernehmen hingegen die auf die eigene Person gerichteten Zuschreibungen, Forderungen und Bewertungen und können damit im schlimmsten Fall ein »Täterintrojekt« darstellen (vgl. Roediger 2011, S. 118).

Das Schema-Modus-Modell unterscheidet zwischen »strafenden« und »fordernden Eltern-Modi«, die jeweils nach innen oder außen wirken können. Der nach *innen* wirkende strafende Eltern-Modus führt zu negativer Selbstbewertung, mangelnder Selbstfürsorge bis zur Selbstverletzung oder im Extremfall zum Suizid. Im nach außen wirkenden strafenden Eltern-Modus werden Schwächen und Fehler anderer unnachsichtig geahndet und ihnen mit aggressivem Entwertungsverhalten begegnet. Bei manchen KlientInnen (v. a. Borderline-PatientInnen und Personen mit narzisstischer Persönlichkeitsstörung) zeigt sich auch nur der nach außen gerichtete strafende

Eltern-Modus, während das eigene Verhalten viel milder bewertet wird. Die nach außen gerichteten strafenden Innere-Eltern-Modi können sich vor allem auch im Umgang mit den eigenen Kindern und nahen Bezugspersonen sehr deutlich manifestieren, werden aber im Therapieverlauf zunächst oft nicht spontan berichtet.

»Fordernde Innere-Eltern-Modi« wirken nach *innen,* wenn KlientInnen sich bedingungslos der Erfüllung überhöhter Standards unterwerfen und Bedürfnisse nach Entspannung, Freude, Genuss vernachlässigen. Nach *außen* wirkend zeigen sie sich vor allem in überzogenen Ansprüchen an die Leistungen anderer, wie Kinder oder Mitarbeiter. In der therapeutischen Arbeit selbst werden meist zuerst die Bewältigungsstrategien deutlich, die entwickelt wurden, häufig kann erst dann Zugang zu den damit verbundenen maladaptiven Eltern-Modi gefunden werden.

Eine 38-jährige Klientin klagt darüber, dass sie bisher in ihrem Leben immer nur kurze Beziehungen hatte, die dann entweder von ihr oder der anderen Seite beendet wurden. Bei genauerem Nachfragen stellt sich heraus, dass sie einerseits sehr wählerisch ist und hohe Erwartungen an ihren möglichen Partner stellt, auf der anderen Seite aber auch von massiven Ängsten geplagt ist, den Partner wieder zu verlieren, verlassen zu werden, aber auch ihre Freiheit zu verlieren. Beginnt eine Beziehung mit einem potenziell interessanten Mann, dann aktivieren sich diese inneren Muster wie zwangsläufig, und sie beginnt den Mann und sich selbst mit Ängsten und Forderungen, aber auch Kritik und Veränderungsbestrebungen zu bombardieren, sodass ihr Gegenüber bald wieder die Flucht ergreift. Die innere Stimme, die ihr sagt, dass sie es nie schaffen wird, und die sie eigentlich vor unvermeidlichem Schmerz schützen möchte, konnte als »Vertreiberin« (Bewältigungsmodus) etikettiert werden, die die Männer einer nicht zu bewältigenden Prüfung unterzieht. Ihre Botschaft lautete: »Werde ihn am besten gleich wieder los, er wird dich sicher nur unglücklich machen. Du bist nicht in der Lage, eine gute Beziehung aufzubauen.« Nachdem die »Vertreiberin« den ihr gebührenden Platz auf einem Sessel gegenüber dem Erwachsenen-Ich der Klientin genommen hatte und ein erster Dialog mit ihr geführt werden konnte, wurde schnell deutlich, dass die Vertreiberin mit der mütterlichen Botschaft »Du bist nicht liebenswert. Keiner wird bei dir bleiben« assoziiert war.

9.2.3 Maladaptive Bewältigungs-Modi

In der Zwickmühle zwischen diversen Kind-Modi und den Ansprüchen der Eltern-Modi entwickeln Menschen *Bewältigungs-Modi,* um Entlastung für die starke innere Spannung zu finden. Auch bei den Bewältigungs-Modi fokussiert die Schematherapie auf dysfunktionale Bewältigungs-Modi, die zwar für Entlastung sorgen, aber langfristig Nachteile in der Lebens- und vor allem in der Beziehungsgestaltung mit sich bringen.

Bewältigungs-Modi versuchen die innere Spannung zwischen Kind-Modi und Eltern-Modi zu regulieren und folgen in ihrer Ausdifferenzierung den biologisch angelegten Mustern von Kampf, Flucht oder Unterwerfung. Sie werden zunächst als »ich-synton« erlebt im Sinne von »Ich muss so oder so reagieren, es bleibt mir keine andere Wahl«.

Bewältigungs-Modi werden in der Schematherapie wieder systematisiert und in drei Typen unterschieden. Dabei gibt es solche, die dazu dienen, sich den »Innere-Eltern-Modi« zu unterwerfen: »*Unterordnung, bereitwilliger Erdulder, Aufopferungs-Modus*« herrscht vor, wenn die Eltern-Modi als zu stark erlebt werden, um sich dagegen zu wehren. Eine weitere Kategorie stellen die sogenannten »*gefühlsvermeidenden Modi (Beschützer bzw. Selbstschutz-Modi)*« dar, die weiter unterteilt werden in distanzierte Beschützer, distanzierte Selbstberuhiger und aggressive Beschützer. Eine dritte Kategorie sind die »*überkompensierenden Modi (Übertreiber)*«, zu denen die Selbsterhöher (Wichtigtuer), der Pöbel- und Angreifer-Modus, der Manipulierer/Trickser/Lügner-Modus, der Zerstörer-Modus und der zwanghafte Kontrolleur fallen.

Zur Veranschaulichung sollen nun die einzelnen dysfunktionalen Bewältigungs-Modi konkreter dargestellt werden.

Im Unterordnungs-Modus zeigen Menschen ein stark unterwürfiges Verhalten und sind bereit, sich unter Verleugnung der eigenen Bedürfnisse übermäßig anzupassen aus Sorge, sonst bestraft oder zurückgewiesen zu werden. Oft haben diese Menschen auch die Tendenz, Beziehungen einzugehen, die selbstschädigend sind. KlientInnen, die nach dem *»Unterordnungs-Modus«* agieren, sind relativ häufig in der psychotherapeutischen Praxis anzutreffen. Das Muster ist verhältnismäßig einfach zu erkennen, allerdings ist die therapeutisch induzierte Veränderung oft durchaus herausfordernd.

Schwieriger zu erkennen und therapeutisch zu fokussieren sind die diversen Formen der *»gefühlsvermeidenden Modi«*. Der Modus des *»distanzierten Beschützers«* entsteht, wenn KlientInnen die Erfahrung machen, dass sie eine überwältigende äußere Situation weder aktiv bekämpfen noch vor ihr flüchten können, sodass nur der Weg nach innen bleibt. Es kommt zu passiv-vermeidenden Verhaltensweisen, zu starker Gefühlsabspaltung, Tagträumen, Depersonalisationsgefühlen bis hin zu Dissoziationszuständen. KlientInnen können auf den ersten Blick gelassen und erwachsen wirken, sie schildern scheinbar völlig unberührt diverse schmerzliche Erfahrungen, sie reden über Belangloses, und die Therapeutin merkt, dass sie nicht wirklich in Kontakt kommt. Auf Körpergefühle angesprochen, fühlen diese KlientInnen oft »gar nichts«, es ist »wie eine Mauer« oder auch »Nebel«. Traumaspezifisch ausgebildete KollegInnen bekommen zunehmend den Eindruck, dass die Klientin immer wieder von ihrem Erleben »dissoziiert« und dass es vermutlich dafür gute Gründe gibt. KlientInnen bezeichnen dies oft selbst als »Funktions-Modus«.

Damit verbunden oder auch unabhängig davon können *»distanzierte Selbstberuhiger«* wirksam werden, die dazu dienen, Spannungsregulation durch nach außen gerichtete Aktivitäten in selbstbetäubender Weise herzustellen. Dies kann exzessives Arbeiten oder Sport sein, Einkaufen oder Fernsehen oder die Einnahme psychoaktiver Substanzen.

Der *»aggressive Beschützer-Modus«* zeigt sich in einem passiv/aggressiven, manchmal auch fast feindseligen Verhalten, die therapeutischen Bemühungen werden oft entwertet. Der Sinn dieses Modus ist, »gefährliche Nähe« zu anderen zu verhindern, um eigenen schmerzlichen Gefühlen nicht zu nahe zu kommen. Hier gibt es Übergänge zu überkompensierenden Modi, allerdings hat der aggressive Beschützer-Modus noch einen abgrenzend-zurückweisenden Charakter, die Therapeutin fühlt sich eher ohnmächtig oder wird ärgerlich, aber noch nicht aktiv manipuliert.

Überkompensierende Modi (Kämpfer) entstehen im Gegensatz zu den angepassten oder gefühlsvermeidenden Modi dann, wenn bei einem unsicher vermeidenden Bindungsstil Kontrolle und die Erhaltung des gefährdeten Selbstwerts wichtiger werden als die Aufrechterhaltung von Bindung und Beziehung. Sie sind oft mit der Erfahrung von emotionaler Vernachlässigung verbunden, in der aber auch ein gewisser Spielraum für autonomes Verhalten gegeben war.

Die Schematherapie hat auch hier Differenzierungen und Benennungen gefunden; diese Beschreibungen überschneiden sich teilweise mit den Diagnosekriterien der narzisstischen oder dissozialen Persönlichkeitsstörung, was aus unserer Sicht ein konzeptuelles Problem darstellt, auf das gesondert eingegangen werden soll.

Im *»Selbsterhöher-(Wichtigtuer-)Modus«* verbindet sich ein »undisziplinierter Kind-Modus« mit den nach außen wirkenden »strafenden Eltern« in Überkompensation. Wenn man sich selbst als jemanden sieht, der »etwas Besonderes« ist, muss man sich nicht an die üblichen Spielregeln halten, verhält sich anderen gegenüber rücksichtslos und abwertend. Dieser Modus kann sich aber auch in einem übermäßig nach Aufmerksamkeit suchenden Verhalten zeigen.

> Ein Beispiel: Eine Klientin, die zu spät kommt, beschwert sich, dass ihre Vorgängerin nun diese Zusatzzeit in Anspruch nehmen konnte, und erwartet dafür eine Kompensation durch eine Verlängerung ihrer Therapiezeit.

Weitere Ausdifferenzierungen der aggressiven/überkompensierenden Modi finden sich bei KlientInnen, die schon mit dem Gesetz in Konflikt geraten sind. Im *»Pöbel-/Angreifer-Modus«* wird die Aggression nicht kindhaft-spontan eingesetzt wie im Modus »wütendes Kind«, sondern geplant, um andere absichtlich klein und gefügig zu machen. In diesem Modus können andere bewusst gedemütigt, bedroht oder auch effektiv geschädigt und verletzt werden.

Im Modus des *»Manipulierers, Tricksers, Lügners«* wird versucht, durch Tricks und Lügen Vorteile zu erschleichen. Andere werden gezielt ausgenützt und betrogen. In schwächerer Form zeigt sich dieser Modus auch bei manchen Rentenbegehren, wo Personen aggressiv Versorgung einklagen und Leistungen der Solidargemeinschaft beanspruchen, die ihnen nicht zustehen.

Im *»Zerstörer- oder Killer-Modus«* wird eine vorher entwertete andere Person gezielt kaltblütig bestraft und gequält. Die dominante Emotion ist Hass. Außerhalb der Forensik können solche Impulse bei KlientInnen auch ausschließlich in der Fantasie vorkommen.

Im Modus des *»Zwanghaften Kontrolleurs«* gibt es ein grundsätzliches chronisches Misstrauen gegenüber anderen, sodass Mitmenschen bevormundet und ständig kontrolliert werden.

So plausibel die Differenzierung der einzelnen Modi teilweise ist, so fragwürdig wird sie bei den überkompensierenden Modi, da hier der eigene Anspruch, »States« im Sinne von aktuell aktivierten passageren funktionellen Zuständen zu erfassen, nicht eingehalten wird. Die Beschreibung der überkompensierenden Modi beinhaltet eher »traits«, also recht stabile Persönlichkeitseigenschaften, die demzufolge eher an die Diagnosekritierien von narzisstischen oder dissozialen Persönlichkeitsstörungen nach ICD-10 oder DSM erinnern als an aktuell aktivierte Bewältigungsmodi. Roediger selbst schreibt über die Bewältigungsmodi: »Sie stellen übersteigerte und fixierte Persönlichkeitsstile dar.« Dies mag für den interessierten Praktiker keinen Unterschied machen, auf einer theoretisch konzeptuellen Ebene ist es sehr wohl problematisch, zumal auf diesen Bruch in der Konzeptbildung auch nicht explizit eingegangen wird.

9.2.4 Gesunder Erwachsenen-Modus

Neben all diesen dysfunktionalen Modi verdient der »*Modus des Gesunden Erwachsenen*« besondere Beachtung. In diesem Modus gelingt es, flexibel auf Anforderungen zu reagieren, mal kämpfend, mal sich unterordnend, mal sich zurückhaltend. Man ist in Kontakt mit seinen Gefühlen (Kind-Modi) und kann dysfunktionale Eltern-Modi entmachten.

> Damit verbindet dieser Modus eine sozial integrierte Leistungsfähigkeit, Verantwortungsübernahme und Zuverlässigkeit im Sinne der funktionalen Aspekte der Elternintrojekte mit den von den Kind-Modi vertretenen Grundbedürfnissen (Roediger 2011, S. 120).

Dies ist der Modus, der in der Therapie (weiter-)entwickelt und gestärkt werden soll, da er Grundbedürfnisse und primäre Emotionen wahrnehmen kann und ein breites Spektrum an Lösungsstrategien aufgebaut hat, um sich seinen Zielen entsprechend und dabei sozial verantwortungsvoll zu verhalten. Laut Roediger ist der gesunde Erwachsenen-Modus komplexer als die anderen Modi, weil er in drei Schritten arbeitet: Er kann eine selbstreflexive Funktion einnehmen, er kann verschiedene Handlungsoptionen abwägen und durch Selbstinstruktion neue Handlungen initiieren (Roediger 2011, S. 121).

Der »Gesunde Erwachsenen-Modus« ist der Modus, der der Klientin zu einer Neubewertung ihrer Situation und zu neuem und für sie günstigeren Verhalten verhelfen kann.

Grossmann bezeichnet diesen Modus als das »narrative Selbst« (Grossmann & Russinger 2011) und versteht darunter das »Netz narrativer Elemente« rund um das eigene Selbst, das im Kontext unserer vielfältigen Erfahrungszustände eine ordnende, strukturierende und regulierende Funktion aufrechterhält.

Um in Therapien diesen Modus zu thematisieren, empfiehlt sich eine Formulierung wie »die Seite von Ihnen, die mir diese Geschichte erzählt, der es gelingt, diese schwierigen Erfahrungen noch irgendwie zu beobachten, man könnte eventuell sagen ihr ›Beobachter-Selbst‹. Je nach Klient, therapeutischer Beziehung und Einführung in die gemeinsam verwendeten therapeutischen Konstrukte kann allerdings auch der Begriff »Erwachsenen-Modus« anschlussfähig sein.

Allgemein ist das Modus-Modell flexibler als das Schemamodell konzeptualisiert:

> »Die Suche nach adäquaten Begrifflichkeiten ist ein wichtiger Baustein einer guten therapeutischen Beziehung, da sich die Patienten in ihrem Erleben wahrgenommen und in ihren Strukturierungsbemühungen unterstützt fühlen … Innerhalb der vier Grundkategorien sind theoretisch beliebig viele konkrete Modi beschreibbar.« (Roediger 2001, S. 102)

9.3 Vergleichende Überlegungen zum Modus-Modell

Die Beschreibung der Modi zeigt große Ähnlichkeit mit der Transaktionsanalyse nach Berne, in der zwischen einem Erwachsenen-Ich, einem Eltern-Ich und einem Kindheits-Ich unterschieden wird. In der genaueren Ausformulierung gibt es jedoch auch Unterschiede. Berne (1972, S. 26) differenziert das Kindheits-Ich in ein »freies« (oder »natürliches«), in ein »angepasstes« (oder »ängstliches«) und in ein »rebellisches« (oder »trotziges«) und das Eltern-Ich in ein »fürsorgliches« beziehungsweise »natürliches« und ein »kontrollierendes« (oder »kritisches«). Das Erwachsenen-Ich wird, ähnlich wie der »gesunde Erwachsenen-Modus« der Schematherapie, als der rationale »Vermittler« zwischen den Ichzuständen gesehen. Es ist der Ich-Zustand, in dem der Mensch seine Umwelt objektiv einschätzt und in dem er die sich für ihn ergebenden Möglichkeiten und Wahrscheinlichkeiten aufgrund seiner bisher gemachten Erfahrungen berechnet (Berne 1972, S. 24). In der Folge haben Eric Berne und nachfolgende Autoren sowohl den therapeutischen Zugang zu den innerpsychischen Ich-Zuständen als auch ein differenziertes Transaktions-Modell entwickelt. »Was passiert, wenn mein ›rebellisches Kindheits-Ich‹ auf dein kritisches ›Eltern-Ich‹ trifft und welche weiteren Interaktionen oder ›Spiele‹ entwickeln sich daraus?«

Während also die Transaktionsanalyse gleichermaßen förderliche wie potenziell problematische Ich-Anteile konzeptualisiert, ist für die Schematherapie die Fokussierung der maladaptiven Muster typisch. Abgesehen vom »gesunden Erwachsenen« und dem »glücklichen Kind« werden primär dysfunktionale Modi beschrieben. Allerdings weist auch Roediger (2011, S. 100) darauf hin, dass selbst die dysfunktionalen Bewältigungs-Modi funktionale Grundtendenzen beinhalten. Sie seien nicht »per se dysfunktional, sondern abhängig von ihrem Ausprägungsgrad«. Therapieziel ist es dann, die funktionalen Grundtendenzen (in systemischer Diktion könnte man sagen: die »gute Absicht« des Anteils/Modus) unter Führung des gesunden Erwachsenen-Modus dosiert, situationsangemessen und flexibel einzusetzen.

Aus einer hypnosystemisch-ressourcenorientierten Perspektive lassen sich die beschriebenen dysfunktionalen Modi in der konkreten therapeutischen Arbeit (siehe Fallbeispiel unten) auch durch Ressourcen-Anteile ergänzen. Dabei kann alles genützt werden, was zu der Resilienz der Klientin beigetragen hat: positive Erfahrungen von Fürsorge durch Eltern oder andere wichtige Bezugspersonen, eigene geschilderte Stärken, die es ermöglicht haben, dass die Klientin die schwierigen Zeiten überstanden hat, oder auch die Beziehungen, die jetzt wichtig und unterstützend sind.

Die Stärke des Schema/Modus-Modells kann darin gesehen werden, dass ein plausibles und detailliert ausformuliertes Konzept des »psychischen Funktionierens« angeboten wird, das auch KlientInnen relativ leicht nahegebracht werden kann. Die dysfunktionalen Bewältigungsversuche werden als Lösungsversuche im inneren Spannungsverhältnis zwischen affektgeladenen, drängenden Kind-Modi und verbietenden, abwertenden oder fordernden Eltern-Modi nachvollziehbar. Andererseits werden aber auch ihre unerwünschten

Wirkungen deutlicher fassbar, da sie Leidensdruck erzeugen und oft genau das hervorbringen, was KlientInnen zur Therapie veranlasst hat, z. B. Essanfälle, Substanzabusus, Wutausbrüche etc.

Für KlientInnen, die selber keinen Zusammenhang zwischen ihren inneren Konflikten und dem Symptomverhalten herstellen, bietet das Schema/Modus-Modell eine nachvollziehbare Erklärung: Sie lernen, das Symptom(verhalten) als Bewältigungsstrategie vor dem Hintergrund des inneren Spannungsfeldes zwischen den affektgeladenen, drängenden Kind-Modi, die unmittelbar auf die Nicht-Erfüllung von Grundbedürfnissen reagieren (ängstliches, verletztes, wütendes inneres Kind – primäre Emotionen), und den internalisierten Verboten, Abwertungen oder Forderungen der Eltern-Modi zu verstehen.

Die detaillierte Auflistung von dysfunktionalen Bewältigungsstrategien kann der Therapeutin erste Ideen liefern, wie man das problematische Erleben oder Verhalten als (Not-)Lösungsversuch verstehen und benennen könnte. Begriffe wie »distanzierter Beschützer« oder »distanzierter Selbstberuhiger« sind für KlientInnnen oft gut anschlussfähig. Für die weitere therapeutische Zusammenarbeit empfiehlt es sich aber, neue, individualisierte Beschreibungen zu finden, die in Ko-Produktion zwischen Klientin und Therapeutin entstehen.

9.4 Therapeutisches Arbeiten mit dem (Schema-)Modus-Modell, Phasen der Therapie

Jede Therapie verläuft in verschiedenen Phasen, die idealtypisch unterschieden und voneinander abgegrenzt werden können. In der Praxis stellen sich die meisten länger dauernden therapeutisch induzierten Veränderungsprozesse jedoch diskontinuierlich dar, sie oszillieren zwischen Voranschreiten und Stagnation, es treten Schwankungen und auch Rückschritte auf, und häufig werden nach dem scheinbaren Erreichen des ursprünglichen Therapiezieles neue therapierelevante Themen präsentiert (Grossmann 2005). Dennoch kann ein Phasenmodell TherapeutInnen und KlientInnen einen wichtigen Orientierungsrahmen geben.

Für die Systemische Therapie beschreibt Grossmann (2007) die Makrostruktur der Therapie mit Herstellung des Therapiesystems, Verwirklichung des Therapiesystems sowie Auflösung des Therapiesystems, der die Mikroarchitektur, das Auffinden, Festigen, Sichern von Problem/Lösungsübergängen in jeder einzelnen Therapiesequenz gegenübersteht.

Roediger (2009) skizziert im Schema/Modus-Modell diesbezüglich eine Anfangsphase für Beziehungsaufbau und Diagnostik, einen Mittelteil der Problemaktivierung und Problemklärung, auf die eine Veränderungs- und Übungsphase folgt, sowie eine letzte Phase der Therapie, die der Stabilisierung und Ablösung dient. Der wesentliche Unterschied zu Systemischen Therapieprozessen besteht in der systematischen Diagnostik und Fallkonzeption am Anfang der Therapie. Darüber hinaus wird der Problemaktivierung im Hier und Jetzt und dem gezielten Üben der Veränderung mehr Gewicht zugesprochen.

9.4.1 Erste Phase: Herstellen einer tragfähigen Arbeitsbeziehung und Gewinnen einer gemeinsamen Problembeschreibung/Fallkonzeption

In der Schematherapie liegt auf der therapeutischen Beziehungsgestaltung ein besonderes Augenmerk: Sie soll im Sinne einer »begrenzten elterlichen Fürsorge« (»limited parenting«, Young 2005) gestaltet werden. Um KlientInnen in der Therapie korrigierende Erfahrungen im Zusammenhang mit sehr belastenden Gefühlen und Erinnerungen zu ermöglichen, muss der Therapeut die KlientInnen sehr feinfühlig und unterstützend durch den Prozess führen. Vor allem in der Problemaktivierungs- und Veränderungsphase soll ein aktiv fürsorgliches Therapeutenverhalten verwirklicht werden (Erreichbarkeit des Therapeuten für Notsituationen), das im weiteren Verlauf der Therapie dann durch größere Abstände zwischen den Sitzungen und zunehmende Selbständigkeit der Klientinnen langsam wieder reduziert wird.

Natürlich wird einer stabilen, empathischen und ressourcenorientierten Beziehungsgestaltung auch in der Systemischen Therapie ein hoher Wert eingeräumt. Allerdings werden KlientInnen in einer Systemischen Therapie üblicherweise weit weniger mit ihren belastenden Gefühlen und Erinnerungen konfrontiert, insofern bedarf ein schematherapeutisches Vorgehen einer noch stabileren und »krisenfesteren« therapeutischen Beziehungsgestaltung.

In der ersten Phase einer Behandlung nach dem Schema-Modus-Modell zeigen sich die Unterschiede zur Systemischen Therapie am deutlichsten. Zwar gibt es auch innerhalb der Systemischen Therapie einzelne Methoden, die einer umfassenden und systematischen Problemerfassung dienen (z.B. ideografische Systemmodellierung nach Schiepek), meist genügt es systemischen TherapeutInnen jedoch, durch zirkuläre Fragen das individuelle Problemverständnis der Klientin um die Sichtweisen relevanter Anderer zu bereichern und sich dann der Zielbeschreibung zuzuwenden. Insgesamt orientieren wir uns damit sehr viel expliziter an der Problemerzählung der Klientin und strukturieren diese weit weniger deutlich durch Expertenwissen. systemische TherapeutInnen können in der Regel für sich in Anspruch nehmen, einen konkreten Fall aus verschiedensten Perspektiven zu betrachten: lösungsorientiert, strukturell, strategisch, narrativ, hypnosystemisch, um nur die wichtigsten zu nennen. Gunther Schmidt hat dafür den bezeichnenden Begriff des »Realitätenkellners« gefunden: »Was darf's denn sein? Mit welcher Erklärung darf ich dienen?« Was auf den ersten Blick beliebig klingt, ist andererseits zwingende Konsequenz einer konstruktivistischen Grundhaltung. Die Reduktion aller in Therapien präsentierten Probleme auf ein Erklärungsmodell, sei es noch so umfassend, ist aus konstruktivistischer Sicht problematisch.

Schematherapie ist eine Weiterentwicklung der Verhaltenstherapie. Wenn KlientInnen wegen einer psychischen Störung in Therapie kommen, müssen schematherapeutisch weitergebildete VerhaltenstherapeutInnen früh die Entscheidung treffen, ob eine *symptombezogene Behandlung* (der Depression, der Angststörung, Essstörung etc.) durch kognitive Verhaltenstherapie erfolgversprechend ist, oder ob die *persönlichkeitstypischen Bewältigungsstrategien* wesentlich zur Aufrechterhaltung der Symptomatik beitragen. In diesem Fall wird ein schematherapeutischer Zugang gewählt. Die Entscheidungsgrundlage bilden eine ausführliche biografische Anamnese und therapeutische Beobachtungen in den Sitzungen. Tendiert die Therapeutin zu einem schematherapeutischen Vorgehen, kommen noch spezifische Erhebungsinstrumente zum Einsatz (Young-Schemafragebögen etc.), auf Basis derer eine jeweils individuelle Fallkonzeption erstellt wird.

Diese zentrale Unterscheidung treffen systemische TherapeutInnen nicht. Umgelegt auf systemische Therapieprozesse ginge es an diesem Punkt um die Entscheidung, ob mit dem üblichen Handwerkszeug der Unterschiedserzeugung in einem lösungsorientierten, narrativen oder strategischen Wirkverständnis gearbeitet werden kann, oder ob spezifische problemaufrechterhaltende Muster der intrapsychischen Selbstorganisation eine Erweiterung des Fallverständnisses notwendig machen, wie im Kapitel I.6 »Fallverständnis als professionelle Leistung« ausführlich beschrieben.

Bei einem schematherapeutischen Vorgehen verläuft der therapeutische Prozess dann von den vordergründigen Symptomen zu den dahinterliegenden Bewältigungsreaktionen. Wenn diese erkannt und benannt werden können, fokussiert der gemeinsame Erkundungsprozess die Inkonsistenz-Spannung zwischen den Bedürfnissen der Kind-Modi und den Anforderungen und Bewertungen der Eltern-Modi. Im Sinne der Konsistenztheorie nach Grawe (1998) treten klinische Symptome auf, wenn die üblichen Bewältigungsreaktionen zur Spannungsreduktion nicht mehr ausreichen. Erst wenn der Zugang zu diesen inneren Modi geschaffen wird, können neue gesündere Lösungen auf der Ebene des *gesunden Erwachsenen* gefunden werden.

Am Ende der ersten Therapiephase einer Schematherapie wird gemeinsam mit der Klientin eine Fallkonzeption erstellt. Das kann z. B. so lauten: »Wir arbeiten hier gemeinsam nicht nur am Verschwinden der Depression, sondern auch an ihren Bewältigungs-Modi der Unterwerfung unter die Wünsche anderer, des damit verbundenen innerlichen Rückzugs und dem Wechsel zwischen Selbstentwertung und überkompensierenden Rachefantasien, und wir haben einen gemeinsamen Überblick darüber gewonnen, welche inneren Kind-Modi und welche strafenden oder fordernden Eltern-Modi diese Bewältigungs-Modi aufrechterhalten.«

Um dies zu ermöglichen, muss sich die Therapeutin systematisch mit der Lebensgeschichte der Klientin beschäftigen und erste Hypothesen in Bezug auf mögliche Zusammenhänge mit dem Problemmuster formulieren. Sie sollte die grundlegende Konzeption und Sprache der Schematherapie vermittelt und für diese Art des Zugangs die Zustimmung der Klientin erhalten haben.

Durch immer wieder stattfindende kurze diagnostische Imaginationsübungen zu eingebrachten Themen gewinnen Therapeutin und Klientin einen Überblick in Bezug auf die relevanten Modi und können dies auch in grafischer Form explizit festhalten. Die Imaginationsübungen werden dadurch eingeleitet, dass Klientinnen gebeten werden, die sie gerade aktuell belastende Situation zu schildern. Dann fordert die Therapeutin die Klientin auf, mit geschlossenen Augen nochmals auf alle Emotionen unter besonderer Wahrnehmung der damit verbundenen Körpergefühle zu fokussieren und sie zu benennen. Die Klientin wird dann gebeten, mit diesen Gefühlen in die Vergangenheit in eine Szene zu reisen, wo diese Gefühle bereits aufgetreten sind.

Diese Technik entspricht der Affektbrücke mit hypnotischer Altersregression, wie sie von Watkins & Watkins (2003) formuliert wurde, und erfordert hypnotherapeutische Erfahrung. Konkret kann dies z. B. so formuliert werden: »Gehen Sie mit diesem Gefühl des Zorns, … mit dem Zorn, diesem Gefühl im Magen … fahren Sie mit dem Gefühl wie mit der Eisenbahn zurück in die Vergangenheit, wo Sie das zum ersten Mal gefühlt haben, … wo sind Sie, was geschieht da gerade?« (Watkins 2003, S. 156)

Am Ende der ersten Therapiephase steht jedenfalls eine grundbedürfnisorientierte Fallkonzeption, die grafisch als Modus-Landkarte dargestellt werden kann (vgl. Roediger 2011, S. 214 f.). Dabei werden typische Auslösesituationen, die als bedeutsam und schmerzlich erlebt werden und die zu typischen Schemaaktivierungen der KlientInnen führen, dazu verwendet, die damit verbundenen Modi zu erarbeiten. Dazu das folgende Fallbeispiel:

> Frau K. ist 41 Jahre alt und leidet unter wiederkehrenden depressiven Verstimmungen und Ängsten. Als besonders quälend empfindet sie Gefühle des Ungenügens und der heftigen Scham, die sie oft so stark überfallen, dass sie sich am liebsten nur noch vor der Welt verkriechen möchte. In den Therapiestunden fällt auf, dass sie die von ihr geäußerten Beschreibungen ihres emotionalen Erlebens wieder zurücknimmt, weil das »ja alles lächerlich ist« und »sie vermutlich nur selbst an allem schuld ist«.
>
> Frau K. berichtet von einer Situation, die sie aktuell beschäftigt hat: Sie lebt allein, hat eine neue Wohnung bezogen und versehentlich einen Brief, der an die Vorbesitzerin der Wohnung ergangen ist, geöffnet. Der Brief ist eine Mahnung der Fernsehgebührenstelle, die Vorbesitzerin ist eine alte Dame, die schon seit einigen Monaten im Pflegeheim wohnt.
>
> Die Klientin hat Angst, mit dem Öffnen des Briefes einen gravierenden Fehler gemacht zu haben, und ruft bei der zuständigen Behörde an *(aktivierter Modus: ängstliches Kind)*. Die zuständige Sachbearbeiterin wirkt nicht beruhigend, sondern ist unfreundlich, die Klientin wird ärgerlich *(Bewältigungsversuch: Überkompensation, aggressives Streitverhalten)*, sie gerät in eine Diskussion und wirft der Sachbearbeiterin vor, inkompetent zu sein. Darauf erklärt ihr die Sachbearbeiterin, die Klientin hätte das Briefgeheimnis verletzt und man könnte sie deswegen anzeigen, sie solle ihren Namen angeben. Die Klientin bricht aufgeregt das Gespräch ab und ruft ihren Vater an, um ihm die Situation zu schildern und um Hilfe zu bitten. Dieser wird auch wütend, schimpft zunächst auf die Behörde, fragt dann aber nach dem genaueren Ablauf und ihren Äußerungen der Sachbearbeiterin gegenüber. Als die Klientin zugibt, aggressiv geworden zu sein, wirft er ihr vor, einen groben Fehler gemacht zu haben. Dies führt zu einer Aktivierung des *Inneren-Eltern-Modus Beschämer (»Du*

hast uns Schande gemacht«). Die Klientin geht letztlich voll Angst selbst zur Polizei, um die Sache zu klären, und erfährt erst dort die nötige Beruhigung in Bezug auf ein objektiv betrachtet wohl minimales Fehlverhalten.

Mit der Klientin gemeinsam kann erarbeitet werden, was sie eigentlich gebraucht hätte, nämlich eine beruhigende Reaktion eines »vernünftigen Erwachsenen«, der die Sache wieder ins rechte Lot rückt. Die Schilderung dieser kleinen, aber typischen Situation ist Hintergrund für die spätere Bearbeitung bestimmter beschämender und angstauslösender Situationen in der Kindheit. Für diese Klientin ließ sich folgende Fallkonzeption erstellen:

1. Typische Auslösesituationen

Gegenüber Autoritäten: Ich bin sehr schnell verunsichert und glaube dann gleich, einen existenziell bedeutsamen Fehler gemacht zu haben.

Gegenüber KollegInnen, AuftraggeberInnen bei beruflichen (inhaltlichen und finanziellen) Auftragsklärungen: Ich weiß nicht, was ich verlangen darf. Ich schwanke zwischen der Tendenz, mich ausnützen zu lassen und mir daran dann in der Folge selbst die Schuld zu geben. Wenn ich dann ärgerlich werde, denke ich mir, dass ich mich schämen muss, weil ich nur ein schlechter und neiderfüllter Mensch bin.

2. Aktivierte Modi

Kind-Seite	Eltern-Seite
Ängstliches Kind	Innere Bestrafer, Beschämer
Wütendes Kind	Botschaft: *»Du machst der Familie Schande«*

3. Schemata

(unkonditional)	(konditional)
emotionale Vernachlässigung	Negatives hervorheben
Verletzbarkeit	Bestrafungsneigung
Unzulänglichkeit/Scham	

4. Dysfunktionale Bewältigungsversuche

1. Unterordnung, Selbstentwertung: Ich bin unfähig, muss mich schämen.
2. Wutausbrüche: Ich beschimpfe die andere Seite.
3. Hilfesuchendes Verhalten gegenüber dem Vater: Ich bekomme die Bestätigung meiner Unfähigkeit.
4. Distanzierter Selbstberuhiger: depressiver Rückzug, Aufschieben von Aufgaben, gelegentlicher Alkoholabusus.

5. Bessere Grundbedürfnisbefriedigung durch eine »erwachsene(re)« Lösung

Selbstberuhigung: Ich nütze meine Techniken der Selbstberuhigung (Wohlfühlort, Innere Helfer aktivieren, Kurztrance)

Hilfesuchendes Verhalten: Ich kontaktiere andere Personen, die ich für »vernünftig« und »beruhigend« halte.

Die individuelle Fallkonzeption (Moduslandkarte) wird gemeinsam mit der Klientin mithilfe von Informationen aus der Anamnese, der geschilderten Problemsituation sowie durch den Einsatz von Fragebögen und diagnostischen Imaginationsübungen erstellt.

Diese erste Phase einer Schematherapie dauert 5–10 Sitzungen, in dieser Phase werden, wenn nötig, auch Stabilisierungstechniken vermittelt.

9.4.2 Zweite Phase: Problemklärungs- und Problemaktivierungsphase

In dieser zweiten Phase soll eine Sensibilisierung für Schemaaktivierungen im Alltag erfolgen und durch korrigierende Erfahrungen in der Therapie (Entmachtung der Inneren Eltern und Zuwendung zur Kind-Seite) eine Distanzierung erreicht werden.

Zentrale Interventionen in der Problemklärungs- und Aktivierungsphase sind szenische Darstellungen und Dialogübungen mittels Stühlen. Ausgehend von aktuellen Problemsituationen im Leben der

Klientin soll das innere Spannungsfeld zwischen den verschiedenen Anteilen durch Positionswechsel zwischen den Stühlen und durch die Förderung von Dialogen zwischen den auf den verschiedenen Stühlen positionierten Modi veranschaulicht und bearbeitet werden.

Zunächst wird dafür ein Sessel als Position des »gesunden Erwachsenen« markiert. Es ist der Stuhl, auf den die Klientin auch während der Arbeit immer wieder zurückkehren kann, ihr sicherer Platz, von dem aus auch die weitere Arbeit geplant werden kann. Dann wird die Klientin gebeten, einen Sessel für den in einer belastenden Situation aktivierten Kind-Modus aufzustellen. Fragen wie »Was haben Sie in diesem Augenblick empfunden, welcher Anteil hat sich da in Ihnen geregt? …« dienen dazu, den »Kind-Modus« wahrnehmbar zu machen. Oft ist auch mehr als ein Kind-Modus an einer Szene beteiligt.

In einem nächsten Schritt wird versucht, einen Zugang zu den (bewertenden oder auch fordernden) Eltern-Modi zu finden. Hilfreich sind dabei Formulierungen wie »Was sagt die Stimme im Kopf dazu? Oder welche Gedanken oder innere Sätze laufen mit, wenn Sie diese Gefühle spüren … sich ängstlich und wütend zugleich fühlen?« Oder auch »Wenn Sie da das ängstliche und auch das wütende Kind sehen, was ist Ihre Reaktion auf diese Kind-Zustände? Was wäre das, was Sie zu den Kind-Anteilen sagen würden?« Bei dieser Frage wird oft ziemlich genau der Satz geäußert, der mit der internalisierten Eltern-Stimme verbunden ist. Bei der obigen Klientin war ein »abwertender Eltern-Modus« mit der Botschaft »Führ dich nicht so auf, du machst schon wieder alles falsch und machst uns Schande« beteiligt.

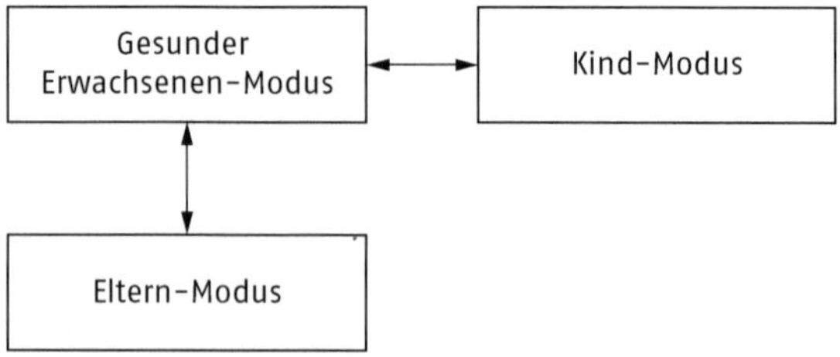

Grafik 1 Erwachsenen-Modus, Kind-Modus, Eltern-Modus

Manchmal braucht es einen Zwischenschritt, da die Botschaften der Eltern-Modi (noch) nicht zugänglich sind. Stattdessen antworten KlientInnen mit der Darstellung ihres Bewältigungs-Modus: »Es ist mir schlecht gegangen, ich habe mich zurückgezogen, der Tag war für mich gelaufen. Ich habe wieder einen Brechanfall bekommen etc.« Hier lässt sich durch eine Zwei-Stühle-Arbeit Zugang gewinnen, indem dem geschilderten Bewältigungs-Modus auf einem Stuhl Platz gegenüber dem Gesunden Erwachsenen Platz gegeben wird. Bei obiger Klientin wird der Bewältigungs-Modus als »Teil, der für depressiven Rückzug sorgt« etikettiert. Im Rollenwechsel zwischen »Erwachsenen-Position« und »depressivem Rückzug« kann in weiterer Folge erforscht werden, was es aus Sicht des »depressiven Rückzugs« nötig gemacht hat, so zu reagieren.

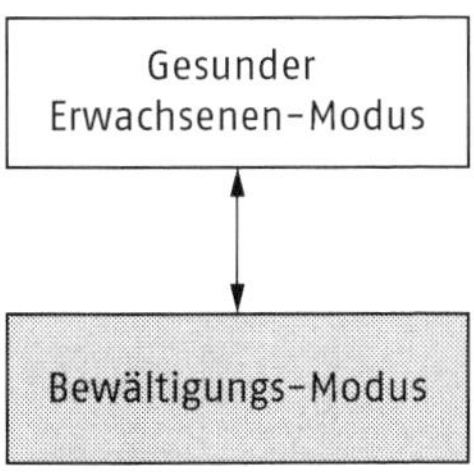

Grafik 2 Erwachsenen-Modus – Bewältigungs-Modus

In einem Wechsel zwischen therapeutisch angeleitetem Dialog, den die Klientin selbst mit ihren Modi führt, und unterstützendem Spiegeln der Therapeutin wird versucht, der Kind-Seite die Möglichkeit zu geben, die Gefühle auszudrücken und eventuell auch noch weitere bislang verdeckte Bedürfnisse, Verletzlichkeiten, aber auch unterdrückte Gefühle wie Wut oder Zorn zu äußern.

Auf der Eltern-Seite wird der »toxische Kern« der Bewertungen herausgearbeitet. Ob die realen Eltern wirklich diese abwertenden oder überfordernden Sätze geäußert haben, oder ob es sich eher um eine Vorstellung der Klientin über vermutete Ansprüche oder Einstellungen handelt, ist dabei von untergeordneter Bedeutung. Die szenische Bearbeitung wird *nicht* als *reale Rekonstruktion* der vergangenen Situation verstanden, sondern als Aufzeigen dessen, was in der Gegenwart an inneren Mustern, Stimmen und Kräften (in der Sprache der Synergetik: an Attraktoren) wirksam ist.

Wenn die Spannung zwischen Eltern-Modi und Kind-Modi ansteigt, fallen KlientInnen manchmal wieder in ihre alten »Bewältigungs-Modi« zurück und geben dem gerade aktualisierten Eltern-Modus recht. »Ich bin ja wirklich ein jämmerlicher Wicht, dass ich nicht einmal so eine ›Alltagsbanalität‹ gut hinkriege.« Wenn KlientInnen in dieser Art in Selbstabwertung verfallen und sich jegliche Selbstfürsorge schuldig bleiben, weil sie sich vollständig mit dem inneren Kritiker identifizieren, helfen Fragen, die der De-Identifikation dienen, wie »Glauben Sie, dass Sie mit diesen beschämenden Gefühlen auf die Welt gekommen sind? Haben Kinder das verdient, so behandelt zu werden? Wenn das Ihr eigenes Kind (Ihre Nichte, ein Kind in Ihrer Klasse … etc.) wäre, wie würden Sie dann reagieren …?«

Letztlich sollten alle für die geschilderte Situation relevanten Modi etabliert, d. h. in der Vorstellungswelt des Betroffenen verankert und explizit thematisierbar sein (Erwachsenen-Modus, Kind-Modi, Bewältigungs-Modus, Eltern-Modi), bevor die Arbeit in die Veränderungs- und Übungsphase voranschreitet.

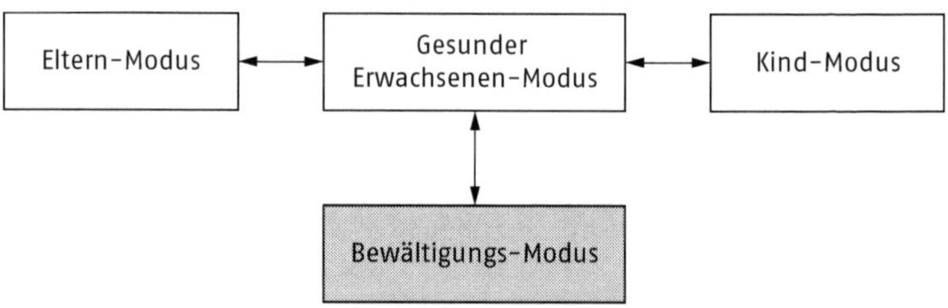

Grafik 3 Problembild: Erwachsenen-Modus, Kind-Modi, Eltern-Modi, Bewältigungs-Modus

In der klassischen schematherapeutischen Arbeit wird bereits in dieser Phase der Therapie der problemaktualisierende Dialog zwischen Kind-Modi und Eltern-Modi affektiv »angeheizt«. Zugunsten der Problemaktualisierung wird hier vorerst darauf verzichtet, KlientInnen einen Stuhl des »Gesunden Erwachsenen« als Vermittler und beruhigenden Gegenpol anzubieten. Im Gegenteil: Die Therapeutin steigert die Spannung und Polarisierung durch verschärfte Paraphrasierung (»Wie geht es dann dem Kind dabei, wenn der Eltern-Modus das sagt? Wie geht's dem Eltern-Modus, wenn das Kind sich so gierig, wütend, … zeigt?«). Dabei wird die Kind-Seite von der Therapeutin mit »Du« und die »Eltern-Seite« mit »Sie« angesprochen. Die Klientin wechselt dabei zwischen den Sesseln und fühlt damit den Schmerz des Kindes und die »Härte« der Eltern-Botschaften und die Zerrissenheit dazwischen.

Aus systemisch-ressourcenorientierter Sicht wäre zu empfehlen, am Beginn der Erarbeitung der relevanten Modi etwas behutsamer vorzugehen, indem von Anfang an der Stuhl des »Gesunden Erwachsenen« etabliert wird. Für die Kind-Modi, Eltern-Modi und Bewältigungs-Modi werden Stühle aufgestellt, aber vorläufig nicht »besetzt«. Die Modi und ihre Botschaften werden zunächst nur aus der sicheren Position des »Gesunden Erwachsenen« beschrieben. Dabei können die Kind-Modi tendenziell eher »zuhören«. Zusätzlich kann die Position des »Gesunden Erwachsenen« durch diverse Ressourcen-States (»Innere Stärke«, »Achtsames Selbstmitgefühl« siehe Fallbeispiel Rescripting) verstärkt werden, indem auch diese symbolisch in Form von Blumenstöcken etc. aufgestellt werden.

Affektiv wenig stabile KlientInnen sollen erst dann die Position des Inneren Kindes auf dem Sessel »besetzen«, wenn sichergestellt ist, dass sie sich in der Position des »gesunden Erwachsenen-Modus« verständnisvoll und tröstend dem Kind-Modus zuwenden können und nicht mehr in eine Identifikation mit den verletzenden, beschämenden oder überfordernden Eltern-Modi verfallen.

Die Klientin gewinnt am ehesten Vertrauen in den Prozess, wenn sie durch das Erlernen verschiedener Stabilisierungstechniken schon eine erste Erleichterung in Bezug auf ihr Leiden erhalten hat. Auch wenn diese Stabilisierungstechniken in der Schematherapie weniger explizit ausformuliert sind, empfiehlt es sich aus Sicht der Autorinnen, in der therapeutischen Arbeit mit affektiv hoch belasteten KlientInnen immer eine gute Balance zwischen Ressourcenförderung und Stabilisierungstechniken und der Fokussierung auf die schmerzhaften inneren Prozesse zu schaffen. Einige der besonders nützlichen

Stabilisierungstechniken werden im Interventionsteil konkret dargestellt.

Zusätzlich sollten KlientInnen in dieser Phase explizit dabei unterstützt werden, im Sinne der Stabilisierung im Alltag positive Aktivitäten aufzubauen (Ressourcenförderung, z. B. in Form von Bewegung, Genuss erlauben) und – sofern dies anschlussfähig ist – gut für die Kind-Anteile zu sorgen, wofür bestimmte Rituale nützlich sein können (z. B.: »Nehmen Sie einmal täglich Kontakt auf mit Ihrem verletzten Kind und versichern Sie ihm aus Ihrer heutigen Position der Stärke, dass es nicht schuld ist an all den Verletzungen, dass es sich diese Kränkungen nicht verdient hat und dass die Zeit kommen wird, wo die Menschen respektvoll und wohlwollend mit ihm umgehen werden«.).

9.4.3 Dritte Phase: Veränderungs- und Übungsphase

Der erste Teil des Veränderungsprozesses besteht darin, die aktivierten Modi klar zuordnen und den Bezug zu »vergangenen Erfahrungen« auch emotional herstellen zu können. Roediger schreibt dazu: *»Die Einsicht in das Modell wird in Momenten der emotionalen Aktivierung immer wieder mit den Erlebniszuständen verbunden, und dadurch wird aus der* (kognitiven – Anmerkung der Autorinnen) *Einsicht ein* (emotional wahrnehmbares – Anmerkung der Autorinnen) *Erlebnis.«* (Roediger 2011, S. 142)

Der Übergang von der Klärungsarbeit zur Verhaltensveränderung wird dabei durch einen angeleiteten kleinstufigen Prozess gefördert, der mit dem Akronym BEATE: Benennen – Erkennen – Anerkennen – Trennen – Einbrennen, beschrieben wird (Roediger 2011, S. 324–329).

Benennen: Das momentane Erleben wird in Worte gefasst, es wird »markiert«. *»Damit wird die bewusste Selbstregulationsfähigkeit überhaupt erst hergestellt und der ›Autopiloten-Modus‹ unterbrochen.«* Das Benennen sollte relativ neutral erfolgen, das senkt die Erregung, führt zurück ins emotionale Toleranzfenster, indem es ein Umschalten auf den rational-kognitiven Lösungs-Modus ermöglicht.

Erkennen: Sobald der aktuelle Aktivierungszustand wahrgenommen und mit einem sprachlichen »Etikett« markiert worden ist, kann eine Beziehung zu früheren ähnlichen Erlebniszuständen hergestellt werden. So kann zum Beispiel die aktuelle »Wutaktivierung« in einer partnerschaftlichen Streitsituation mit einem Gefühl, das im Kind-Modus mit ängstlichen und verletzten Gefühlen assoziiert ist, in Verbindung gebracht werden. Bezeichnungen wie »Das sind alte Gefühle«, meine »Verletzungsschublade« wurden aktiviert, schaffen Distanz zu den aktualisierten Kränkungs-, Wut- oder Angstgefühlen.

Anerkennen: Das Anerkennen der aktuellen Situation und auch das Zulassen der damit verbundenen schmerzhaften Gefühle fördert die Akzeptanz. Die Einsicht, dass die »alte Schublade« geöffnet wurde, mindert die Inkongruenzspannung. Die Anerkennung, dass etwas jetzt so empfunden wird, auch wenn es unerwünscht und schmerzlich ist, wirkt meist schon entlastend. Allerdings sind die Anerkennung der erlebten emotionalen Verwundungen und die Einsicht in die in diesem Zusammenhang entwickelten Bewältigungsstrategien ein aufwühlender und schmerzhafter Prozess. Oft wird hier auch intensive Trauer empfunden sowohl über die Verletzungen als auch über die damit verbundenen destruktiven Bewältigungsversuche. Dennoch ist diese Trauerphase »ausdrücklicher Bestandteil der Schematherapie« und sollte nicht umgangen oder abgekürzt werden, da das »Betrauern« als Voraussetzung für das Aufgeben der destruktiven Bewältigungsstrategien betrachtet wird.

Erst nach dieser Phase der »Trauerarbeit« ist eine innere Neubewertung und Neuorientierung möglich: Wo will ich jetzt hin? Welche Lösungsmöglichkeiten eröffnen sich jetzt? Wenn KlientInnen sich nicht mehr als Opfer der schemaaktivierenden Auslösesituationen erleben, sondern Verantwortung dafür übernehmen, in diesen Situationen aus ihren alten Mustern herauszutreten, können neue Zielvisionen entstehen. KlientInnen können sich auf die Visualisierung eines symptomfreien Zustandes (eventuell durch Time-Line-Arbeit oder Zukunfts-Trance) einlassen, aber auch klassische lösungsorientierte Fragen können dann neue Perspektiven eröffnen.

Trennen: Die Erfahrung, dass Gefühle nachlassen, wenn man sie nicht mehr bekämpft und die dahinterliegenden (verletzten) Grundbedürfnisse anerkennt, hilft dabei, sich von alten Bewältigungsmustern zu trennen und neue Verhaltensweisen zu etablieren. Manchmal wird dieser Prozess dadurch erleichtert, dass sich KlientInnen den abgespaltenen Kind-Modus als reales Kind vorstellen, das sie bewusst in die Entscheidung über das neu zu etablierende Verhalten einbeziehen.

Einbrennen: Die neuen Verhaltensweisen werden durch explizites Erfragen der positiven Effekte gefördert und gefestigt. Erst durch Wiederholungen und bewusste Aufmerksamkeitsfokussierung wird das neue Verhalten »gebahnt« und kann künftig schneller aktiviert werden.

9.4.4 Vierte Phase: Beibehaltungs- und Ablösungsphase

Um automatisierte emotionale Reaktionen (»alte Verletzungsschubladen«) und damit verknüpftes dysfunktionales (Bewältigungs-)Verhalten nachhaltig ablegen zu können, muss der Zugang zu neuen Mustern (FDV-Programmen) immer wieder geübt und stabilisiert werden. Und – dieses neue Muster muss mehr sein als ein kognitives Konzept, mehr als ein Narrativ, mehr und etwas anderes als ein »guter Vorsatz«. Das »erwünschte Neue« muss als etwas bereits Erfahrenes sinnlich verankert sein. Es geht um ein positiv besetztes Ziel, das mit wünschenswerten Gefühlen einhergeht und mit der konkreten Erfahrung verknüpft ist, dass dieses neue (Interaktions-)Verhalten oder Erleben einen »Unterschied macht, der einen Unterschied macht«. Viele hypnosystemische Methoden können hier hilfreich sein, um diese alternativen Erfahrungen auf allen Sinnesmodalitäten zu verankern (Arbeit mit Metaphern und Symbolen, Verknüpfung mit einer Körperressource, Time-Line-Arbeit etc.).

Menschen können lernen und müssen sich darin üben, auf »Trigger«, die die identifizierten unerwünschten Fühl-Denk-Verhaltensprogramme auslösen, mit selbstberuhigenden Sätzen und Gedanken zu reagieren: »Lass es, gewinne Abstand. Es geht vorbei.« Hier gilt der buddhistische Lehrsatz »Ein Gefühl ist nur ein Gefühl, ein Gedanke nur ein Vorschlag, die Welt jetzt so zu sehen. Nimm es wahr, benenne es, begrüße es und lass es gehen …« (Roediger 2011, S. 328)

In diesem Zusammenhang empfiehlt es sich, in der Therapie positive innere Dialoge mit hilfreichen Sätzen anzuregen und sie KlientInnen zum Einüben mit nach Hause zu geben. Die Schematherapie hat dazu ein eigenes Übungsblatt für innere Dialoge entwickelt (download unter http://www.schematherapie-roediger.de/blatt/index_blatt.htm). Beobachtungsaufgaben, Verhaltensaufgaben sowie die Anregung, in einem Therapietagebuch alle gelungenen Erfahrungen festzuhalten, die dann in der Therapie wieder besprochen werden, können diesen Prozess unterstützen und festigen.

Bei allen Bemühungen um Veränderung müssen KlientInnen darauf vorbereitet werden, dass ihre Hoffnung, nie wieder in unerwünschtes Erleben und Verhalten zurückzufallen, nicht realistisch ist. Einmal gebahntes Verhalten kann nicht gelöscht werden – aber es ist möglich, »alte Verletzungs-Schubladen« schneller wieder zu schließen und neue zieldienlichere zu öffnen. Bis das neue Verhalten auch neuronal gebahnt und gefestigt ist, braucht es viel Ermutigung und wiederholtes Üben.

Sowohl in der Veränderungs- und Übungsphase als auch in der Beibehaltungs- und Ablösephase zeigt sich nochmals ein deutlicher Unterschied der Therapiekonzeption zwischen Systemischer Therapie und Schematherapie. Während systemische TherapeutInnen Veränderungen »anregen« und eventuell noch mit Hausaufgaben verknüpfen, sehen SchematherapeutInnen therapeutisch induzierte Veränderung als etwas an, das »gelernt« werden muss, um stabil zu bleiben. Lernen erfordert bekanntermaßen Übung und Wiederholung.

In der IRRT (imagery rescripting and reprocessing therapy), einer von Schmucker & Köster (2014) entwickelten schematherapeutisch fundierten Methode zur Behandlung von Traumafolgestörungen, werden darüber hinaus KlientInnen aufgefordert, die auf Tonband aufgenommenen Trauma-Konfrontations-Sitzungen zu Hause täglich anzuhören und jeweils ihren Spannungsgrad (SUD) zu notieren, um den in der Stunde erarbeiteten »emotionalen Shift« zu verankern und zu sichern.

9.5 Wie kann das professionelle Fallverständnis systemisch arbeitender TherapeutInnen durch das Schema-Modus-Konzept angereichert werden?

Die grundsätzliche Annahme, dass klinische Symptome im Zusammenhang mit einer anders nicht bewältigbaren Inkongruenzspannung zwischen »Persönlichkeitsanteilen« auftreten, wird in leicht unterschiedlicher Form von verschiedenen Therapieansätzen vertreten.

In der Systemischen Therapie wurde v. a. das Konzept der »inneren Familie« von Schwartz (1997) rezipiert, der neben einem »Selbst«, dem er prinzipiell die Fähigkeit zur »weisen Führung« zuschreibt (vgl. Gesunder Erwachsener), ebenfalls drei Gruppen von inneren Anteilen beschreibt. Die erste Gruppe bezeichnet auch Schwartz als »Innere-Kind-Anteile« oder die »Verbannten«, da sie Träger von verletzten, wütenden oder anderen schmerzhaften Gefühlen sind. Dies entspricht den Kind-Modi der Schematherapie. Die zweite Gruppe nennt er die »Manager«, wie z. B. der »innere Perfektionist« oder der »innere Abwerter«. Das sind Anteile, die die innere Ordnung aufrechterhalten, sich schützend und strategisch verhalten und versuchen, die Gefühle der »Verbannten« nicht zu stark in den Vordergrund treten zu lassen, um eine Gefühlsüberflutung zu verhindern. Damit weisen die »Manager« Merkmale von Eltern-Modi und Bewältigungsstrategien auf. Die dritte Gruppe wird als »Feuerbekämpfer« bezeichnet, diese reagieren automatisch, sobald ein verbannter Teil aktiviert ist.

»Sie tun, was sie für notwendig halten, um der Person zu helfen, sich von den gefürchteten verbannten Gefühlen abzutrennen oder sie auszulöschen, ohne den Folgen ihrer Methoden große Beachtung zu schenken … Techniken der Feuerbekämpfer umfassen oft sich betäubende Aktivitäten wie Selbstverstümmlung, unmäßiges Essen, Drogen oder Alkoholmissbrauch …« (Schwartz 1997, S. 85)

Damit entsprechen die »Feuerbekämpfer« den Symptomen, die auftreten, wenn es den Managern nicht mehr gelingt, die Gefühle der »Verbannten« zurückzudrängen.

Auch in der hypnoanalytischen Ego-State-Therapie nach Watkins (2003), Hartmann (2009) und Fritzsche (2013) werden Symptome als Ergebnis von Spannungen und Konflikten zwischen einzelnen Ego-States oder auch verbunden mit schmerzlichen oder auch traumatischen dissoziierten Gefühlsanteilen verstanden.

»Symptomassoziierte und traumatisierte Ego-States benötigen dringend Unterstützung. Das Ego-State-Modell geht davon aus, dass es damals – zur Zeit ihrer Entstehung – keine bessere Lösung gab. Das Symptom stellt den bestmöglichsten Bewältigungsversuch eines Problems, einer Krise, eines Konflikts oder einer Traumatisierung dafür dar, die innere Konsistenz wiederherzustellen und letztlich dafür zu überleben. Diese Grundannahme ermöglicht vielen Patienten eine neue Sichtweise und eröffnet neue psychotherapeutische Möglichkeiten.« (Fritzsche 2013, S. 85)

Von hypnosystemischer Seite (G. Schmidt 2007, persönliche Mitteilung) kommt die Empfehlung, Symptome in Sinnbezüge zu »übersetzen«. Sinnbezüge können z. B. in Bezug auf konflikthafte Loyalitäten hergestellt werden: »Bei diesen rauschhaften Exzessen trinken sie sich geradezu zu ihrer Mutter wieder hin.« Symptome können aber auch aus inneren Dilemmata heraus verständlich gemacht werden: »Eine Seite von Ihnen will höchste Leistung und höchste Perfektion, und das ununterbrochen. Eine andere, vernachlässigte, hungrig gebliebene Seite will auch endlich einmal Aufmerksamkeit. Wenn die dann am Abend zu stark wird, fallen Sie wieder in Ihr altes Ess-Brechverhalten zurück.« Symptomverhalten kann aber auch als Bewältigungsreaktion in einer äußerst schmerzlichen oder traumatisierenden Belastungssituation verstanden werden, was dann dem Erklärungsmodell der Schematherapie am nächsten kommt.

Dem interaktionellen Aspekt des Problem- oder Symptomverhaltens, dem in der Systemischen Therapie üblicherweise besondere Aufmerksamkeit geschenkt wird, im Sinne von »Welche Bedeutungsgebungen gibt es um das Problem/Symptomverhalten herum und welche Interaktionen und Verhaltensweisen hat das zufolge«, sowie der kontextspezifischen Variabilität des Verhaltens (Ausnahmen, Unterschiede) wird zugunsten der Annahme eines stärker intrinsisch motivierten, rekursiven, sich wiederholenden Musters weniger Aufmerksamkeit geschenkt. Auch setzt ein solcher Zugang voraus, dass die Therapeutin sich bei aller notwendigen Behutsamkeit und Kunst der Beziehungsgestaltung als Expertin in Bezug auf das Erkennen und Herausarbeiten dieser Muster definiert und die Klientin dafür auch aktiv gewinnen kann.

Das Modell der »inneren Familie« von R. Schwartz, das Modell der Ego-State-Therapie (Watkins 2003, Fritzsche 2013) oder der hypnoanalytischen Teilearbeit (Peichl 2012) haben vieles gemeinsam: Sie alle basieren auf der Grundannahme der Multiplizität von Persönlichkeit, d. h. dass die Persönlichkeit eines Menschen aus verschiedenen »Anteilen« bestehend gedacht wird. Das ist aus systemtheoretischer Perspektive kein Problem, solange wir diese »Anteile« nicht substanziell-ontologisierend, sondern »operativ«, d. h. als Abfolge sich wiederholender selbstorganisierender Operationen, konzeptualisieren. Damit finden wir uns auch im Einklang mit einem neurobiologisch fundierten Verständnis psychischer Aktivität, wie im Kapitel I.4.2 bereits ausführlich dargestellt.

Während also die Beschreibung von häufig wiederkehrenden problematischen Erlebnismustern (egal ob wir sie FDV-Programme, dysfunktionale Schemata, Ego-States oder Modi nennen) mit einer systemtheoretischen (v. a. synergetischen) Modellbildung gut vereinbar ist, gilt dies nicht für die Formulierung eines allgemeingültigen pathogenetischen Erklärungsmodells, wie sie von verschiedenen Therapieansätzen vorgenommen wird. Diese systemtheoretische Kritik lässt sich gegen das Schwartz-Modell genauso richten wie gegen alle anderen Teilemodelle, die für sich in Anspruch nehmen, das Entstehen von Störungen und/oder Symptomen aus früheren biografischen Ereignissen verlässlich erklären zu können.

»Feuerlöscher«, verletzte Kind-Modi oder strafende Eltern-Modi sind hypothetische Konzepte, die die Aufrechterhaltung problematischer Erlebens- und Verhaltensmuster erklären und bestimmte Interventionen nahelegen, allen voran Teilearbeit mit affektaktualisierender Bearbeitung biografischer Szenen. Wenn im Gegensatz dazu Kurt Ludewig von »Problem-Ichs« in Form von »festgefahrenen leidvollen Selbstvorstellungen und/oder Vorstellungen einer bedrohlichen Umwelt« spricht, adressiert er in dieser Formulierung vor allem den kognitiven Aspekt der »Vorstellung«. Deshalb sieht er auch die Aufgabe systemischer Einzeltherapie darin, »eine Kommunikation in Gang zu setzen, die andersartige Ichs aktualisiert und es so ermöglicht, die negativen Vorstellungen und die daraus resultierenden Handlungen durch erfreulichere zu ersetzen« (Ludewig 2013, S. 214). Dieser Wirkmechanismus wird in lösungsorientierten oder narrativen Therapien realisiert, reicht aber nicht immer aus, um auf der emotionalen Ebene stark gebahnte Attraktoren abzuschwächen. In diesen Fällen kann eine gezielte Bearbeitung emotionalen Erlebens mit affektaktualisierenden, erlebnisorientierten Interventionen, wie sie von der Schematherapie oder der Emotionsfokussierten Therapie entwickelt worden sind, auch in Systemischen Therapieprozessen erwogen werden. Dabei sollte jedoch nicht übersehen werden, dass wir das Interventionsterrain konversationaler konstruktivistischer Therapie verlassen, weil wir nicht mehr Bedeutungen verhandeln, hinterfragen, dekonstruieren und im Gespräch neue schaffen, sondern spezifisches Erleben induzieren, und zwar auf Grundlage eines pathogenetischen Modells, das uns zwar plausibel erscheinen mag, aber mit einer erkenntniskritischen Haltung schwer zu vereinbaren ist.

Was heißt das für die Anwendung? Zunächst zumindest das eine: Kurt Ludewigs Aufforderung »Interveniere bescheiden« bleibt aufrecht. Großräumige erlebnisorientierte Methoden, die schmerzhafte Emotionen aktualisieren und das »Durcharbeiten« derselben erfordern, gehören nicht zum Standardrepertoire systemischer Gesprächsführung. Es sind »voraussetzungsreiche« Interventionen, sowohl was die »technischen Anforderungen« an die Therapeutin betrifft wie auch in Hinblick auf das zugrunde liegende Fall- und Störungsverständnis. Andere Methoden der Teilearbeit, wie das positive Externalisieren von Grossmann oder das Arbeiten mit dem »Inneren Parlament« nach G. Schmidt (1989), sind in Hinblick auf ihre Prämissen (Wie erklären wir uns psychische Symptome und wie verstehen wir den Wirkmechanismus der Intervention?) leichter in systemische Therapieprozesse einzuweben. Wenn wir uns für das Durcharbeiten belastenden biografischen Materials mit schematherapeutischen Methoden entscheiden, müssen wir für diesen Fall auch das Erklärungsmodell der Schematherapie für zutreffend und »notwendig« halten. Diese Methoden sollten nicht bei Gelegenheit »ausprobiert« werden (»Therapie ist kein Abenteuerspielplatz«, Corinna Obrist, mündliche Mitteilung), sondern auf der Basis einer professionellen Fallkonzeptualisierung gezielt eingesetzt werden. Allerdings sollen diese Einschränkungen auch nicht dazu führen, dass sich systemische TherapeutInnen dogmatisch den Einsatz dieser Methoden verbieten.

TEIL II

Therapeutische Interventionen zur Förderung der emotionalen Verarbeitung

In diesem abschließenden Teil sollen konkrete Interventionen vorgestellt werden, die emotionale Verarbeitungsprozesse unterstützen. Der Bogen reicht dabei von den sprachlichen Mikrointerventionen zur Förderung des emotionalen Erlebens über affektklärendes und affektaktualisierendes Therapeutenverhalten hin zu großräumigen Interventionen mit dem Anspruch, belastende Emotionen durch die Bearbeitung biografischer Szenen zu transformieren. Ein weiterer Abschnitt beschäftigt sich mit Interventionen, die die Emotionsregulierung und Selbstberuhigungsfähigkeit fördern sollen. Für all diese Bereiche soll das vertraute Interventionsrepertoire lösungsorientierter, narrativer und hypnosystemischer Therapie erwähnt, aber auch spezielle Methoden schematherapeutischer oder emotionsfokussierter Provenienz dargestellt werden.

Natürlich sind viele der vorgestellten Interventionen selbstverständlicher Teil systemischer Therapieprozesse. Uns ist bewusst, dass systemische TherapeutInnen keine Anleitung brauchen, um emotionales Erleben behutsam zu erfragen oder zu klären, und wir zweifeln nicht daran, dass alle bewährten Methoden systemischer (Kurz-)Therapie Auswirkungen auf das emotionale Erleben haben. Dennoch glauben wir, dass es für ein umfassendes Wirkverständnis von Psychotherapie sinnvoll ist, neben der Veränderung von Bedeutungsgebungsprozessen und der Schaffung neuer Erfahrung durch Anregung neuen Verhaltens (also neben den kognitiven und verhaltensbezogenen Interventionen) auch gezielt emotionale Verarbeitungsprozesse unterstützen zu können. Die Verfügbarkeit eines breiten Spektrums an »affektfokussierten Interventionen«, wie es in diesem Abschnitt vorgestellt wird, kann in diesem Zusammenhang hilfreich sein.

KAPITEL 1

Förderung der Emotionswahrnehmung und -klärung

Aus emotionsfokussierter Sicht beginnt jede emotionale Veränderung mit der *Wahrnehmung* des emotionalen Erlebens: KlientInnen werden angeregt, ihre Gefühle im Moment genau wahrzunehmen, sie in Sprache auszudrücken und dabei ihre Bedeutung zu erschließen. TherapeutInnen unterstützen diesen Prozess, indem sie aufmerksam dafür sind, was für KlientInnen im Augenblick affektiv bedeutsam ist, und diese Wahrnehmung empathisch zur Verfügung stellen. Dieses Therapeutenverhalten realisiert sich v.a. in behutsamen Kommentaren zum emotionalen Erleben der KlientInnen.

1.1 Emotionales Erleben ansprechen – Sprachliche Mikrointerventionen zur Förderung des Ausdrucks und der Differenzierung des emotionalen Erlebens

Empathisches Spiegeln: Therapeutin greift die Aussage der Klientin auf und vermittelt Verstehen.

Kl: (deren 4-jährige Tochter plötzlich gestorben ist) Manchmal sitze ich nur da und tue gar nichts und spüre gar nichts. Und dann kommt mir alles ganz unwirklich vor.

Th: Nach diesem Unfassbaren, was da geschehen ist, kann ich gut verstehen, dass Sie manchmal wie nichts wahrnehmen können und es auch gar nicht glauben können …

Das Kapitel wurde von Ulrike Russinger und Elisabeth Wagner verfasst.

Empathisches Bestärken: Therapeutin vermittelt Validierung des Gesagten und unterstützt gleichzeitig den beginnenden Impuls der Klientin, sich den weiteren Schritten zu stellen.

Kl: Und ich bin so langsam, ich kann oft gar nichts tun – aber ich sollte doch das Begräbnis für Y. vorbereiten.

Th: Sie brauchen ganz viel Zeit für diesen inneren Prozess, gleichzeitig regt sich in Ihnen auch das Gefühl, dass es wichtig ist, sich um das Begräbnis für Y. zu kümmern.

Exploratives Spiegeln: Die Therapeutin ermutigt die Klientin (als Modell der Selbstexploration) in einer vorsichtigen, vagen Form, die Aufmerksamkeit noch weiter nach innen zu richten.

Kl: Manchmal denke ich mir, die im Krankenhaus haben vielleicht was übersehen, oder ich habe was übersehen, ich hätte vielleicht noch früher kommen sollen …

Th: Sie haben manchmal das Gefühl, die hätten was falsch gemacht, oder fast, wie wenn Sie selbst irgendeine Schuld treffen würde … so, wie man es irgendwie hätte verhindern können, dass es dann nicht geschehen wäre … Die Hoffnung, dass es dann nicht geschehen wäre …

Evokatives Spiegeln: Die Therapeutin vermittelt Empathie und bietet gleichzeitig anschauliche Bilder oder stimmliche Betonung, um den Affekt zu verstärken, wie beim psychodramatischen Doppeln, wo die Therapeutin in die Rolle der Klientin geht.

Kl: (mit leiser Stimme) Und mein Freund hat dann gemeint, nein, er braucht jetzt Zeit für sich, er kann mich jetzt nicht unterstützen, er meldet sich dann später wieder. Das hat schon begonnen, wie Y. ins Krankenhaus gekommen ist.

Th: (spielt den Freund) Nein, ich habe jetzt keine Zeit, jetzt, wo du so belastet bist, kann ich mich nicht kümmern. Da könnte ich mir vorstellen, dass das einiges in Ihnen auslöst, wenn er genau jetzt, wo Sie in Not sind, nicht für Sie da ist.

Passfragen: Die Therapeutin bietet eine Beschreibung des vermuteten Erlebens an und frägt nach, wie stimmig sich das für die Klientin anfühlt.

Kl: Ich habe jetzt komischerweise keine Angst mehr, vor nichts mehr. Ich fahre auch ganz anders Rad als früher, viel riskanter …

Th: Ich könnte mir vorstellen, dass Sie ein Gefühl haben, in Richtung, wenn so plötzlich alles aus sein kann, ist ohnehin alles Schicksal … Stimmt das so? Gleichzeitig frage ich mich, wie Sie das einschätzen, haben Sie das Gefühl, sich ernsthaft zu gefährden?

Prozessbeobachtungen: Die Therapeutin spiegelt nonverbale Anzeichen von Emotion.

Kl: Es ist alles so viel Schmerz, so schwer zum Aushalten.

Th: Ich kann sehen, wie Sie mit den Tränen kämpfen.

Empathisches Vermuten: Die Therapeutin äußert vorsichtige Mutmaßungen in Bezug auf das implizite Erleben der Klientin

Kl: Die Leute wundern sich, dass ich dann auch wieder mal lachen kann oder am Abend ein Bier trinken gehe, … Ich habe ja jetzt wieder so viel freie Zeit. Zeit ohne Y.

Th: Wie wenn Ihnen vermittelt würde, dass Sie das nicht dürften, haben Sie dann fast das Gefühl, Sie dürfen das nicht mehr, auch mal wieder kurz lachen oder weggehen?

Um Zugang zu den emotionalen Prozessen von KlientInnen zu bekommen bzw. KlientInnen selbst diesen Zugang zu erleichtern, bedarf es häufig der aktiven Hilfe von TherapeutInnen. Dies ist vor allem dann der Fall, wenn KlientInnen sich in Schilderungen von erlebten Ereignissen verlieren und ohne erkennbare emotionale Beteiligung sprechen. Die Therapeutin achtet auf nonverbale Zeichen und unterbricht auch, um nachzufragen. »Während Sie das erzählen, frage ich mich gerade, wie Sie das empfinden.« Oder sie bietet »empathische Vermutungen« an: »Ich könnte mir vorstellen, dass sich das sehr aufwühlend angefühlt hat.« Eventuell wird die Klientin auch gebeten, die Situation im Sinne eines Wiedererlebens der Situation nochmals langsam und genau zu erzählen und dabei immer darauf zu achten, was die Situation in ihr auslöst.

1.2 Affektklärung

1.2.1 Affektklärung durch einen wohlwollenden Suchprozess

Während es bei den zuvor genannten sprachlichen Mikrointerventionen v.a. um die Förderung des emotionalen Erlebens geht, dient das Nachfragen, der Suchprozess bei der »Affektklärung« dem Verfügbarmachen jener emotionalen Aspekte, die in der spontanen Problemerzählung der KlientInnen nicht vorkommen, für das Verständnis des aktuellen Erlebens aber notwendig sind. Häufig geht es dabei darum, die Kränkung »hinter« dem Ärger oder umgekehrt die Wut »hinter« der Kränkung wahrnehmbar zu machen. Wie im Kapitel zur Emotionsfokussierten Therapie ausgeführt, tendieren manche »sekundäre Emotionen« zur Generalisierung, wenn die primären Emotionen in einem bestimmten Bezugssystem nicht toleriert oder nicht adäquat beantwortet wurden. In solchen Fällen reagieren Menschen dann habituell ärgerlich oder gekränkt, obwohl bei der Schilderung der konkreten Auslösersituation für den Zuhörenden eine andere emotionale Reaktion näher liegen würde. In solchen Fällen ist die Erklärung einer »sekundären Emotion« zu vermuten und jeder Psychotherapeutin vertraut.

Aber auch unabhängig von solch generalisierten sekundären Emotionen kann affektklärendes Vorgehen problematisches Erleben auflösen, wie an folgendem Fallbeispiel (E. Wagner) gezeigt werden soll:

> Eine ca. 50-jährige Sozialarbeiterin, nennen wir sie Frau H., befindet sich seit einiger Zeit in Therapie wegen einer belastenden Scheidung. Ich habe die Klientin, die eine Leitungsfunktion in einer soziorehabilitativen Einrichtung innehat, als sehr achtsame

und reflektierte Frau kennengelernt, die anderen Menschen grundsätzlich wohlwollend und großzügig gegenübertritt und die Therapie nützt, um mit der Situation des Verlassenwordenseins und den damit verbundenen Verlusterlebnissen (der 17-jährige Sohn hat beschlossen, mit dem Vater im Haus zu bleiben, die 19-jährige Tochter hat bereits im Jahr davor ihr Studium in die USA verlegt) verantwortungsvoll umzugehen.

Aktuelles Thema ist nun eine neue Mitarbeiterin, Frau M., ein »high-potential«, wie Frau H. anerkennend sagt, die sie selber für eine Leitungsfunktion in einem benachbarten Bereich mit ausgewählt hat, die nun aber, aufgrund einer unerwarteten Personalrochade, ihr zur Seite gestellt worden ist. Seit die Klientin Frau M. »näher kennengelernt hat«, mehren sich kritische Bemerkungen über ihr Outfit, ihre »Art«, ihr Gesprächsverhalten. Auffällig ist dabei, dass auch wiederholtes Nachfragen keinen Anhaltspunkt für konkretes Fehlverhalten der Kollegin liefert. Die Ressentiments, die Frau H. ihr gegenüber empfindet, werden immer heftiger, belasten zunehmend das Arbeitsklima, bleiben aber im Wesentlichen uneinfühlbar. Auch für Frau H. ist es befremdlich, dass es ihr so gar nicht gelingt, ihre übliche Haltung des Wohlwollens zu realisieren.

Gemeinsam machen wir uns auf die Suche und überprüfen unterschiedliche Hypothesen: Stellt Frau M. eine Bedrohung ihrer Position dar, könnte sie ihr als Konkurrentin gefährlich werden? Das verneint die Klientin – ihre Leitungsposition, ihr Einfluss in der Organisation erscheinen ihr sicher. »Ich muss nichts mehr werden, und das, was ich bin, kann mir niemand wegnehmen« – also keine »Bedrohung im Außen«. Oder stellt Frau M. eine Bedrohung des Selbstwerts der Klientin dar, fühlt sie sich ihr unterlegen? Frau H. zögert einen Moment, zählt einiges auf, was die junge Kollegin im Unterschied zu ihr kann, verneint dann aber auch diese Frage: »Nein, sie hat eine perfekte Ausbildung, sie hat Auslandserfahrung, sie ist klug und lernt schnell. Aber sie hat keine Ahnung von unserem Verein, kein Insiderwissen, versteht die Strukturen nicht, nein, unterlegen fühle ich mich nicht.

Ich habe ihr zwanzig Jahre Erfahrung voraus, das kann sie so schnell nicht aufholen.« Doch dann verändert sich die Miene der Klientin, sie hält inne und sagt: »Aber da ist etwas anderes, ich glaube, es ist Neid, ich ärgere mich, dass sie es so leicht hatte im Vergleich zu mir.«

Für Frau H., die sehr hohe moralische Anforderungen an sich stellt, ist Neid ein extrem negativ besetztes Gefühl. Es passt nicht zu ihr und schon gar nicht zu dem Bild, das sie von sich hat. Deswegen war es nicht eindeutig wahrnehmbar, sondern hat sich in einem diffusen Ärger über die Kollegin geäußert. Im Schutz der therapeutischen Beziehung konnte das Gefühl benannt und die Scham darüber geäußert werden.

In weiterer Folge bedurfte es keiner großräumigen Intervention: Wir betrauerten gemeinsam, um wie viel schwerer es Frau H. hatte, die sich jeden Qualifizierungsschritt berufsbegleitend selbst erarbeitet hatte, sprachen gemeinsam Anerkennung für das Geleistete aus. Ich äußerte Verständnis für das Aufflackern dieses Neidgefühls und für die Bedrängnis, die Frau H. dadurch erlebt, da sie sich doch so »niedrige Gefühle« strikt verbietet. Nachdem auf diese Weise das unerwünschte Gefühl wahrgenommen und akzeptiert wurde, stand es dem lösungsorientierten Suchprozess nicht mehr im Wege. Noch in derselben Stunde – aber eben erst nach der Anerkennung durch die erfolgte »Affektklärung« – konnten wir uns der Frage widmen, wie sie der Kollegin gerne begegnen würde, wenn sich das Neidgefühl endgültig verabschiedet haben würde. Was genau würde sie dann empfinden, dieser jungen, talentierten Frau gegenüber, die sie selber für eine Leitungsposition ausgesucht hat, …

Frau H. stellte sich nun vor, wie sie, ganz ihrem »Ich-Ideal« entsprechend, diese Kollegin dann fördern würde: »Dann würde ich ihr alles beibringen, was sie von mir lernen kann, und ich würde mich freuen, dass ich eine Frau mit diesen Talenten für unseren Verein gewinnen konnte, wäre stolz auf mich und glücklich über den langfristigen Gewinn für die gemeinsame Sache.«

Lösungsorientierung und eine klärende Haltung gegenüber problematischen Affekten schließen sich, wie dieses Beispiel zeigen sollte, keineswegs aus. Meist ist die »Affektklärung« nur ein Zwischenschritt, allerdings fallweise ein unverzichtbarer, um Lösungsverhalten zu mobilisieren.

Suchprozesse wie der im Fallbeispiel beschriebene kommen ganz selbstverständlich – auch ohne explizite theoretische Begründung – in vielen Systemischen Therapien vor. Allerdings finden wir es doch bemerkenswert, dass sie in den gängigen Lehrbüchern der Systemischen Therapie nicht explizit erwähnt werden und damit im Fachdiskurs weitgehend marginalisiert sind. Die Klärungsperspektive, einer der vier gesicherten Wirkfaktoren von Psychotherapie (neben der Ressourcenaktivierung, der Problemaktualisierung und der Bewältigungsperspektive, vgl. Grawe 1994), sollte unserer Meinung nach auch von systemischen TherapeutInnen bewusst und absichtsvoll genutzt werden, sofern sie für Veränderungsprozesse notwendig ist. Dies umso mehr, als dafür oft keine komplexen pathogenetischen Modelle eingeführt werden müssen.

Das Fallverständnis ist häufig ein ganz einfaches: Eine aktuelle Situation löst ein negatives Gefühl aus, das im Sinne der Konsistenzsicherung aus dem Bewusstsein ferngehalten wird. Egal, ob mit dem Gefühl biografisch negative Erfahrungen verknüpft sind, also bestimmte Gefühle sozial nicht toleriert wurden, oder ob es die eigenen Ansprüche an sich selber sind, die die bewusste Wahrnehmung dieses Gefühls behindern, in jedem Fall kann es befreiende Wirkung haben, das »primäre Gefühl« anzuerkennen und zu akzeptieren.

1.2.2 Affektklärung durch die Arbeit mit Bodenankern

Wenn KlientInnen zu einem konkreten Thema deutlich unterschiedliche Gefühle und Gedanken berichten, kann eine Teilearbeit durch den Einsatz von Bodenankern unterstützt werden, was durch das Einnehmen verschiedener Positionen die Wahrnehmung diskreter Körperphänomene fördert und damit die Affektklärung erleichtert.

Stellen wir uns eine 35-jährige Klientin vor, die jüngst ein interessantes Job-Angebot erhalten hat, sich andererseits aber gerade dem Thema Kinderwunsch angenähert hatte. Sie war vor kurzem mit ihrem Lebensgefährten in eine größere Wohnung gezogen, er hat ein berufsbegleitendes Studium gerade erfolgreich abgeschlossen, würde sich jetzt gerne »der Familienplanung« zuwenden. Sie ist in ihrem Beruf etabliert, es war gerade ein bisschen zur Routine geworden, insofern war sie auch gerne bereit, die Empfängnisverhütung zu beenden. Durch das unerwartete Angebot einer Leitungsposition wurde dieser Schritt nun hoch ambivalent. Die Klientin – selbst Psychologin – schilderte wortreich und hoch reflektiert alle Faktoren, die sie in diesem Entscheidungsprozess zu berücksichtigen hat – aber auch alle Unwägbarkeiten, die mit jeglicher Entscheidung einhergehen: »Werde ich jemals wieder so ein Angebot bekommen?« »Und wenn ich das Kinderkriegen aufschiebe, was ist, wenn es später nicht mehr klappt, würde ich mir das je verzeihen?«
Der gemeinsame rationale Abwägungsprozess brachte, wie dies bei hoch reflektierten KlientInnen zu erwarten ist, keine wesentlichen neuen Aspekte hervor. Also entschied ich mich (E. Wagner) zu einer Teilearbeit, die ich mit Bodenankern unterstützte, um Prozesse der impliziten Wahrnehmung zusätzlich verfügbar zu machen. Wir identifizierten zunächst die »inneren Stimmen«, die zu dem Thema etwas zu sagen haben: die »Ehrgeizige«, die sagt: »Das musst du machen, das ist deine Chance«, die »Frau und Mutter«, die sagt: »Komm, wir waren uns schon einig, jetzt bin ich dran«, und die »Besorgte« mit der Botschaft: »Wer weiß, ob du das packst, vielleicht ist es auch eine Nummer zu groß.« Die Klientin schrieb diese Botschaften auf jeweils ein großes Blatt und legte sie rund um sich am Boden auf. Von ihrer Position aus bat ich sie zu überprüfen, ob noch etwas fehle, woraufhin die Klientin nach kurzem Zögern noch die »Selbstbewusste« notierte mit der Botschaft: »Du wirst das gut machen, aber du wirst auch später noch eine vergleichbare Chance bekommen«. Schon beim Aufschreiben wurde deutlich, dass diese Stimme die Klientin

neu und anders berührte als die anderen. Beim Einnehmen der einzelnen Positionen wurde dieser Effekt noch deutlicher: Die Klientin fühlte sich in der Position der Selbstbewussten deutlich am wohlsten. Von dieser Position aus konnte sie die Botschaften der anderen hören, ohne verunsichert zu werden, und fühlte mit plötzlicher Eindeutigkeit ihre Präferenz für die Mutterschaft.

Arbeiten wie diese sind für die Therapeutin oft völlig unspektakulär – auf der Ebene der sprachlich ausgedrückten Information kann oft gar nicht nachvollzogen werden, wodurch es nun zu einer anderen Bewertung kommt, was die Vermutung nahelegt, dass auf der sprachlich-kognitiven Ebene diese Eindeutigkeit auch nicht herzustellen gewesen wäre. Die Fallvignette dient damit als Beispiel dafür, dass affektive und motivationale Klärungsprozesse nicht zur Gänze in Sprache (nach)vollzogen werden müssen, um emotional wirksam zu werden.

1.2.3 Focusing bei einem unklaren Gefühl – Emotionen mit einem »gefühlten Sinn« (»Felt Sense«) in Verbindung bringen

Das »Focusing« ist eine Vorgangsweise, die dazu dient, KlientInnen mit einem Gefühl von »Felt Sense« in Verbindung zu bringen, dessen Bedeutung ihnen noch unklar oder widersprüchlich erscheint. Sie wurde von Eugene T. Gendlin (1996), einem Schüler von C. Rogers, als eine Vertiefung des klientenzentrierten Ansatzes entwickelt. Gendlin war überzeugt, dass der Prozess konkreten körperlichen Erlebens das »Grunddatum psychologischer Phänomene« darstellt. Im Zentrum des therapeutischen Prozesses steht dabei das Bemühen, durch Fokussieren der »gefühlten körperlichen Bedeutung« den »Felt Sense« in Worte zu fassen und damit explizite Bedeutung zu schaffen. »Der ›Felt Sense‹ ist insofern vage, als es noch keine Worte dafür gibt – er ist insofern jedoch ganz präzise, als nur bestimmte Worte dazu passen.« (Greenberg 2011, S. 21) Dieses Phänomen ist systemischen TherapeutInnen vor allem aus der Aufstellungsarbeit bekannt.

Felt Sense meint mehr als eine explizite Emotion (Angst, Wut, …)

und auch mehr als eine konkrete körperliche Empfindung (Engegefühl, Schwanken, …), wiewohl Letztere oft Zugang zum Felt Sense schaffen. In den Felt Sense fließen komplexere Informationen über die Situation und ihre subjektive Bedeutung ein. Es ist eine Möglichkeit, KlientInnen in einen tieferen Kontakt mit ihrem Erleben zu bringen und ihnen zu helfen, mit der sogenannten »Weisheit des Körpers« in Verbindung zu treten, das heißt, durch Fokussierung auf körperlich sinnliche Wahrnehmung neue Informationsquellen für die Bedeutungsgebung zu erschließen.

Systemtheoretisch und auch naturwissenschaftlich betrachtet wissen wir, dass der Körper nicht symbolisieren kann. Bei Gendlin *verkörpern* organismisch-emotionale Zustände Sinn, der sich durch achtsame Beobachtung erschließen lässt. Der »vom Leib ausgehende Sinn« ist aus systemtheoretischer Perspektive nicht haltbar (vgl. Lieb 2014, S. 82), wohl aber kann es sinnvoll sein, den vielfältigen Wahrnehmungsreizen, die der Körper hervorbringt, unsere Aufmerksamkeit zuzuwenden. Insofern ist »Weisheit des Körpers« zwar eine esoterisch anmutende Formulierung, ist aber durchaus geeignet, den Wert eines »Datenpools« auszudrücken, der uns zur Verfügung steht, wenn wir ihm unsere Aufmerksamkeit zuwenden.

> »Eine systemtheoretische Hypothese hierzu lautet, dass es für die Autopoiese der Psyche von Vorteil ist, wenn sie in ihrer Kopplung an den Körper ihre diesbezügliche Aufmerksamkeit so gestaltet, dass sie möglichst viele dort stattfindende Ereignisse wahrnehmen und in ihr selbstreferentielles Konzept aufnehmen kann.« (Lieb 2014, S. 75)

Die Ausgangssituation ist meist eine, in der die Klientin »über ein Gefühl« redet und selbst den Eindruck hat, nicht zu wissen, worum es dabei genau geht. Sie beschreibt ihr Gefühl selbst als vage oder unverständlich oder auch widersprüchlich und signalisiert Bereitschaft, diesem Erleben genauere Aufmerksamkeit zu schenken. Das konkrete therapeutische Vorgehen soll in einem Fallbeispiel (U. Russinger) erläutert werden:

Eine Klientin berichtet von einer Trennung im Zusammenhang mit einer von ihr schon seit längerem als unbefriedigend empfundenen Beziehung, die sie selbst in die Wege geleitet hat. Erst wäre es ihr sehr gut damit gegangen, »wie befreit«. Aber als klar wurde, dass der ehemalige Freund auch zu keinem »letzten Abschiedsgespräch« bereit war, habe sich ein Gefühl von Verwirrung und Orientierungslosigkeit eingestellt, das sie sich nicht erklären könne. Er wäre ohnehin nie ein wirklich wichtiger Teil ihres Lebens gewesen, das wäre ihr vom Kopf her völlig klar, ihr Körper hingegen würde mit Gewichtsverlust und allen möglichen lästigen Symptomen reagieren. Es ginge ihr aber hier keineswegs um ihn, sie würde sich selbst jedoch gerne besser verstehen und auch steuern können.

1. Einen Raum erschaffen

In einem ersten Schritt wird die Klientin gebeten, ihre Aufmerksamkeit »auf den Bereich in der Mitte des Körpers, wo Sie die Dinge fühlen«, zu richten und nur wahrzunehmen, was auftaucht. Die Klientin fokussiert auf das Gefühl der Verwirrung und Orientierungslosigkeit.

2. Den »Felt Sense« wahrnehmen

Th: Was nehmen Sie wahr, wenn es geht, nur spüren, nicht bewerten?

Kl: Gefühl: Im Brustraum. Diffuse Angst, völlig allein gelassen.

3. Einen Handle suchen (»Griff«, »Handhabe«)

Th: Bleiben Sie dabei. Womit ist das verbunden? Was taucht als Nächstes auf? Welches Gefühl, Bild, Satz, Szene taucht auf?

Kl: Ein Bild: Bin allein im Dunkeln, finde den Weg nicht.

Th: Spiegelt exakt wider, keine Interpretationen, noch keine Ressourcenaktivierung, weitere Exploration: »Sie sind allein im Dunkeln und finden den Weg nicht.«

4. Abgleich: Zwischen dem Handle und dem Gefühl

Th: Womit ist das verbunden? Was kommt da noch? Gibt es eine Handlungstendenz?

Kl: Nein, das ist es noch nicht … Es ist noch mit was verbunden, ist wie das Gefühl damals bei der Scheidung. So verloren, habe nicht gewusst, wie weiter … Aber so ist es ja jetzt nicht.

5. Fragen und Bewegen: Gefühlsshift (wie Erleichterung, Entspannung, Klarheit)

Th: Wie ist es jetzt anders?

Kl: Anders. Ich habe mein Leben, damals hatte ich es nicht mehr.

6. Annehmen, sichern, bewahren.

Th: Es ist ja jetzt anders, Sie haben Ihr Leben, damals nicht, jetzt haben Sie es, es ist jetzt anders.

Kl: Ja, das ist gut. Es ist anders, ich habe das nur ähnlich empfunden.

Es können in der Folge noch klassische systemische Fragen gestellt werden und eine Vertiefung des gefundenen Unterschieds auf der kognitiven Ebene erfolgen. »Was alles ist jetzt genau anders im Leben der Klientin, auf welche Fähigkeiten, Personen, wichtige Aspekte ihres Lebens kann sie sich verlassen? Welche davon könnten wie aktiviert werden?«

Der Prozess wäre vermutlich anders gelaufen, wenn die Therapeutin von Anfang an mehr auf die kognitive Klärung der Situation gesetzt hätte. Es bedarf eines für systemische TherapeutInnen etwas ungewohnten Aushaltens und Mittragens der von der Klientin als bedrohlich empfundenen Situation, um nicht gleich auf Ressourcen- und Lösungssuche zu gehen.

KAPITEL 2

Affektaktualisierung

2.1 Allgemeine Methoden der Affektaktualisierung

Wenn der Zugang zu Gefühlen gefördert werden soll, können TherapeutInnen sich konkret für emotionsbeladene Episoden in der Vergangenheit interessieren und nachfragen, was dabei genau gefühlt wurde. Sie können diese Erinnerungen anreichern durch Fotos, durch das Aussprechen von Sätzen und dazu auffordern, die Aufmerksamkeit dabei auf das körperliche Erleben zu richten.

In der Systemischen Therapie halten wir vor allem die Aktualisierung positiver Gefühle wie Zufriedenheit, Zuversicht, Selbstvertrauen, Stärke für unverzichtbar. Die meisten ressourcenorientierten Methoden können als Versuch verstanden werden, bei der Aktualisierung positiver Emotionen zu helfen.

Andere Therapiemethoden halten hingegen das »kathartische Wiedererleben« belastender Erfahrungen im Schutz der therapeutischen Beziehung mit der nachfolgenden Erfahrung des Getröstet- oder Bestärktwerdens für heilsam. Und tatsächlich gilt es als gut gesichertes Ergebnis der Psychotherapieforschung, dass die Tiefe des emotionalen Erlebens (auch des schmerzhaften!) während einer Therapiesitzung in mehreren Therapiemethoden mit Therapieerfolg korreliert (Orlinsky & Howard 1986). Auch Klaus Grawe hält die »Problemaktualisierung« für einen wesentlichen Wirkfaktor von Psychotherapie. Dies sollte aber nicht dahingehend missverstanden werden, dass die heilsame Wirkung umso größer ist, je intensiver schmerzhafte Gefühle in der Therapie erlebt werden.

Das Kapitel wurde von Elisabeth Wagner und Ulrike Russinger verfasst.

Wenn KlientInnen in der Therapie ihre Verzweiflung oder ihre Wut ausdrücken, ist dies nicht Selbstzweck – das »Rauslassen von Gefühlen« mag für den Moment erleichternd wirken, vor allem wenn die Therapeutin empathisch zur Seite steht, bewirkt aber für sich noch nicht unbedingt eine Verbesserung der Emotionsverarbeitung. Hier ist die Unterscheidung zwischen adaptiven und maladaptiven bzw. primären und sekundären Gefühlen, die wir im EFT-Kapitel kennengelernt haben, wichtig. Der therapeutische Wert der Affektaktualisierung lässt sich weitgehend auf die primären Gefühle beschränken, weil nur diese relevante Informationen über zugrunde liegende Bedürfnisse enthalten und sich damit in entwicklungsförderndes Verhalten umsetzen lassen. Im Unterschied dazu sind bei sekundären Gefühlen vor allem Klärungsschritte angezeigt (woher kommt der Ärger, was speist die Angst, was hält die Trauer aufrecht? – siehe auch Fallbeispiel Frau H., S. 202) und bei maladaptiven Emotionen Distanzierungs- und Steuerungstechniken.

Die Affektaktualisierung scheint für bestimmte therapeutische Veränderungsprozesse notwendig zu sein, ist aber selten ausreichend. Therapeutisch wirksam ist die »produktive Verarbeitung der Emotion«: Das affektive Erleben muss kognitiv erkundet und mit Bedeutung versehen werden, wodurch sich unverarbeitete Emotionen mit hohem Erregungs- aber niedrigem Bedeutungsgrad in adaptives emotionales Erleben verwandelt, in dem Kontakt mit tief empfundenen Bedürfnissen hergestellt wird, dem Bedürfnis nach Bindung, Anerkennung oder persönlicher Wirksamkeit (vgl. Greenberg 2011, S. 134). Dafür sind sowohl die Affektaktualisierung, also das neuerliche Erleben des schmerzhaften Gefühls, als auch die darauffolgende differenzierte Reflexion dieses Erlebens inkl. sprachlicher Symbolisierung unerlässlich. Affektaktualisierende Methoden dienen daher vor allem bei emotional überregulierten KlientInnen dem Erreichen einer für produktive Veränderungsprozesse adäquaten »Problemaktualisierung«. Sie sind besonders hilfreich, wenn über das Problem in einer distanzierten, wortreichen, aber emotional unbeteiligten Art referiert wird oder wenn das emotionale Erleben starr, karg oder auf eine Regung (z. B. Vorwurf) eingeengt ist.

Ein 47-jähriger emotional überregulierter Finanzbuchhalter kommt wegen anhaltender Spannungskopfschmerzen in die Therapie. Nach einigen lösungsorientierten Sitzungen, die nur zu einer mäßigen Verbesserung der Belastung geführt haben, weite ich (E. Wagner) den Fokus auf die Herkunftsfamilie aus. Herr F. berichtet mit geringer emotionaler Beteiligung von einem desinteressierten und kalten Erziehungsstil seiner Eltern, und es entsteht der Eindruck, dass sich auch in seiner aktuellen Familie in den letzten Jahren ein emotional »karges« Klima eingestellt hat, was vom Klienten allerdings nicht deutlich beklagt wird. Die Tochter, seine »Prinzessin«, die er verwöhnt und umsorgt hat, ist ausgezogen, der 14-jährige Sohn pubertiert und interessiert sich wenig für seinen Vater. Seine Frau hat, nachdem sie fünfzehn Jahre lang bei den Kindern zu Hause war, nach Absolvierung einer Zusatzqualifikation wieder Anschluss an ihren Beruf gefunden und »das Interesse abgezogen«. Herr F. zieht sich zunehmend zurück, repariert in seiner Freizeit alte Uhren und scheint unter dieser Situation wenig zu leiden. Da dieser Rückzug jedoch an sein Verhalten als Jugendlicher erinnert (damals baute er Modellflugzeuge) und die Schilderung des emotionalen Klimas in der Herkunftsfamilie deutlich belastend wirkte, bat ich den Klienten, das nächste Mal ein Fotoalbum aus seiner Kindheit mitzubringen.
Beim gemeinsamen Durchsehen der Kindheitsfotos in der nächsten Sitzung fiel mir ein Teddy auf, der den Buben bis zu seinem zehnten Lebensjahr fast ständig begleitete. Ich sprach Herrn F. auf dieses Kuscheltier an, und er erklärte, dass bis zu dem Moment, wo er sich den Modellflugzeugen zuwandte, er sich nie von seinem Teddy getrennt hatte, wodurch er auch in der Volksschule zum Außenseiter wurde. In diesem Moment drückte sich erstmals seine emotionale Belastung auch in der Stimme und in der Mimik aus. Bei der Frage, welche Not mit dem Teddy bekämpft wurde, spricht er – nun mit adäquater emotionaler Beteiligung – von seiner Einsamkeit und seinem Rückzug in eine Fantasiewelt, in der »Klecksi« sein bester Freund war.

Für die Realisierung des Wirkprinzips der Affektaktualisierung geht es nun keineswegs darum, dieses negative Gefühl in extensu zu verstärken. In dem Moment, da das Gefühl eindeutig wahrnehmbar ist, wird es validiert, die damit verbundene Not anerkannt und ein Zusammenhang mit einem verletzten Grundbedürfnis hergestellt. Über die weiterführende Feststellung »Sie haben früh gelernt, sich zu helfen, wenn Ihr Bedürfnis nach Nähe und Aufgehobensein in einer Beziehung nicht erfüllt wird« wurde der Bogen zur aktuellen Situation hergestellt, und der Klient war erstmals in der Lage, das Schmerzhafte an seiner gegenwärtigen Familiensituation zu erkennen. Auf die Frage, ob seine Frau von seiner Einsamkeit wisse, antwortete er lächelnd: »Wie soll sie, wenn nicht einmal ich davon gewusst habe.«

Auch dieses Fallbeispiel wurde nicht berichtet, weil wir die Intervention für spektakulär halten. Affektaktualisierung dieser Art kommt ebenso wie die unter Affektklärung beschriebenen Suchprozesse ganz selbstverständlich – auch ohne explizite theoretische Begründung – in vielen Systemischen Therapien vor. Allerdings gilt auch hier, dass Affektaktualisierung – obwohl sie nach Grawe ebenfalls einer der vier empirisch abgesicherten Wirkfaktoren von Psychotherapie darstellt – in den gängigen Lehrbüchern der Systemischen Therapie nicht explizit erwähnt und daher nicht systematisch gelehrt und angewandt wird, wann immer sie für Veränderungsprozesse hilfreich ist. Die Priorisierung der Förderung und Aktualisierung positiver Affekte ist aus systemischer Perspektive zweifelsohne gerechtfertigt, die Monopolisierung dieses Vorgehens kann aber problematisch sein, weil sie zur Vermeidung negativer Gefühle bei KlientInnen beiträgt, was in manchen Fällen problemaufrechterhaltend wirkt.

Aus emotionsfokussierter Perspektive müssen wir daher bei Hinweis auf Affektvermeidung von einer streng lösungs- und ressourcenorientierten Fokussierung von Ausnahmen absehen und es KlientInnen ermöglichen, sich im Schutz der therapeutischen Beziehung schmerzhaften Gefühlen zu stellen, um in Kontakt mit dahinter liegenden Bedürfnissen zu kommen.

Nachdem Herr F. über den Umweg seiner schmerzhaften Erinnerung mit seinem Bedürfnis nach Nähe in Kontakt gekommen ist, kommt es zu einer sehr erfreulichen Annäherung zwischen ihm und seiner Frau. Sie finden ein gemeinsames Hobby und beginnen, die bevorstehende »kinderfreie Zeit« vor allem unter dem Aspekt der damit verbundenen Freiheiten und Möglichkeiten wahrzunehmen.

2.2 Zwei-Stühle-Arbeit, um Zugang zu »unterbrochenem« Gefühlserleben zu finden

Wenn KlientInnen den Ausdruck und das Erleben von Emotionen immer wieder unterbrechen, plötzlich gar nichts mehr spüren, sich verwirrt fühlen oder körperliche Symptome erleben, sobald sie sich bestimmten »heikleren« Themen, wie zum Beispiel Scham oder Schuldgefühlen oder »unerlaubter« Aggression, nähern, kann in Anlehnung an die »Zwei-Stühle-Arbeit bei selbstunterbrechenden Spaltungen« der EFT Folgendes angeboten werden: Der »unterbrechende Selbstanteil« wird auf einen Stuhl gesetzt und aufgefordert, den anderen »erlebenden Anteil« am Erleben oder Ausdruck zu hindern. »Fühle es nicht, es ist zu schmerzlich«, oder: »Vermutlich hast du kein Recht, das zu fühlen, andere Menschen haben viel mehr Anrecht auf solche Gefühle«, oder auch: »Du verhältst dich illoyal. Du verrätst eine andere wichtige Person.«

Durch diese Stühlearbeit wird es dem Klienten ermöglicht, sich selbst als denjenigen zu erleben, der den Kontakt zu einem schmerzhaften Gefühl unterbricht. Diesem »Unterbrecherteil« kann eine positive Absicht unterstellt werden (»Beschützer«), gleichzeitig können die negativen Auswirkungen besprochen und nach einer Lösung gesucht werden. Diese Arbeit ist dem positiven Externalisieren sensu Grossmann bzw. der Arbeit mit dem »distanzierten Beschützer« in der Schematherapie (Roediger 2009) sehr ähnlich.

KAPITEL 3

Affekte regulieren

Selbstberuhigung und Ressourcenaktivierung bei inneren Spannungszuständen oder drohender Affektüberflutung

KlientInnen mit chronischen und komplexen (Beziehungs-)Problemen benötigen häufig nicht nur Unterstützung dabei, ihre Affekte und Emotionen wahrzunehmen und in ihrem Informationsgehalt bezüglich Grundbedürfnissen zu verstehen, sondern auch bei der Regulierung unerträglicher innerer Spannungszustände.

Dabei leisten die therapeutische Beziehung und ihre implizit beruhigende Wirkung einen unverzichtbaren Beitrag. Oft bedarf es aber darüber hinaus noch zusätzlicher Techniken der Selbstberuhigung, die von den KlientInnen in den Stunden erprobt werden sollten, damit sie in emotionalen Überflutungssituationen, die zu Selbst- oder Fremdgefährdung führen können, auch außerhalb der Therapiesitzungen erfolgreich angewendet werden können.

3.1 Unterscheidung von drei Affektregulationssystemen

Nach Gilbert (2009) werden menschliche Emotionen durch drei Affektregulationssysteme geleitet, ein *Antriebs-System,* das für das Anstreben von Zielen, für Erregung und Vitalität sorgt, ein *Sicher-*

Das Kapitel wurde von Ulrike Russinger und Elisabeth Wagner verfasst.

heits-Beruhigungs-System, das auf Beruhigung, Besänftigung, vor allem auch auf das Gefühl von Geborgenheit in sozialen Beziehungen fokussiert, sowie ein *bedrohungsfokussiertes System,* das auf (subjektiv) wahrgenommene Gefahren reagiert und mit Kampf-/Fluchtreaktionen verbunden ist.

Als Erbe unserer evolutionären Entwicklung springt unser *bedrohungsfokussiertes Schutz-System* bei realer oder subjektiver Gefahr sehr schnell an, alarmiert den ganzen Körper, was mit einer spezifischen Aktivierung der Amygdala und der Hypothalamus-Hypophysen-Nebennieren-Achse (HPA-Achse) verbunden ist. Wenn wir uns im Bedrohungsmodus befinden, können unsere Aufmerksamkeit, unser Denken und Verhalten in einem Ausmaß »bedrohungsfokussiert verzerrt« sein, dass eine realistische Wahrnehmung der Situation und des Gegenübers erschwert oder beinahe verunmöglicht wird. Dominierende Gefühle sind Angst, Wut und Ekel. In diesem Modus sind KlientInnen auch nicht »lernfähig« oder in der Lage, einer Anregung zu neuen Sichtweisen zu folgen. Die therapeutische Herausforderung besteht jetzt darin, durch Interventionen, die zur Beruhigung beitragen, schnell in den »Sicherheitsmodus« überzuwechseln.

Unser *anreiz-* und *belohnungssuchendes Antriebssystem* ist ein »tatkräftiges System«, es liefert uns nicht nur die Energie für unmittelbar erfreuliche Dinge wie Anerkennung, Nahrung, Sex oder Vergnügen, es ermutigt auch zur Verfolgung längerfristiger Ziele. Stoßen wir auf Hindernisse und Kräfte, die unseren Zielen entgegenstehen, aktiviert das typischerweise das Antriebssystem, bis wir die Blockade überwunden oder das Ziel aufgegeben haben. Manche Depressionen stehen mit dem fortwährenden Anstreben von unerreichbaren Zielen und dem erfolglosen Versuch, sich davon frei zu machen und neue, realistische Ziele zu finden, im Zusammenhang.

Das *Besänftigungs-, Zufriedenheits- und Sicherheits-System* ist das Emotionsregulationssystem, das für unser Wohlbefinden sorgt und mit Gefühlen wie Verbundenheit, Nähe und Ruhe assoziiert ist. Dieses Gefühl von Zufriedenheit unterscheidet sich deutlich vom aufgeregten Anstreben von »Erfolgen« oder »Veränderung«, es ist aber auch das Gegenteil von Langeweile oder dem Gefühl der Leere. Viele traumatisierte KlientInnen, die sich in einem ständigen »Hyperarousal« befinden, berichten, dass Situationen, in denen sie gerade nicht beschäftigt oder abgelenkt sind, angstauslösend sind und sie dann dazu tendieren, sich in negativen Gedankenschleifen zu verlieren und/oder in symptomatisches Verhalten zu kippen. Hier ist es aus therapeutischer Sicht besonders wichtig, die Klientin dabei zu unterstützen, dass sie lernt, nicht ständig wachsam sein zu müssen und sich selbst beruhigen zu können.

Diese schematisierte und natürlich auch vereinfachte Zuordnung kann in der Therapie nützlich sein, um eine schnelle Orientierung zu gewinnen, welches Emotionsregulationssystem der Klientin in der therapeutischen Situation gerade aktiviert ist, um adäquat reagieren zu können. Es hilft bei der Einschätzung, ob KlientInnen ihre Emotionsregulationssysteme ausreichend balancieren und zwischen ihnen flexibel wechseln können bzw. welches emotionale System vorrangig therapeutischer Stärkung bedarf. Wenn sich unsere Emotionsregulationssysteme in einer gesunden Balance befinden, sind wir fähig, uns mit anstehenden Problemen und Anforderungen situationsadäquat auseinanderzusetzen, Ziele aktiv anzustreben, unsere Interessen und Bedürfnisse in Konfliktsituationen angemessen zu vertreten, um dann auch wieder in einen inneren Zustand der Ruhe, Sicherheit und Geborgenheit zu wechseln.

3.2 Einschätzung und Förderung der »therapeutischen Arbeitsfähigkeit« durch Aktualisierung positiver Erfahrungszustände

Immer wieder kommt es vor, dass KlientInnen auch in der therapeutischen Situation ein affektives Erregungsniveau erreichen, das eine klärungs- oder bewältigungsorientierte Auseinandersetzung mit den anstehenden Themen verhindert. Wir müssen daher, bevor wir uns einem Thema inhaltlich zuwenden, einschätzen, ob die Klientin in einem »arbeitsfähigen« Zustand ist. Nur dann können klärende oder unterschiedserzeugende Fragen einen produktiven Prozess anstoßen. Oft reichen die beruhigende Wirkung des therapeutischen Settings, die vertrauensvolle Beziehung, ein paar freundliche Bemerkungen oder die Frage, was in der Zwischenzeit gelungen ist, um KlientInnen zu beruhigen. Wenn hingegen die innere Aufgewühltheit, das Überflutetwerden von einer Emotion (Angst, Wut, Trauer) oder massive Verunsicherung und Ratlosigkeit so nicht zu überwinden sind, bedarf es einer spezifischen therapeutischen Intervention zum Zweck der Beruhigung.

Dabei ist anzumerken, dass KlientInnen uns diesbezüglich nicht explizit beauftragen können. Nur in den seltensten Fällen können sie uns mitteilen: »Ich kann im Moment gar nicht klar denken. Helfen Sie mir zuerst, mich zu beruhigen, sonst hat die weitere Arbeit keinen Sinn.« Diese Einschätzung obliegt häufig der Therapeutin und bleibt so eine »Expertenleistung«.

In einem nächsten Schritt geht es dann darum, den Schwenk vom berichteten Thema zur »beruhigenden Intervention« zu begründen und dafür ein (Ein-)Verständnis zu erzielen. Das konkrete Vorgehen soll in einer kurzen Fallvignette dargestellt werden.

> Frau S., die seit einem halben Jahr wegen multipler Belastungen (berufliche Neuorientierung nach der Babypause, eheliche Schwierigkeiten und die Notwendigkeit eines Umzuges wegen eskalierender Konflikte mit den Schwestern, die in einem gemeinsamen Mehrfamilienhaus leben) in Therapie kommt, erscheint im aktuellen Gespräch besonders aufgewühlt. Sie springt von einem Thema zum anderen, wirkt dabei fahrig und auch körperlich deutlich angespannt. Sie reißt unterschiedliche Themen an, fragt »Was soll ich tun …«, um dann ohne eine Antwort, ein Nachfragen abzuwarten, zum nächsten Problembereich zu wechseln. Statt zu fragen »Was ist denn heute das wichtigste, womit sollen wir uns als erstes beschäftigen«, was im Sinne der Auftragsorientierung naheliegen würde, komme ich (E. Wagner) zu der Einschätzung, dass der aktuelle Zustand der Klientin eine

produktive Auseinandersetzung mit einem Problem (egal welchem) nicht erlaubt, und schlage daher ein anderes Vorgehen vor: »Frau S., ich nehme Ihre Not, Ihre Bedrängnis wahr, und ich verstehe Ihr Bedürfnis, mir ganz viel davon zu erzählen, was Sie belastet, was Ihnen durch den Kopf geht. Mir ist klar, wie verzweifelt Sie sind und dass Sie so schnell wie möglich Hilfe bei der Lösung Ihrer Probleme haben wollen. Andererseits habe ich auch den Eindruck, dass Sie unglaublich aufgewühlt sind, ich hab so ein Bild von einem bedrohlichen Strudel in Ihrem Inneren, der es im Moment gar nicht erlaubt, sich konzentriert und gefasst mit den einzelnen Problemen zu beschäftigen.« Nachdem die Klientin diese Wahrnehmung bestätigt und die dazugehörigen Körpergefühle (Ganzkörperanspannung, Herzrasen, Kieferschmerzen, …) beschrieben hat, frage ich sie, ob sie diesen Zustand auch von zu Hause kennt. Auch dies bestätigt die Klientin, immer öfter würde sie in den letzten Wochen diese Anspannung und Fahrigkeit erleben, nur in der Arbeit könne sie sich konzentrieren und fokussieren, aber das Familienleben sei zunehmend belastet, da sie nicht mehr zur Ruhe kommen könne. Vor diesem Hintergrund ist es einfach, ein Verständnis dafür zu entwickeln, dass es zunächst darum geht, die Selbstberuhigungsfähigkeit zu fördern. Um eine Auswahl aus all den zur Verfügung stehenden Interventionen zu treffen, frage ich die Klientin, die im Zusammenhang mit ihrer zehn Jahre dauernden Bulimie über viel Therapieerfahrung verfügt, welche Methoden sie diesbezüglich schon kennengelernt hat. Frau S. berichtet, dass sie alle gängigen Entspannungsmethoden und viele Meditationen im Laufe der Jahre ausprobiert habe, aber immer nur mit mäßigem Erfolg. In letzter Zeit habe sie mit ihrer Shiatsu-Therapeutin verschiedene Atemübungen und Imaginationen ausprobiert (Beine verwurzeln sich im Boden, Fokussierung der Außengrenzen, …), aber wenig Erleichterung erfahren, im Gegenteil, sie kann die anflutenden Gedanken und Gefühle nicht beiseiteschieben, die Imaginationen sind daher sehr anstrengend und von Selbstabwertung begleitet (»Sogar dafür bin ich zu blöd …«).

Aufgrund dieser negativen Vorerfahrungen mit Meditation und stabilisierenden Imaginationen wähle ich keine der gängigen hypnotherapeutischen Interventionen wie »Innerer sicherer Ort« oder die »Baumübung«, sondern frage die Klientin, wann sie zuletzt intensiv einen anderen körperlich-seelischen Zustand erlebt hat: »Wann hatten Sie zuletzt ein wirklich positives Gefühl von Sicherheit, Ruhe, Gelassenheit, Kraft – was auch immer, jedenfalls etwas, was sich deutlich anders anfühlte als ihr momentaner Zustand von Aufgewühltheit?« Da der Klientin zunächst nichts einfällt, versuche ich, der affektbedingten Einschränkung der Erinnerungsfähigkeit durch die Erwähnung konkreter Situationen ihres Lebens entgegenzuwirken. »Wie ist es, wenn Sie mit Ihren Kindern kuscheln, gibt es da lustvolle Momente des Miteinanders, wo Sie Abstand zu all Ihren Problemen gewinnen und sich wichtig, geliebt und wertvoll wahrnehmen? Oder bei der Arbeit, wenn Ihnen etwas gut gelingt, wenn Sie Anerkennung bekommen und merken, dass Sie jemandem geholfen haben, gibt es da Momente der Zufriedenheit, der inneren Zustimmung?« Am Gesichtsausdruck der Klientin war zu bemerken, dass sie eine suchende Haltung einnimmt, aber ein deutliches Signal für eine Stimmungsänderung (ein positiver somatischer Marker) blieb aus. Erst beim Thematisieren von Flow-Erlebnissen beim Laufen hellte sich die Miene der Klientin auf, sie erinnerte sich an ein Langlauf-Erlebnis vor wenigen Wochen, in schöner Landschaft, ganz für sich allein. Wir erkundeten das Erleben in allen körperlichen, sinnlichen und kognitiven Qualitäten: Wo hat sie ihre Kraft gespürt, die Sicherheit, die Zuversicht, wie hat sie aus dieser Distanz über die anstehenden Probleme gedacht, über ihr Potenzial, alles gut zu bewältigen? Die Klientin wurde aufgefordert, die Auswirkungen dieser Aufmerksamkeitsfokussierung auf ihren momentanen Zustand wahrzunehmen (»Wo spüren Sie jetzt die Veränderung gegenüber vorhin, was genau fühlt sich jetzt anders an?«), und ermuntert, diesen Effekt immer wieder anzustreben, wenn sie außerhalb der Therapiesituation in so einen »aufgewühlten Zustand innerer Bedrängnis« gelangt.

Die ausführliche Schilderung dieses Beispiels sollte zum einen dazu dienen, auch KollegInnen ohne vertiefte hypnotherapeutische Kenntnisse zu ermutigen, durch die Aktualisierung und multimodale Anreicherung positiver Erlebniszustände die Selbstberuhigungsfähigkeit von KlientInnen zu fördern, zum anderen sollte damit aufgezeigt werden, dass oft die Aktualisierung realer eigener positiver Erfahrung sogar leichter gelingt als standardisierte Entspannungstechniken oder Tranceanleitungen.

3.3 Problem-Lösungs-Gymnastik nach Gunther Schmidt

In einer Abwandlung der Problem-Lösungs-Gymnastik kann nach der Aktualisierung und multimodaler Anreicherung eines positiven Erfahrungszustandes auch aufgefordert werden, sich neuerlich an den »Problemzustand« anzunähern, um in weiterer Folge einige Male zwischen Problem- und Lösungszustand hin und her zu pendeln. Der Sinn dieser Übung ist, dass durch die Pendelbewegung, das Einüben der Schleife, der Problemzustand selbst als Auslöser für die Hinwendung zum Lösungsmuster utilisiert wird. Gunther Schmidt nennt dies: den Problemanker als Lösungswecker nutzen (Schmidt nach SysWiki 2014).

> In einem ersten Schritt wurde Frau S. aufgefordert, ihren Zustand beim Langlaufen in allen sinnlichen Qualitäten zu erinnern und dazu passende Sätze zu formulieren: »Ich fühle mich stark und leistungsfähig. Das Leben ist gut, ich bin auf dem richtigen Weg. Ich kann es schaffen.« Der nächste Schritt besteht darin, die Auswirkungen dieser Aktualisierung auf den aktuellen Zustand zu evaluieren (»Wo spüren Sie das im Körper?«): »Ich kann besser durchatmen, ich komme zur Ruhe. Die Anspannung lässt nach. Ich fühle mich freier.« Nachdem dieser Effekt gesichert ist, wird die Klientin gebeten, sich wieder an den Problemzustand von vorhin zu erinnern: »Ich würde Sie jetzt bitten, sich noch

einmal dem aufgewühlten Zustand von vorhin zuzuwenden. Wir werden uns nur vorsichtig annähern, nur ein paar Schritte, um noch einmal wahrzunehmen, mit welchen Veränderungen das einhergeht… Was spüren Sie da, was denken Sie, welche Einschätzungen Ihrer Situation gehören zu diesem aufgewühlten Zustand?« Es ist wichtig, diesem Prozess Zeit zu geben, weil KlientInnen nur ungern den Lösungszustand verlassen, daher ist auch eine Erklärung dieses Schrittes notwendig: »Ich kann mir vorstellen, dass es schwerfällt, absichtsvoll wieder den Problemzustand herzustellen. Aber da sich dieser Zustand im Alltag häufig von allein einstellt, ist es wichtig, den Übergang zu bahnen. Mit jedem Mal, mit dem Sie den Wechsel vom Problem- zum Lösungszustand einüben, wird dieser besser gebahnt, es ist wie eine Brücke, über die Sie dann immer leichter den Ausstieg finden.«

Nachdem die Klientin den Problemzustand körperlich wahrgenommen und beschrieben sowie dazu passende Sätze formuliert hat (»Es wird wieder enger in der Brust, ich fühle eine Anspannung im Bauch, ich beiße die Zähne zusammen und denke mir – ich halt das alles nicht mehr aus, ich will fort«), wird der neuerliche Wechsel zum Lösungszustand z.B. folgendermaßen eingeleitet: »Das ist gut, dass Sie diesen Zustand so genau wahrnehmen, dass Sie die körperlichen Auswirkungen fühlen und die dazugehörigen Gedanken und Bewertungen erkennen. Denn wann immer Sie in Zukunft dieses Gefühl, diese Gedanken oder diese Einschätzung Ihrer Situation wahrnehmen, werden Sie sich daran erinnern, dass Sie auch die Position wieder wechseln und sich wieder in den Lösungszustand begeben können. Probieren Sie das jetzt aus…«

Auch diese Abwandlung der Problem-Lösungs-Gymnastik kann ohne spezifische hypnotherapeutische Ausbildung angewandt werden, sofern TherapeutInnen mit den basalen Anforderungen hypnosystemischer Gesprächsführung vertraut sind. Hier geht es vor allem um die Fähigkeit, KlientInnen dabei zu unterstützen, die Aufmerksamkeit nach innen zu richten (eine spezifische Tranceanleitung ist hingegen nicht nötig) sowie die Taktung der sprachlichen Inputs an das Auftreten somatischer Marker anzupassen.

3.4 Andere hypnosystemisch-imaginative Techniken

Es gibt eine Vielzahl imaginativer ressourcenfördernder Techniken, die für die Affektregulation genützt werden können. Diesbezüglich muss auf die spezifische Fachliteratur verwiesen werden (z. B. Reddemann: »Imagination als heilsame Kraft«). Die konkreten Anleitungen zur Imagination des »Inneren sicheren Ortes« oder zur »Baum-Meditation« finden sich auch im Internet.

Viele systemische TherapeutInnen verzichten auf die Anwendung hypnotherapeutischer Techniken, weil sie davor zurückschrecken, KlientInnen »in Trance zu versetzen«. Diesen KollegInnen kann durchaus empfohlen werden, bestimmte Imaginationen ohne vorherige Tranceinduktion durchzuführen. Je nach Ausmaß der »nach innen gerichteten Aufmerksamkeit« können statt Imaginationen auch nur bilderreiche Erzählungen das Ergebnis der gemeinsamen Aufmerksamkeitsfokussierung sein. Reddemann schreibt dazu: »Man kann auch damit beginnen, sich die Übungen eher wie Geschichten zu erzählen, also noch ganz im Denken zu bleiben, da man aber bilderhaft denkt, werden diese Geschichten auch eine Wirkung haben.« (Reddemann 2001, S. 41) Es gibt sogar KlientInnen, bei denen der Verzicht auf einen vertieften Entspannungszustand indiziert ist, weil sie ein hohes Ausmaß an Kontrolle über die Situation brauchen und die ausschließliche Fokussierung nach innen massive Angst auslöst.

Systemische TherapeutInnen ohne hypnotherapeutische Zusatzqualifikation mögen sich also ermutigt fühlen, ressourcenorientierte Imaginationen mit genau jenem Ausmaß an »nach innen gerichteter Aufmerksamkeit« anzuleiten, das ihnen und der jeweiligen Klientin guttut und passend erscheint. Dafür können auch ganz »kleine« Achtsamkeitsübungen angewandt werden, die gerade geeignet sind, die Aufmerksamkeit der Klientin nach innen zu richten, ohne einen tiefen Entspannungszustand anzustreben.

Auch die Tresor-Übung, die sich zur Stabilisierung von KlientInnen mit belastenden biografischen Erinnerungen besonders gut eignet, kann einfach im Gespräch entwickelt werden. Die Therapeutin äußert dafür die Idee, dass es hilfreich sei, belastende Erinnerungen, Bilder, Gefühle, die sich ungebeten einstellen, erst einmal wegpacken zu können. In weiterer Folge wird die Klientin aufgefordert, sich einen Behälter, ein Gefäß vorzustellen, wo die Erinnerungen/Bilder deponiert und sicher aufbewahrt werden können. Häufig ist es sinnvoll, sich den Verschlussmechanismus genau beschreiben zu lassen und sicherzustellen, dass niemand anderer den »Tresor« öffnen kann.

Statt der imaginativen Anleitung des »Wegsperrens« kann dieses aber auch auf der Handlungsebene angeboten werden. Gerade wenn sich in der Therapiesitzung unerwartet hoch belastende Erinnerungen einstellen und sichergestellt werden soll, dass die Klientin in der Zeit bis zur nächsten Therapiesitzung davon nicht übermäßig belastet wird, kann der Klientin angeboten werden, die Erinnerung »hier im Therapieraum zu lassen«. Dafür kann es hilfreich sein, ein Kuvert anzubieten und die mit den belastenden Erinnerungen assoziierten Inhalte (z. B. auf Post its notiert) hineinzustecken und zuzukleben. Der Handlungsaspekt wird verstärkt, wenn statt eines Kuverts zum Verschluss ein großes Papier gefaltet und mit einer Heftmaschine von der Klientin selbst »zugetackert« wird (Corinna Obrist, mündliche Mitteilung).

3.5 Methoden der Unterbrechung bei Dissoziation und Affektüberflutung

Therapeutische Hilfen zur Affektregulation verlaufen meist zweistufig: Zunächst müssen unerwünschte Affektzustände wie Dissoziation oder Affektüberflutung unterbrochen werden mit dem Ziel, wieder die Orientierung im Hier und Jetzt zu fördern. Dies kann durch viele verschiedene Vorgangsweisen erfolgen: Bekannt geworden sind hypnotherapeutische Methoden wie die oben ausgeführte »Tresorübung« sowie vor allem bei selbstverletzendem Verhalten die Einübung von Elementen aus dem Skills-Training der Dialektisch-Behavioralen Therapie (DBT, z. B. Bohus & Wolf-Arehult 2013). Hier werden, vor allem bei einem sehr hohen Stressniveau, als Erstintervention starke, nicht verletzende Körperreize eingesetzt, wie zum Beispiel Igelbälle, Temperaturreize (kaltes Wasser), starke Gerüche oder Geschmacksempfindungen (Chilischote).

Zunächst werden KlientInnen darin unterstützt, die Auslösesituationen (»Trigger«) für die unerwünschten Gefühlszustände zu erkennen und zu benennen und das gerade bestehende »Stressniveau« einzuschätzen. Nur bei leichter bis mäßiger emotionaler Aktivierung wird empfohlen, sich dem Gefühl zuzuwenden. Bei hoher Aktivierung (Stressniveau über 70 %) steht die Regulation und Distanzierung vom Affekt im Vordergrund. Dafür wird gemeinsam mit der Klientin ein individueller »Notfallplan« erarbeitet. Es empfiehlt sich, diesen auch schriftlich auszuarbeiten und der Klientin mitzugeben oder die Klientin aufzufordern, einen Notfallkoffer oder ein kleines »Schatzkästchen« zu basteln, das mit Dingen (oder Symbolen von Dingen) gefüllt ist, die in extremen Spannungssituationen hilfreich sind: Bilder, Düfte, Musik, ein Kuscheltier, die Anleitung einer Imaginations- oder Bewegungsübung, ein Spruch oder auch z. B. eine Chilischote, falls ein starker körperlicher Reiz notwendig ist, um die drohende Selbstverletzung abzuwenden. Die wichtigsten Elemente der Selbstberuhigung sollten in der Therapiestunde eingeübt werden.

Eine sehr wirkungsvolle und leicht anzuwendende Stabilisierungstechnik, die in der Traumatherapie weite Verbreitung gefunden hat, stellt die von Yvonne Dolan (1991) als Abwandlung der »Betty-Erickson-Technik« entwickelte sogenannte 5-4-3-2-1-Übung dar. Sie ist eine strukturierte Selbsthypnosetechnik, die die Aufmerksamkeit der Klientin vom inneren Geschehen wieder in die achtsame Wahrnehmung des Hier und Jetzt lenkt. Diese Übung, die Yvonne Dolan speziell als Hilfe für Opfer von sexuellem Missbrauch entwickelt hat, kann sehr vielfältig eingesetzt werden: zur Reorientierung nach Albträumen und Flashbacks, als Gedankenstopp, als Hilfe zur Impulskontrolle und zur Unterbrechung von Angst- und Panikgefühlen.

Die Klientin wird dabei gebeten, einen Punkt im Raum zu fokussieren, auf dem sie den Blick ruhen lassen kann. Die Augen bleiben dabei offen. Die Klientin sieht sich im Raum um und sagt dabei laut (wenn die Übung zu Hause mehrfach wiederholt wird, eventuell auch in Gedanken):

5-mal: Ich sehe …	5-mal: Ich höre …	5-mal: Ich spüre … (Körperwahrnehmungen)
4-mal: Ich sehe …	4-mal: Ich höre …	4-mal: Ich spüre … (Körperwahrnehmungen)
3-mal: Ich sehe …	3-mal: Ich höre …	3-mal: Ich spüre … (Körperwahrnehmungen)
2-mal: Ich sehe …	2-mal: Ich höre …	2-mal: Ich spüre … (Körperwahrnehmungen)
Zuletzt: eventuell mehrmals		
1-mal: Ich sehe …	1-mal: Ich höre …	1-mal: Ich spüre … (Körperwahrnehmungen)

Die Klientin wird in der Übungssituation in der Stunde dazu angehalten, möglichst unterschiedliche Wahrnehmungen laut zu benennen, sie kann aber zu Hause dann auch einzelne Wahrnehmungen wiederholen, eventuell die Augen schließen und die konkreten Wahrnehmungen mit geschlossenen Augen beschreiben oder nur noch auf Hören und Spüren fokussieren.

3.6 Interventionen zur Aktivierung von Achtsamkeit und Selbstberuhigung

Nach diesem ersten Schritt der Unterbrechung des unerwünschten Affektzustandes folgt als zweiter Schritt die Aktivierung von Selbstberuhigung und Selbsttröstung.

Hier gibt es eine Vielzahl von Ansätzen, die hilfreich sein können. Viele der heute unter dem Begriff »Achtsamkeitsübungen« beschriebenen Übungen stammen ursprünglich aus der buddhistischen Philosophie und Meditationspraxis und wurden für westlich geprägte Menschen entsprechend adaptiert. Darunter fällt das Stressbewältigungsprogramm des MBSR (Mindful based stress reduction) nach Kabat-Zinn (1990), die MBCT (mindfulbased cognitive therapy) oder auch die Entwicklung von achtsamem Selbstmitgefühl (CFT; Compassion Focused therapy), wie sie von Paul Gilbert (2013) für und mit Menschen entwickelt wurde, die an einer hohen Ausprägung von Scham und Selbstkritik leiden.

Auch von hypnosystemischer und hypnoanalytischer Seite (Ego-State-Therapie) wurden viele Methoden zur Stabilisierung und Ressourcenaktivierung entwickelt. TraumatherapeutInnen verknüpfen diese eventuell mit Methoden des EMDR (Reddemann 2001, Rost 2014). Auch die Prozess- und Embodiment-fokussierte Psychologie (PEP, Bohne 2010, 2013) als eine Erweiterung der »Klopftechniken«, die sich von bestimmten kinesiologischen und esoterisch anmutenden Vorstellungen verabschiedet hat, bietet praktikable Methoden zur Stabilisierung und Selbstberuhigung an.

Angesichts dieses großen Fundus an bewährten und in der jeweiligen Fachliteratur auch gut beschriebenen Methoden sollten auch systemische TherapeutInnen mit einigen Interventionen vertraut sein und diese bei Bedarf angepasst an die konkreten Anforderungen der therapeutischen Situation anwenden können. Unterschiedliche Ansätze lassen sich miteinander kombinieren und in ein systemisch konzeptualisiertes Therapiegeschehen einbauen, wie im Fallbeispiel am Ende dieses Kapitels dargestellt.

Dies setzt voraus, dass die Therapeutin nicht nur die einzelnen

Techniken kennt, sondern vor allem bei den achtsamkeitsfokussierten Ansätzen auch mit der »Philosophie dahinter« vertraut ist sowie eigene Erfahrungen mit den angebotenen Übungen gemacht hat. Sie muss in einem »informed consent« mit der Klientin abstimmen, wozu die jeweilige Übung dienen könnte, und bei Eintreten einer möglichen unerwünschten Reaktion (unbeabsichtigte negative Affektaktualisierung) in der Lage sein, wieder schnell auf sicheres emotionales Terrain zurückführen zu können.

Da eine vollständige Darstellung der jeweiligen theoretischen Hintergründe und der daraus abgeleiteten therapeutischen Vorgangsweisen den Rahmen dieses Buches sprengen würde, möchten wir uns auf die Darstellung einiger weniger Ansätze und nur einiger ausgewählter Methoden beschränken.

3.6.1 Achtsamkeitsübungen

Grundlegende Prinzipien: Das Konzept »Achtsamkeit« hat seine Wurzeln im Buddhismus, praxisorientiert formuliert ist damit ein »offenes, nicht urteilendes Gewahrsein von Augenblick zu Augenblick« (Kabat-Zinn 2006, S. 35) gemeint. Seit den 1970ern haben diese »Geistesübungen«, wie sie ursprünglich benannt wurden, in Form von angeleiteten Meditationen und Übungen für stressgeplagte und/oder sinnsuchende Menschen in der westlichen Welt, aber auch in den Bereichen Psychosomatik und Psychotherapie große Verbreitung erfahren.

Das »Konstrukt Achtsamkeit« (Weiss et al., 2010) kann einerseits als eine zu übende Haltung, ein Modus des Seins beschrieben werden, bei dem man sich auf das rezeptive Gewahrsein der inneren und äußeren Reize fokussiert, ohne sie zu bewerten und in bestehende Konzepte von »gut« oder »schlecht« einzuordnen und ohne dem Impuls nachzugeben, sie entsprechend verändern zu wollen. Bei dieser Beschreibung wird deutlich, dass »Achtsamkeit« nicht etwas ist, was sich ein für alle Male verwirklichen lässt, sondern ein Übungsweg, der beschritten werden kann.

Es werden vier Grundlagen der Achtsamkeit, vier Bereiche, in denen sich Achtsamkeit schulen lässt, benannt (siehe dazu auch

Mannschatz 2005, 2007): Dies sind die achtsame Körperwahrnehmung (Was fühle ich jetzt genau in meinem Körper), die Wahrnehmung der Gefühle (einem Gefühl inneren Raum und Aufmerksamkeit schenken, ohne es gleich in Handlung umsetzen zu wollen), die Wahrnehmung der Gedanken (Bleibe ich mit meinen Gedanken jetzt hier in der Gegenwart, oder plane ich mein zukünftiges Handeln oder sinne über Vergangenes nach?) und die Wahrnehmung von Gedankenmustern (welche Glaubensvorstellungen, Vorurteile, Assoziationsketten zu bestimmten Personen und Themen meines Lebens wiederhole ich fortwährend?).

Wozu Achtsamkeit schulen? Das Ziel besteht darin, die eigene Beobachtungsfähigkeit zu erweitern, Klarheit und Einsicht in die Welt, so wie sie ist, zu fördern und die eigenen (oft leidvollen) Selbstkonstruktionen als zusammengesetzt aus Körperwahrnehmungen, inneren Bildern und Selbstgesprächen besser zu erkennen und auch etwas besser steuern zu lernen, ein Ziel, das übrigens nie direkt angestrebt werden kann, dem man aber über Ausdauer und Übung etwas näher kommen kann (Weiss et al. 2010).

Die Schulung in achtsamer und differenzierter Wahrnehmung der eigenen FDV-Muster und Körperwahrnehmungen ist somit uraltes Menschheitswissen, das über die östlichen Philosophien wieder zu uns zurückgekehrt ist und im Westen (USA, Europa) einen begeisterten und manchmal fast inflationär anmutenden Widerhall gefunden hat, wie sich an der Verbreitung von Selbsthilfebüchern und Achtsamkeits-Seminaren zeigt. Grossmann (2008) setzt sich kritisch mit der Frage auseinander, wie weit die westlichen »Aneignungsversuche« auch zu einer Trivialisierung des buddhistischen Konzepts der Achtsamkeit geführt haben. Allerdings gibt es wie überall auch hier einen deutlichen Unterschied zwischen »Kennen« und »Tun«.

Klinische Anwendungsbereiche von achtsamkeitsfokussierten Ansätzen: Das Mindfulness-Based Stress Reduction Programm (MBSR) wurde von Jon Kabat-Zinn, einem Molekularbiologen mit langjähriger Meditationserfahrung in Zen und Vipassana-Meditation, in den späten 1970ern entwickelt. Es besteht aus einem intensiven achtwöchigen

Trainingsprogramm in der traditionellen Sitzmeditation, Yoga- und Bodyscan-Übungen und wird inzwischen in 240 Kliniken auf der ganzen Welt für Patienten mit einer Schmerzsymptomatik sowie anderen psychischen und psychosomatischen Problemen eingesetzt.

Die Mindfulness-Based Cognitive Therapy (MBCT), die Achtsamkeitsbasierte Kognitive Therapie wurde von Segal et al. (2008) insbesondere zur Rückfallprophylaxe bei depressiven Störungen entwickelt, indem das MBSR-Programm um Elemente der Kognitiven Verhaltenstherapie erweitert wurde, die speziell auf depressive Patienten zugeschnitten wurden.

Marsha Linehan entwickelte bereits Anfang der 80er-Jahre in den USA die Dialektisch-Behaviorale Therapie (DBT), ein weitgehend manualisiertes Therapieverfahren für chronisch-suizidale PatientInnen mit einer Borderline Störung, in welchem das Training der »Inneren Achtsamkeit« neben dem Training der interpersonellen Wirksamkeit, der Emotionsregulierung und der Stresstoleranz einen zentralen Platz einnimmt. Im Modul Achtsamkeit gibt es eine Vielzahl von Übungen, die das Wahrnehmen mit den fünf Sinnen (Sehen, Hören, Riechen, Schmecken, Fühlen), aber auch das Wahrnehmen der eigenen Gedanken fördern, ohne zu flüchten und ohne sie festzuhalten.

Übungsanleitungen zur Achtsamkeit: Aufgrund der enormen Verbreitung achtsamkeitsbasierter Ansätze in Psychotherapie und Psychosomatik finden sich zahlreiche Übungsanleitungen nicht nur in der zitierten Fachliteratur und einschlägigen Ratgebern, sondern auch im Internet. Ein unkritischer Gebrauch ohne vertiefte Auseinandersetzung mit der dahinter stehenden Philosophie und »Geisteshaltung« erscheint den Autorinnen allerdings problematisch, weshalb an dieser Stelle nur zwei Übungen konkreter vorgestellt werden sollen. Für den systematischen Einsatz von Achtsamkeitsübungen wird eine spezifische »Selbsterfahrung« dringend empfohlen.

Zunächst eine »Mini-Achtsamkeitsübung«, die Luise Reddemann auch als Vorbereitung für weiterführende Imaginationen empfiehlt:

»Ich bitte Sie jetzt, eine für Sie angenehme Körperhaltung zu finden. Spüren Sie erst einmal, dass Ihr Körper Kontakt mit dem Boden oder dem Sessel hat. Es geht nur darum wahrzunehmen, dass Ihr Körper Kontakt hat und wo er Kontakt hat …
Und als Nächstes bitte ich Sie wahrzunehmen, dass Ihr Körper atmet und dass er dabei Bewegungen macht. Registrieren Sie diese Bewegungen. Registrieren Sie, dass sich der Brustkorb sanft hebt und senkt … Und dass die Bauchdecke sich hebt und senkt … Und wenn Sie besonders aufmerksam sind, dann spüren Sie auch, dass die Nasenflügel ganz kleine Bewegungen machen … Und diese Bewegungen des Körpers beim Atmen nehmen Sie einige Augenblicke lang wahr … Beenden Sie die Übung, indem Sie wieder bewusst wahrnehmen, dass Ihr Körper Kontakt mit dem Boden oder mit dem Stuhl hat, und nehmen Sie Ihre Körpergrenzen achtsam wahr. Kehren Sie dann mit der Aufmerksamkeit bewusst in den Raum zurück und nehmen Sie diesen bewusst wahr.« (Vgl. Reddemann 2001, S. 35)

Eine sehr bekannte, ursprünglich von Kabat-Zinn (2006, S. 96 f.) entwickelte Übung ist der sogenannte »Bodyscan«. Dabei werden die KlientInnen gebeten, liegend oder auch sitzend den ganzen Körper wahrzunehmen. Die Übung dauert minimal 10 Minuten, maximal 45 Minuten.

»Schließen Sie die Augen, eventuell können sie auch offen bleiben. Achten Sie auf den Atem, wie er die Bauchdecke hebt und senkt … Nehmen Sie sich Zeit, den ganzen Körper wahrzunehmen als ein von Ihrer Haut umhülltes Ganzes.
Lenken Sie Ihre Aufmerksamkeit in die Zehen des linken Fußes. Beobachten Sie, was Sie in den Zehen wahrnehmen können: Temperatur, Berührung, die Stellung der Gelenke … Für manche Menschen ist es auch hilfreich, sich vorzustellen, wie sie den Atem in die Zehen lenken und jede einzelne Zehe wahrnehmen, …
Gehen Sie dann für kurze Zeit mit Ihrer Aufmerksamkeit wieder ganz zur Atmung zurück.
Dann wenden Sie sich Ihren Fußsohlen zu, der Ferse, dem Knöchel. Sie können in alle Körperteile bewusst hineinatmen und auch wieder ausatmen. Registrieren Sie die Empfindungen und lassen Sie sie dann wieder los …

Wenn Gedanken auftauchen, nehmen Sie sie wahr und lassen Sie sie ziehen.
Tasten Sie sich auf diese Art durch das linke Bein aufwärts bis zum Rumpf, dann von den Zehen des rechten Fußes über das rechte Bein aufwärts bis zum Rumpf, dann auf der linken Seite bis zu den Fingern der linken Hand, jeden einzelnen Finger, weiter bis zur linken Schulter, von der rechten Seite aufwärts bis zu den Fingern der rechten Hand, jeden einzelnen Finger, bis hinauf zur rechten Schulter, vom Hals über den Kopf zum Scheitel.
Die Aufmerksamkeit bleibt dabei auf den Atem und die verschiedenen Empfindungen in den Körperregionen gerichtet. Atmen Sie bewusst dorthin und hinaus, lassen Sie dann alle Empfindungen und Gedanken auch immer wieder los.«

3.6.2 Förderung des achtsamen Selbstmitgefühls

Grundlegende Prinzipien: Die Förderung von achtsamem Selbstmitgefühl wird vor allem von der Compassion focused therapy nach Gilbert (2013) beschrieben. In diesem auf der Kognitiven Verhaltenstherapie basierenden Therapieansatz werden die Prinzipien der Achtsamkeitspraxis besonders für KlientInnen adaptiert, die an einer hohen Ausprägung von Scham und Selbstkritik leiden. Wenn Menschen in ihrer Entwicklung wenig an sicherer Zuwendung, hingegen viel an Vernachlässigung, Beschämung oder sogar Misshandlungen erlebt haben, fehlt oft ein inneres Regulationssystem, das für Selbstbesänftigung, Beruhigung und für das Gefühl der inneren Sicherheit sorgt (Gilbert 2013). Dieses ist aber auch die Voraussetzung dafür, sich anderen Menschen einigermaßen sicher zuwenden zu können und sich in wichtigen Bindungen sowohl verletzlich als auch vertrauensvoll zeigen zu können und liebevolle Zuwendung empfangen und auch geben zu können.

Durch die gezielte (imaginative) Aktivierung von Mitgefühl sich selbst und anderen Menschen gegenüber kann das im Übermaß aktivierte bedrohungsfokussierte Regulationssystem heruntergefahren werden, in dem das auf Sicherheit, Zufriedenheit und Bindung fokussierte zielende Emotionsregulationssystem gestärkt wird.

Die Grundidee und viele Anregungen zur praktischen Umsetzung finden sich auch hier im Mahayana-Buddhismus, in dem die Entwicklung der Tugenden der Achtsamkeit und des Mitgefühls (Meta-Meditation) als zentrales Ziel in der Überwindung von Leiden in vielen meditativen Übungen gefördert wird. Dabei wird Achtsamkeit als die Voraussetzung für einen ruhigen (beruhigten) Geist gesehen, wohingegen Mitgefühl die Rahmenbedingungen für einen transformierten Geist schafft, der in der Lage ist, sich sowohl sich selbst als auch anderen Menschen mit Wärme und Verständnis zuwenden zu können.

Interventionen zur Förderung des inneren mitfühlenden Selbst: Gilbert (2013), Germer (2011) und Neff (2012) haben eine Reihe von mitgefühlsfokussierten Imaginationsübungen entwickelt, die methodisch zwischen hypnotherapeutischer Imagination, Stuhlarbeit und meditativer Anleitung einzuordnen sind.

Hier gibt es z.B. die Imagination von Mitgefühl, das aus einem selbst heraus zu anderen fließt, wodurch die Verbindung zu anderen Menschen gestärkt wird. Konkret konzentrieren sich KlientInnen dabei auf ihr Gefühl von Liebe und Wärme einem anderen Menschen gegenüber, wobei diese Vorstellung körperlich aktiviert und mit Sätzen und Bildern verstärkt wird.

> Eine schwer traumatisierte Klientin, die Misshandlungen in den ersten beiden Lebensjahren vonseiten ihrer alkoholkranken Mutter erleiden musste (Knochenbrüche, Verbrennungen mit Zigaretten), leidet an einer Fibromyalgie und einer Reihe anderer chronischer Symptome. Die Fokussierung auf ihr Gefühl der Liebe und Fürsorge ihrer achtjährigen Tochter gegenüber, die Aktivierung von Szenen, in denen sie sich ihrer Tochter besonders nah fühlt, und die Konzentration auf die Gefühle in ihrem Herzen, die dann entstehen und sich allmählich auch im restlichen Körper ausdehnen, stellt eines der Rituale in der Therapie dar, die sie beruhigen und stabilisieren.

Umgekehrt kann auch Mitgefühl, das in einen selbst hineinfließt, imaginiert werden. Dabei wird der Klient aufgefordert, sich im Zustand einer leichten Entspannung an einen Menschen zu erinnern, der ihm gegenüber liebevoll und gütig war. Der Gesichtsausdruck dieser Person, ihre Stimme, eventuell auch ihr Geruch oder bestimmte Berührungen werden in der Erinnerung aktiviert. Es wird nach ermutigenden, unterstützenden Sätzen gesucht, die diese Person gesagt hat oder gesagt haben könnte. Die damit verbundenen Erfahrungen von Hilfe und Unterstützung werden durch die Frage, was das der Klientin ermöglicht hat, weiter vertieft, und wenn möglich werden auch Gefühle von Freude und Dankbarkeit wieder wachgerufen.

Für das Gelingen dieser Übung ist es entscheidend, dass KlientInnen mit diesem Menschen wirklich ausschließlich positive Erfahrung verbinden, damit die Klientin im Rahmen dieser Übung ein stabiles inneres Ressourcennetzwerk aufbauen kann. Lassen sich im Leben der KlientInnen keine solchen Beziehungen finden, kann stattdessen auf positive Erfahrungen mit Tieren zurückgegriffen oder imaginierte Innere Helfer, die Mitgefühl und Güte verkörpern, »geschaffen« werden.

Herr H. (52 Jahre) hat in seiner Kindheit massive Gewalt und Vernachlässigung vonseiten seiner Mutter erfahren, sein Hass und seine Verachtung ihr gegenüber sind auch heute noch sehr ausgeprägt. Auch die Interventionen der Jugendwohlfahrt erwiesen sich als keineswegs hilfreich, vielmehr kam er »vom Regen in die Traufe«. In der Therapie zeigt sich Herr H. der Therapeutin (U. Russinger) gegenüber einerseits sehr hilfesuchend, er leidet unter starken depressiven Verstimmungen und fordert praktische Interventionen ein, die »ihm guttun«. Andererseits wirkt er misstrauisch, die Therapeutin merkt, dass sie sehr aufpassen muss, um »nichts falsch zu machen« und damit seine latente Wut zu aktivieren. Auf Nachfrage berichtet Herr H. von wenigen entspannten Momenten, wenn er am Abend auf der Terrasse sitzt und seinen Blick Richtung Wald schweifen lässt und neben ihm seine geliebte Hündin sitzt.

> »Herr H., wenn Sie sich am Abend auf der Terrasse in Ihren Lieblingssessel setzen und Ihre Hündin wie immer zu Ihnen kommt und Sie lassen den Blick schweifen, können ausatmen am Ende des Tages, und eventuell fallen Ihnen die Augen zu und Sie hören den Atem Ihrer Hündin und sie ist ganz nah an Ihrem Bein, immer auf der rechten Seite, wie Sie erzählt haben, ihr Kopf an Ihrem Hosenbein, und Sie hören sie auch seufzen, so wie nur sie das kann, und eventuell legen Sie Ihre Hand auf ihren Kopf… und das ist ein wirklich schöner Moment, Sie spüren ihr Fell, Sie können sie riechen, Sie hören ihren Atem, und Sie merken, wie Sie ruhig werden, auch Ihr Atem wird ruhig und es entsteht dieses Gefühl in Ihrer Brust, diese Weite, diese Wärme, denn Sie wissen, das ist ein Lebewesen, auf das Sie sich ganz und gar verlassen können … das ganz genau weiß, was Sie jetzt brauchen …«

Die Entwicklung eines mitfühlenden Selbst kann auch mithilfe einer Stühlearbeit gefördert werden, indem der ängstliche, wütende, traurige oder selbstkritische Teil gegenüber der Sitzposition der Klientin aufgestellt und die Klientin gebeten wird, sich auch auf ihrem Sessel sitzend an Situationen zu erinnern, in denen sie sich ruhig, weise und gütig gefühlt hat. Wenn sich dieser beruhigte Zustand sichtbar einstellt, wird die Klientin aufgefordert, ein Bild von sich in diesem Zustand zu entwickeln, das multimodal angereichert wird: Wie sehen Sie aus in diesem Zustand, welche Kleidung tragen Sie? Wie tragen Sie Ihr Haar, welche Körperhaltung nehmen Sie ein? Wie fühlt sich Ihr Körper an? Durch die Fokussierung auf die Körpergefühle und den Atemrhythmus wird der Zustand weiter vertieft und angereichert. In weiterer Folge wird versucht, eine Haltung der Akzeptanz und Zuneigung gegenüber dem anderen schwierigen Teil aufzubauen, indem z. B. gefragt wird: »Was bedroht diesen Teil wirklich? Was würde das mitfühlende Selbst zu diesem Teil sagen, damit er sich verstanden und angenommen fühlt?«

Im Sinne eines differenzierten Einsatzes dieser Interventionen sollte berücksichtigt werden, dass sich erlebnisorientierte Übungen zur Aktivierung von Selbsttröstung bzw. zur Förderung eines mitfühlenden Selbst vor allem für problematisches Erleben eignen, das auf verletzte Kind-Modi zurückzuführen ist. Eine schematherapeutische Fallkonzeption legt nahe, im Falle internalisierter abwertender oder überkritischer Eltern-Modi zunächst eine explizite Abgrenzung und Zurückweisung dieser maladaptiven Schemata zu erzielen, da sonst die therapeutisch beabsichtigte Förderung des »mitfühlenden Selbst« an den noch wirksamen verinnerlichten Abwertungen scheitert.

3.6.3 Selbstberuhigung durch Fokussierung auf eine Körperressource oder Entwicklung eines Körperressourcennetzwerks

Die Fokussierung auf eine Körperressource wurde von David Grand (2003) als Stabilisierungsmaßnahme im Rahmen von EMDR-Sitzungen entwickelt, wenn der Belastungsgrad von der Klientin als sehr hoch angegeben wurde. Wenn in der Therapiesitzung die aktuelle Belastung die weitere Aufnahmefähigkeit einschränkt, wird zunächst gefragt, wo die Belastung im Körper am meisten zu spüren ist. In weiterer Folge wird die Aufmerksamkeit der Klientin durch Fragen wie diese wieder auf andere positivere Körpergefühle gelenkt: »Gibt es eine Stelle im Körper, die sich gut und angenehm oder zumindest neutral anfühlt? Welche Farbe oder Form verbinden Sie mit dieser Körperempfindung? Nehmen Sie die positive Körperempfindung zusammen mit Form und Farbe wahr.« (Vgl. Rost & Novotny 2014) EMDR-erfahrene TherapeutInnen können mit langsamer bilateraler Stimulation die Körperempfindung noch verstärken, wodurch dann evtl. noch weitere Bilder und Assoziationen auftauchen.

Wenn eine gewisse Stabilisierung eingetreten ist, kann nochmals überprüft werden, wie stark sich die Belastung jetzt anfühlt, wenn probeweise an den schlimmsten Moment und die damit verbundenen negativen Bewertungen gedacht wird. Üblicherweise nimmt der gefühlte Belastungsgrad ab.

In einer Weiterentwicklung dieser Idee kann auch ein ganzes Körperressourcen-Netz entwickelt werden (Schwarz 2011, mündliche Mitteilung), in dem weitere Punkte (bis zu 7) im Körper gefunden werden, die mit einer gedachten inneren Linie verbunden werden.

3.6.4 Stabilisierung durch Entwicklung eines »Inneren Ressourcenstates«, Arbeit mit Inneren Helfern

Fritzsche (2013) unterscheidet zwischen drei Kategorien von Ego-States, den grundsätzlich ressourcenreichen Ego-States, den verletzten Ego-States und den verletzenden, destruktiv wirkenden Ego-States. Die Entwicklung und Vertiefung von ressourcenreichen Ego-States ist für systemische TherapeutInnen nur eine Weiterentwicklung von ressourcenorientierten Verfahren, die ohnehin zum Standardvorgehen in der Systemischen Therapie gehörten und daher besonders leicht integrierbar.

Um einen Ressourcen-Ego-State, also einen ressourcenreichen Zustand, zu aktivieren, gibt es verschiedene Möglichkeiten. Grundsätzlich kann zwischen einer impliziten und expliziten Suche und einer spezifischen und einer unspezifischen Ressource unterschieden werden. Implizit hören systemische TherapeutInnen der Schilderung und den Klagen ihrer KlientInnen immer auch mit einem »Ressourcenohr« zu: Was von dem, was mir meine Klientin erzählt, könnte man später als Ressource nützen? Z. B.: »Aha, sie geht gerne laufen, das heißt, sie hat eine sportliche Seite in sich, vermutlich auch Disziplin, sonst würde sie das gar nicht schaffen. Vielleicht können wir diese Erfahrungen, die sie beim Laufen macht, später mal nützen, z. B. mit dem Hinweis, dass es ja einen disziplinierten Anteil in ihr geben muss, obwohl sie jetzt so klagt, dass sie nichts weiterkriegt mit ihrem Studium ... so faul ist ...«

Bei einer expliziten Suche wird nach einer spezifischen Ressource gesucht: »Was bräuchten Sie, um mit dieser spezifischen Herausforderung fertig zu werden? Sie sagen, Sie bräuchten Stärke, oder Gelassenheit, oder auch Mut – oder eine Seite in Ihnen, die Ihnen gut zuspricht, wenn Sie grad ganz verzweifelt sind? So ein innerer Teil, der Ihnen selbst mit Mitgefühl begegnet, ein Mitgefühl und Verständnis, das Sie bislang immer nur für die anderen aufbringen, das bräuchten Sie manchmal auch sich selbst gegenüber, verstehe ich das richtig?« Je nachdem, wie die Klientin die innere Qualität benennt, die sie für die jetzige Lebenssituation besonders benötigen würde, kann in der Folge über diese Qualität gesprochen werden, ob sie in Ansätzen schon vorkommt, wie sich diese Fähigkeit auswirken würde etc.

Auf diesen Informationen aufbauend, kann ein innerer Ressourcen-State konzipiert werden und dann unter Anwendung einer leichten Trance (nicht zwingend, erhöht aber die Wirksamkeit) im Erleben der Klientin aktualisiert werden.

Ein Beispiel für die Einladung des »Inneren Selbstmitgefühls« (es könnte aber auch die »Innere Stärke« oder »Innere Weisheit« oder etwas anderes, was subjektiv gerade gebraucht wird, sein) soll im Folgenden kurz skizziert werden (adaptiert nach Germer, mündliche Mitteilung 2013, nach Gilbert 2013). Ein guter Einstieg in diese Arbeit kann darin bestehen, die Klientin zuerst über ihren »Inneren sicheren Ort« oder »Wohlfühlort« in einen entspannten leichten Trancezustand zu führen und dann den gewünschten Ressourcen-State einzuladen.

»Gleich wird ein Besucher zu dir kommen, ein Wesen, das Wärme und bedingungslose Akzeptanz verkörpert. Es kann ein mitfühlender Mensch der Vergangenheit sein: ein Mensch, der Liebe und Akzeptanz verkörpert hat. Das kann eine Großmutter oder Großvater sein, oder auch ein Elternteil, oder ein anderer Verwandter, jemand, der das ausgestrahlt hat … Es kann auch ein freundliches Tier sein, … eine Fantasiefigur aus einem Märchen
Es kann aber auch ein formloses Gefühl einer warmherzigen, liebevollen Präsenz sein … von Verbundenheit, Weisheit, Stärke und Wärme. Für manche mag es eine Gestalt haben, eine metaphorische Gestalt, … vielleicht auch eine spirituelle Gestalt … Dein Ort hat eine Tür, die du öffnen kannst.
Bitte begib dich zu dieser Tür und öffne sie für diesen Gast.
Nimm in der Nähe dieses Gastes Platz – in einer Entfernung, die sich genau richtig anfühlt. Vielleicht gibt es Berührungskontakt …
Genieße die Nähe dieses Wesens, es ist nichts Weiteres zu tun …
Und vielleicht möchte dir dein mitfühlender Freund etwas mitteilen … etwas, was genau jetzt in deinem Leben wichtig ist …
Höre dieser Botschaft aufmerksam zu.
Falls es keine Worte sind, dann ist das auch völlig in Ordnung.
Vielleicht ist es auch nur einfach ein Gefühl von Wärme … alles ist genau richtig, so wie es jetzt gerade ist …

Vielleicht möchtest auch du deinem mitfühlenden Freund etwas mitteilen … Er versteht dich völlig … möchtest du ihm etwas sagen …
Dein Freund möchte dir vielleicht auch etwas schenken, … vielleicht ist es ein Gegenstand, vielleicht ein symbolisches Geschenk … etwas, was dich erinnert an diese Erfahrung … Betrachte es, was immer es ist … Manche Bedeutungen erschließen sich viel später …
Bedanke dich für diese Erfahrung und genieße noch einen Augenblick dieses Gefühl …
Verabschiede dich in Dankbarkeit von deinem Freund in dem tiefen inneren Wissen, dass du diesen Kontakt immer wieder aufnehmen kannst …
Nimm deinen inneren Raum wahr … Spüre nochmals nach, wie es sich jetzt gerade in dir anfühlt, … Dieser Freund, diese Wärme und Liebe sind ein Teil von dir, so wie wir alle Teil eines größeren Feldes sind, …
Und wenn du bereit bist, dann öffne deine Augen und komme in deinem Tempo hierher zurück, lass wieder Spannung in deinen Körper fließen … Es ist: Raum, Ort, Zeit …

3.6.5 Veranschaulichung anhand eines Fallbeispiels

Die beschriebenen Interventionen können dem Therapieprozess entsprechend unterschiedlich kombiniert werden, wie anhand des folgenden Fallbeispiels (U. Russinger) dargestellt wird:

Eine 55-jährige Klientin, Frau K., verheiratet, IV-Pension, litt über Jahrzehnte an einer chronifizierten anorektischen/bulimischen Störung: Sie hat ihre Störung mit therapeutischer Hilfe überwunden, ist normalgewichtig und kann ihr Leben gemeinsam mit ihrem Mann inzwischen wieder genießen. Allerdings ist sie in Belastungssituationen immer wieder gefährdet, in ihr altes Symptomverhalten zurückzufallen. Die jetzige Belastungssituation besteht darin, dass ihr Mann nach einem Bandscheibenvorfall auf einen OP-Termin wartet und sie dadurch mit vielen zusätzlichen Aufgaben und Sorgen konfrontiert ist.
Die Klientin berichtet, dass ihr Mann aus gesundheitlichen Gründen abnehmen muss und sie sich überlegt hat, jetzt selbst auch

wieder Diät zu halten. Bis jetzt hat sie aber noch nichts abgenommen und es gibt den »geheimen« Plan, eventuell etwas später wieder mit dem Brechen zu beginnen.
Frau K. hat im Laufe der Therapie schon eine Vielzahl an emotionsfokussierenden und emotionsstabilisierenden Techniken kennengelernt. Sie kennt den »Inneren sicheren Ort«, das innere Selbstmitgefühl, bei ihr in Form eines »Engels«, sie kennt die Aktivierung von Körperressourcen, sie kennt »Stühle-Dialoge« und die Symbolisierung der »Anorexie« durch einen »Teufel« (Stofftier).

1. Schritt: Problemaktualisierung und Unterbrechung des Kreislaufs
Frau K. sitzt im Stühle-Dialog dem Anorexie-Teufel gegenüber. Dieser versucht ihr »einzureden«, dass es doch gut wäre, wieder etwas abzunehmen. Nach einigen Durchgängen und Wechsel der Positionen gelingt es Frau K., von ihrer Position aus dem Anorexie-Teufel zu sagen, dass sie ihm »eigentlich« nicht nachgeben will. Die »Kraft des Widerstands« gegen den Teufel skaliert sie mit 2–3 auf der Skala von 0–10. Wie hoch müsste die Kraft des Widerstands sein, damit der Teufel Abstand nimmt? Das schätzt Frau K. mit mindestens 7–8 ein.

2. Schritt: Aktivierung der Körperressource »Kräftige Stärke«
In welcher Situation spürt Frau K. im Augenblick ihre Stärke in Form ihrer auch körperlich wieder gefundenen Kraft am meisten? Bei der Gartenarbeit, die ihr Freude macht und wo sie jetzt als normalgewichtige Frau physische Leistungen vollbringen kann, die vorher undenkbar gewesen wären. Frau K. kann schnell mit geschlossenen Augen in ein inneres Bild einsteigen, das diese Stärke verdeutlicht (Rasenmähen). Das Bild lässt sich auf allen Sinneskanälen (VAKOG) aktivieren, Frau K. fühlt die kraftvolle Stärke vor allem im Brust- und Bauchbereich (Körperressource) und kann einen stimmigen Satz, eine Affirmation dazu finden: »Ich fühle mich wohl und bin kräftig und stark.«

3. Schritt: Verbindung der Problemsituation mit zwei Ressourcen (»Engel« und »Kräftige Stärke«)

In welchen Alltags-Situationen braucht Frau K. die »Kräftige Stärke«, die sich in der »Kraft des Widerstands« zeigt, am meisten? Die emotional schwierigste Situation für Frau K. ist die Situation um das Essen selbst, Essenszubereitung, Essen mit dem Mann, sowie noch eine Weile nachher, wo sie in Versuchung ist, das Essen wieder loszuwerden.

Aktivierung des inneren Selbstmitgefühls: Frau K. findet sehr schnell über den »Inneren sicheren Ort« auch wieder Zugang zu ihrem Engel, der immer auf ihrer Seite steht und sie versteht. Der Engel ist bereit, sie in diesen schwierigen Situationen zu begleiten.

Nochmalige Aktivierung der Körperressource »Kräftige Stärke« in Brust und Bauch.

Verbunden mit beiden Ressourcen, geht Frau K. die Situation um das Essen nochmals Schritt für Schritt durch. In der Szene genießt sie ihr Essen und äußert unaufgefordert den Satz: So, wie ich bin, bin ich gut, und ich darf essen, wenn ich Hunger habe.

4. Schritt: Evaluierung und Memo zum Üben

Frau K. setzt sich nochmals kurz mit dem »Teufel« auseinander. Wie stark fühlt sich jetzt die »Kraft des Widerstands« gegen den Teufel an? Frau K. antwortet, dass sie im Moment auf 9 wäre. Allerdings meint sie, dass sich im Alltag sicher wieder neue Herausforderungen zeigen werden, aber sie ist bereit zu üben. Sie schreibt sich den Ablauf des 3. Schrittes und die inneren hilfreichen Sätze auf.

KAPITEL 4

Emotionen transformieren

Das anspruchsvollste Ziel emotionsfokussierter oder schematherapeutischer Interventionen ist das Transformieren von Emotionen. In der Sprache der EFT geht es dabei darum, maladaptive emotionale Reaktionen durch die gleichzeitige Aktivierung adaptiver emotionaler Reaktionen aufzuheben und zu verändern. Bestimmte neuropsychologische Forschungsergebnisse (Davidson 2000) legen nahe, dass Vermeidungsverhalten und Annäherungsverhalten neuronal unterschiedlich organisiert sind (die Neurobiologen sprechen von »Annäherungsnetzwerken und Vermeidungsnetzwerken«) und dass rückzugsorientierte Emotionen aus der rechten Hirnhälfte durch die Aktivierung annäherungsorientierter Emotionen aus der linken Hemisphäre transformiert werden können. Die Transformation wird dabei nicht als Habituation (Gewöhnung) oder Löschung maladaptiver emotionaler Reaktionen verstanden, sondern als Generierung eines neuen adaptiveren emotionalen Erlebens. Die wichtigste Methode besteht darin, adaptive emotionale Reaktionen, die im Hintergrund aktiviert sind, durch evokative und imaginative Interventionen ins Bewusstsein zu holen.

> »Der Veränderungsprozess von Emotionen geht über Ideen von Katharsis, Abschließen und Loslassen, Konfrontation, Extinktion oder Habituation insofern hinaus, als das maladaptive Gefühl nicht eliminiert wird … Vielmehr wird ein anderes Gefühl dazu benutzt, es zu verändern oder aufzulösen … Beispielsweise wird eine Veränderung in primären maladaptiven Emotionen wie

Das Kapitel wurde von Ulrike Russinger und Elisabeth Wagner verfasst.

grundlegender Scham oder Furcht vor Verlassenwerden durch die Mitaktivierung einer widersprechenden, adaptiveren Erfahrung wie befähigende Wut und Stolz oder Mitgefühl für das Selbst in denselben Situationen bewirkt. Die neue Emotion löst die alte Reaktion auf, statt sie abzumildern.« (Greenberg 2011, S. 85)

4.1 Generierung neuer Gefühle durch empathische Rekonstruktion und Arbeit am Ich-Ideal

Manchmal können maladaptive Gefühle bzw. Fühl-/Denk-/Verhaltensprogramme durch einfühlsames Nachfragen und das »Anbieten« anderer, nämlich adaptiver Emotionen und Bewertungen überwunden werden. Wenn z.B. eine depressive Klientin, deren permanente Selbstabwertung mit internalisierten elterlichen Abwertungen verbunden ist, durch die Aktivierung von Wut über die erlittene Ungerechtigkeit (»Es war unrecht, das habe ich so nicht verdient«), Traurigkeit und das Bedürfnis nach Trost (»Das hat so wehgetan und ich hätte jemanden gebraucht, der mich tröstet«) und die Anregung von Mitgefühl sich selbst gegenüber (»Das war eine schlimme Zeit und ich war so hilflos«) die Selbstabwertung aufgibt, kann in einem nächsten Schritt das Selbstwertgefühl aktiviert werden (»Und trotz allem sitze ich jetzt hier und bin nicht völlig daran zerbrochen«).

Derartige »Transformationsprozesse« erfordern nicht zwingend eine Ausweitung des systemischen Interventionsrepertoires um Methoden der szenischen Bearbeitung biografischen Materials. Auf der Basis der Unterscheidung von adaptiven/maladaptiven bzw. primären und sekundären Gefühlen kann mit lösungsorientiert-narrativen Methoden ein emotionaler Entwicklungsprozess gefördert werden. Besonders hilfreich kann auch hier die Einführung eines Ideal-Ichs sein. In diesem Zusammenhang wird die Klientin angesichts der Aktivierung eines problematischen FDV-Programms zunächst gefragt, ob das geschilderte Erleben, die in der Situation ausgelösten Gefühle und die daraus resultierenden Handlungen gut für sie sind (Schaffung eines Problembewusstseins). In einem nächsten Schritt wird nachgefragt, welches Erleben und Verhalten eigentlich maximal wünschenswert wäre (»Wenn Sie wie ein Drehbuchautor völlig frei bestimmen könnten, wie dieser Mensch, der Sie sind, mit all seinen Werten und Erfahrungen diese schwierige Situation erleben, wie er sie einordnen und emotional beantworten könnte – wenn Sie sozusagen Ihr ganz persönliches Ich-Ideal entwerfen, wie würden Sie dann die Situation erleben?«). Wenn die Schilderung dieses gewünschten anderen emotionalen Zustandes von einem starken somatischen Marker begleitet ist (vgl. Fallbeispiel Frau H. im Kapitel zur Affektklärung), kann diese Minimalintervention schon ausreichen, um die gewünschte Veränderung des emotionalen Erlebens einzuleiten. Ganz im Sinne der lösungsorientierten Therapie wird durch Aktualisierung eines hoch anstrebenswerten Zielzustandes aktuelles problematisches Erleben überwunden, wie am folgenden Fallbeispiel kurz dargestellt wird.

Herr W., als Selbständiger im PR-Bereich tätig, beschreibt ein wiederholtes Muster von beruflichen und privaten Konflikten: Er ist mit höchstem Einsatz um die Erfüllung seiner Aufgaben (im Arbeitsumfeld) und um maximales Entgegenkommen und Unterstützung von Freunden und Partnerin bemüht, stellt aber auch an andere in bestimmten Bereichen hohe Anforderungen (Offenheit, Aufmerksamkeit, …). Erfährt er diesbezüglich eine Enttäuschung, zieht er sich unversöhnlich und wortlos aus der Beziehung zurück, was in seinem Leben schon zu vielen Kontaktabbrüchen mit negativen Auswirkungen geführt hat. Als Herr W. einen aktuellen Ärger mit einem wichtigen Kunden schildert und ankündigt, beim nächsten Anlassfall (»Wenn er das noch einmal macht, …«) die Geschäftsbeziehung abzubrechen, frage ich (E. Wagner) nach: »Wenn Sie in solchen Momenten ganz auf Kampf schalten, voller Empörung und Enttäuschung beschließen, dass xy für Sie gestorben ist – inwiefern ist das gut für Sie? Welches Problem lösen Sie damit und was sind mögliche Nachteile dieses Erlebens?« Der Klient antwortet, dass er das seinem Stolz schuldig sei, dass er sich so was nicht gefallen ließe. Er ist nicht wie sein Vater, der sich ein Leben lang nicht getraut hat, gegen seinen Nazi-Vater das Wort zu erheben, der sich alles gefallen ließ, jede Kränkung und Demütigung …

Obwohl damit der biografische Zusammenhang nachvollziehbar hergestellt ist (die Kränkungen durch den Nazi-Großvater, der immer seine Tochter und deren Kinder, also die Cousins und Cousinen des Patienten, bevorzugt hatte, und die Unfähigkeit des Vaters, eine faire Behandlung einzufordern, waren schon Themen in früheren Einheiten), beschloss ich, nicht mit dem biografischen Material, sondern mit dem Ideal-Ich weiterzuarbeiten. Ich sagte daher: »O. k., ich verstehe, sich nichts gefallen zu lassen, den Stolz zu bewahren ist wichtig, hat höchste Priorität. Ich frag mich nur, wenn Sie die Möglichkeit hätten, Ihr Erleben und Ihr Verhalten in dieser Situation wie in einem Drehbuch als Autor festzulegen, ganz wie es Ihrer Idealvorstellung von sich selbst entspricht – würden Sie dann auch so radikale Brüche vollziehen, oder gäbe es da eine Alternative?« Herr W. beginnt nachzudenken und sagt dann: »Nein, dann würde ich den Kampf mit fein geschliffener Klinge fortsetzen.« Da diese Formulierung von einem deutlichen somatischen Marker (entspannter Gesichtsausdruck, zurücklehnen) begleitet ist, bleiben wir bei diesem Bild und stellen es dem bislang gezeigten Erleben (»Ich zücke das Schwert und durchtrenne mit einem einzigen Schlag alle Verbindungen«) gegenüber. Die gewünschte alternative Erlebnisweise – das Ideal-Ich – wird multimodal angereichert und mit Aussagen über sich selbst ergänzt. (»Die Fortsetzung des Kampfes mit fein geschliffener Klinge ist die Fortgeschrittenenübung – ich bin jetzt so weit.«) In weiterer Folge bestätigte sich, dass damit ein höchst funktionales Beziehungsverhalten verbunden war, indem Herr W. nun in der Lage war, den übertriebenen eigenen Einsatz und die damit verbundenen überfordernden Erwartungen an andere zu modifizieren.

Die Darstellung einer Fallvignette, in der eine halbstündige »Lösungstrance« ausreicht, um einen emotionalen Entwicklungsprozess anzustoßen, soll nicht dahingehend missverstanden werden, dass mit diesem Vorgehen in jedem Fall der gewünschte Veränderungsprozess angestoßen werden kann. Manchmal sind komplexere Störungskonzeptualisierungen nötig, um therapeutisch handlungsfähig zu werden. Es soll aber auf der anderen Seite durch die Vorstellung komplexer Störungskonzeptualisierungen, wie sie z. B. von der Schematherapie bzw. dem Modus-Modell formuliert werden, nicht dazu aufgerufen werden, diese *auf jeden Fall* anzuwenden, d. h. jeden Fall vor dieser »Interpretationsmatrix« zu lesen, wenn weniger weitreichende Theorien auch handlungsfähig machen.

So wie wir an anderer Stelle darauf hingewiesen haben, dass Kurt Ludewigs Leitsatz »Interveniere bescheiden« grundsätzlich aufrecht bleibt, aber nicht dogmatisch das therapeutische Handeln beschränken soll, bleibt auch ein anderes systemisches Prinzip, nämlich »Unterstelle die geringstmögliche Pathologie«, grundsätzlich aufrecht. Wenn eine nicht pathologisierende lösungsorientiert-narrative Fallkonzeptualisierung ausreicht, um hilfreiches therapeutisches Handeln zu begründen, gibt es für systemische TherapeutInnen keinen Grund, sich anderer Modelle zu bedienen. Dies kann auch als Anwendung des »Ockham'schen Rasiermessers«, dem wissenschaftstheoretischen Anspruch auf Sparsamkeit bei der Bildung von erklärenden Hypothesen oder Theorien verstanden werden: Steht man vor der Wahl mehrerer möglicher Erklärungen für dasselbe Phänomen, soll man diejenige bevorzugen, die mit der geringsten Anzahl an Hypothesen auskommt und somit die »einfachste Theorie« darstellt.

Während also in dem zuletzt geschilderten Fall die Aktivierung des Ich-Ideals und daran anschließendes lösungsorientiertes Arbeiten ausgereicht hat, um das emotionale Erleben zu verändern, soll eine weitere Fallvignette geschildert werden, in der ein zusätzliches Erklärungskonzept eingeführt werden musste, um »einen Unterschied zu erzeugen, der einen Unterschied macht«.

Eine hochgewachsene, attraktive 30-jährige Frau kommt in Therapie, weil sie nach einem heftigen Fieberkrampf ihrer dreijährigen Tochter unter einer nicht nachlassenden Ängstlichkeit leidet. Nach wenigen Sitzungen ist die diesbezügliche Symptomatik, v.a. das exzessive Absicherungsverhalten (wiederholtes Fiebermessen bei jeder Gelegenheit, häufige Besuche der Kinderärztin, die auch den Beginn der Psychotherapie empfohlen hatte), abgeklungen, und die Klientin thematisiert nun, im Rahmen einer neuerlichen Auftragsklärung, ihr »Schultrauma«. Obwohl beruflich erfolgreich, belastbar und durchsetzungsstark, reagiert sie im Rahmen einer innerbetrieblichen Fortbildung immer wieder auf objektiv minimale Anlässe (»Frau Kollegin, das haben wir schon durchgenommen«) mit extremer Verunsicherung und Selbst-Infragestellung. Auch wenn ihr die Nichtigkeit des Auslösers bewusst sei, könne sich Frau G. über Tage nicht distanzieren, der Satz hallt in ihr nach und versetzt sie in den Zustand des 14-jährigen Mädchens, das sie einmal war. Damals drohte sie aufgrund ihrer Mathematikschwäche durchzufallen, bekam in diesem Zusammenhang wenig Unterstützung von ihren leistungsorientierten Eltern und gelangte in einen Zustand zunehmender Verzweiflung und Hoffnungslosigkeit, aus dem sie sich letztendlich selbst befreite, indem sie ohne konkrete Hilfe ihrer Eltern einen Schulwechsel anstrebte. Obwohl sie in der weiteren Schullaufbahn und bei der darauffolgenden Berufsausbildung keine deutlichen Probleme mehr hatte, weiß sie um ihre Verletzbarkeit in diesem Punkt. »Da nützt mir meine ganze Selbstsicherheit gar nichts, in solchen Fällen fühle ich mich zurückversetzt in meine Jugend mit allen Zweifeln, Ängsten und dem Gefühl des Ausgeliefertseins.«

Nachdem das lösungsorientierte Erfragen des »gewünschten anderen«, nämlich Gelassenheit und Souveränität im Umgang mit solchen Situationen, für die Klientin keine neuen Perspektiven ergab (»das weiß ich eh, das versuch ich schon seit langem«), wurde der Fokus auf die biografische Erfahrung ausgeweitet; dies auch deshalb, weil die Klientin ihr momentanes Erleben so eindeutig als Aktualisierung eines früheren beschreibt (»Es holt mich ein«, »dann bin ich wieder in dem Film«). Ich (E. Wagner) lasse mir die Belastung im »Dort und Damals« beschreiben, bestätige die Schwere der Situation und würdige vor allem die bemerkenswerte Stärke, die diese Jugendliche entwickelt hat, um die Dinge in eine positive Richtung zu entwickeln. Frau G. hatte mit 14 Jahren selbständig alle für den Schulwechsel nötigen Informationen eingeholt und ihre Eltern dann gleichsam vor eine vollendete Entscheidung gestellt: Sie will nicht nur die Schule wechseln, sondern auf ein Internat, was von diesen nach anfänglichem Widerstand akzeptiert wurde.

In einem narrativen Wirkverständnis wäre zu vermuten, dass durch die Anreicherung der Selbsterzählung mit Merkmalen der Stärke, des Mutes und des Gelingens dieser negative Selbstaspekt des »verletzten Kindes« entkräftet wird und an Wirksamkeit verliert. Aber schon die spontane Reaktion der Klientin hat diesbezügliche Hoffnungen nicht bestätigt: »Das weiß ich alles, ich weiß, was ich kann und dass ich mich da aus eigener Kraft rausgerettet habe, aber das nützt mir in solchen Situationen gar nichts.« Daraufhin bat ich die Klientin, bis zum nächsten Mal ein Foto von dieser 14-Jährigen mitzubringen, um in einem weiteren Schritt das damit verbundene problematische Erleben zu bearbeiten. Die Klientin stimmte zu, brachte dann aber kein Foto mit. Auf Nachfragen berichtet sie, dass sie einen Widerstand verspürte. Sie hatte das Foto vor Augen, sie wisse auch, wo es zu finden sei, aber sie wollte es nicht hervorholen. Weiteres Nachfragen ergab, dass sie so »erbärmlich« aussähe auf dem Bild: dick, eine »blöde Frisur« und eine Zahnspange. Die Klientin beutelt sich und bestätigt: »Ich will das gar nicht sehen.« Ganz vorsichtig beginne ich, diese Ablehnung des Kindes, das sie damals war, zu thematisieren. Als ich dabei das Wort Scham verwende (»Es hat fast den Anschein, dass Sie sich für das schämen, was Sie damals waren, wie Sie ausgeschaut haben.«) reagiert die Klientin erstmals berührt, sie wird nachdenklich und sagt: »Ja, das stimmt, das war mir gar nicht bewusst.« Ich frage nach, was das für einen Unterschied macht, und die Klientin erklärt, dass sie sich immer nur über das mangelnde Verständnis und die fehlende Unterstützung ihrer Eltern empört hat und dass ihr nicht klar war, wie sie selbst dieses Bild von sich ablehnt, wie sie gar nicht hinschauen will.

In weiterer Folge kläre ich mit der Klientin, wie sie heute, mit ihrer ganzen Reife und Erfahrung, diesem »inneren Kind« begegnen möchte, und gemeinsam erarbeiten wir eine Haltung des Wohlwollens und der Ermutigung: »*Du* weißt es noch nicht, aber *ich* weiß, was aus dir wird, was alles in dir steckt. Ich kann dir versichern, du kommst unbeschadet aus all diesen Schwierigkeiten raus, du machst deinen Weg.«

In den darauffolgenden Stunden beschäftigten uns familiäre Themen, die durch den unerwarteten Tod eines Verwandten aktuell geworden waren, sodass es zunächst nicht zu einer Evaluierung der Auswirkungen dieser Stunde kam. Erst vier Wochen später berichtete die Klientin von einer überraschenden Veränderung in Zusammenhang mit ihrem »Schultrauma«. Als es wieder zu einer potenziell kränkenden Bemerkung einer Vortragenden kam, sei plötzlich das Bild von ihr als 14-Jähriger aufgetaucht – dick, blöde Frisur, Zahnspange. Sie habe zunächst gar nicht gewusst, woher das jetzt komme, aber es habe sich irgendwie versöhnlich angefühlt. Erst später habe sie sich an die Therapie erinnert und diese Erinnerung an ihr früheres Ich wohlwollend und ermutigend angesprochen. Die übliche emotionale Reaktion des Selbstzweifels sei ausgeblieben.

Was genau ist das Fall- und Wirkverständnis bei dieser Therapiesequenz? Wie erklären wir uns die Konstanz des »Schultraumas« bzw. die Auflösung derselben? Wenn wir in einem systemtheoretischen Verständnis nicht die Vergangenheit als ursächlich relevant für aktuelles problematisches Erleben betrachten, sondern die »Wiederholung« bzw. den »Wiederholungsakt« (vgl. Lieb 2014 bzw. die Ausführungen im Kapitel I.4.2), geht es darum, im therapeutischen Prozess eine Erfahrung zur Verfügung zu stellen, die die Wiederholung unterbricht. Das kann mit lösungsorientiertem Erfragen eines Ich-

Ideals gelingen, oder es kann etwas Weiteres erfordern: Im oben beschriebenen Fall dürfte die Ablehnung des »Kindanteils« das dysfunktionale Erleben der Verunsicherung aufrechterhalten (bzw. bei vielen Gelegenheiten wieder erzeugt haben), während die Ermöglichung einer wohlwollend ermutigenden Reaktion auf den früher abgelehnten »Kindanteil« mit einem anderen Erleben der Auslösersituation (Verunsicherung durch einen Lehrenden) einherging.

Das grundlegende Prinzip der Transformation von Emotionen besteht damit darin, maladaptive emotionale Erinnerungen an vergangene Verluste oder Verletzungen in der Therapiesitzung zu aktivieren, dabei die schmerzhaften Gefühle zu aktualisieren und im Kontext einer sicheren therapeutischen Beziehung adaptive emotionale Reaktionen und neue »erwachsene Ressourcen« – in diesem Fall wohlwollende Ermutigung des aktualisierten als defizitär erlebten Kindanteiles – einzuführen. Die Annahme der Emotionsfokussierten Therapie lautet dazu:

> »Wenn man neues gegenwärtiges Erleben in aktuell aktivierte Erinnerungen an vergangene Ereignisse einführt, führt dies nachweislich zu einer Umwandlung von Erinnerungen … Die Erinnerungen werden neu rekonsolidiert, indem diese neuen Elemente aufgenommen werden.« (Greenberg 2011, S. 87)

Wenn man dieser Annahme folgt, kann man zwar die Vergangenheit nicht ändern, wohl aber die Erinnerung daran und damit die negativen Auswirkungen (Verunsicherung, Angst, Misstrauen, Rückzug, …), die vergangene belastende Ereignisse in der Gegenwart haben.

4.2 Zwei-Stühle-Arbeit mit Inneren Kritikern

Wenn sich KlientInnen einem heftigen »Inneren Kritiker« hilflos ausgeliefert fühlen, stellt die an die »Zwei-Stühle-Arbeit bei selbstabwertenden Spaltungen« aus der EFT (siehe auch Hermann &

Auszra 2009) angelehnte Intervention eine gute Möglichkeit dar, die Transformation von Gefühlen zu erleichtern.

Dabei werden zwei leere Stühle angeboten, einer für den Kritiker und einer für den abgewerteten Teil des Selbst. Der Klient nimmt zunächst auf dem Stuhl des Inneren Kritikers Platz und wird eingeladen, aus der Perspektive des Kritikers seine Vorwürfe, Ansprüche, Abwertungen etc. auszusprechen. Der Therapeut hat die Aufgabe, den Dialog zu strukturieren. Nachdem die Botschaften des Inneren Kritikers ausgesprochen worden sind, findet ein Wechsel der Positionen statt: Der Klient nimmt nun die Position des kritisierten und abgewerteten Teils ein, antwortet auf die Vorwürfe und erklärt dem Kritiker, welche Gefühle ausgelöst werden, wenn er so behandelt wird. Der Therapeut hilft dem Klienten dabei (durch empathisches Bestärken, aber auch durch evokatives Spiegeln, s. o.), seine eigentlichen Bedürfnisse immer deutlicher auszudrücken.

Gelingt es dem Klienten, Zugang zu seinen tiefer liegenden Gefühlen und Wünschen zu bekommen und die »Ungeheuerlichkeit« der Ansprüche und Abwertungen deutlich wahrzunehmen, dann führt das in der Regel zu einer Energetisierung des abgewerteten Anteils und zum Aufbau einer Veränderungsmotivation. Durch diese affektaktualisierende Intervention wird eine gewisse Entmächtigung des Inneren Kritikers erreicht, häufig wird der »abgewertete Teil« selbstbewusster und kann seine Bedürfnisse deutlicher und klarer, eventuell auch verbunden mit aggressiver Selbstbehauptung, äußern.

Wenn der Klient seine Bedürfnisse und Wünsche in einem anderen affektiven Zustand – also z. B. energisch und selbstbewusst – an den »Kritiker« herantragen kann, lässt in der Regel auch der Kritiker in der Härte seiner Forderungen und Bewertungen nach. Der Therapeut agiert als »Mediator« und fördert den Prozess bis zu einem für beide Seiten tragfähigen Ergebnis.

An diesen Punkt zu kommen, ist manchmal nicht so einfach und kann auch mehrere Sitzungen in Anspruch nehmen, da anfänglich die Identifikation mit den »Inneren Kritikern« meist sehr hoch ist. Evtl. kann die »De-Identifikation« beschleunigt werden, wenn wie in der Schematherapie nach dem biografischen Hintergrund des »Inneren Kritikers« gefragt wird (siehe dazu auch Fallbeispiel: Herr M.). In diesem Fall wird dann nicht der »Innere Kritiker« auf den Stuhl gesetzt, sondern die entwertende Mutter, oder genauer gesagt, die »internalisierte abwertende Mutter«. Wenn es eine klare Zuordnung des Inneren Kritikers zu einem Elternteil gibt, bietet sich diese Intervention an, während die oben beschriebene Zwei-Stühle-Arbeit auch durchführbar ist, wenn es die Abwertung »außen« nie in dieser Heftigkeit und Eindeutigkeit gegeben hat.

An dieser Stelle taucht vielleicht die Frage auf, ob sich eine heftige Selbstabwertungstendenz überhaupt entwickeln kann, wenn man nicht in einer frühen Entwicklungsphase real massive Abwertung erlebt hat. In diesem Punkt gibt es sowohl in der Fachliteratur als auch unter den Autorinnen unterschiedliche Standpunkte. Die meisten Modelle gehen davon aus, dass Schemata »realitätsbasiert« sind, also der im Schema »gespeicherte« Erlebnismodus auf eine reale Erfahrung zurückzuführen ist. In diesem Verständnis wäre die Voraussetzung für einen heftigen Inneren Kritiker das tatsächliche Erleben von massiver Abwertung in einer früheren Entwicklungsphase. Wenn man andererseits an die Selbstorganisation psychischer Aktivität glaubt, können auch andere Rahmenbedingungen bzw. unterschiedlichste Wechselwirkungen zwischen Systemkomponenten zur Ausbildung eines heftigen Inneren Kritikers führen.

Unabhängig davon liegt die eigentliche »therapeutische Kunst« bei dieser Arbeit jedoch – jenseits der Wahl der jeweiligen passenden Technik – immer im »Pacing« und »Timing«. Die Therapeutin muss immer wieder abschätzen, wie viel an Emotionsaktivierung sie der Klientin noch zumuten kann und wie viel Führung und aktive Unterstützung die Klientin gerade braucht.

Sie muss aber auch die Entscheidung treffen, ob sie überhaupt eine affektaktualisierende Methode mit der Absicht der Transformation von schmerzhaften Emotionen wählt oder lieber in einem erweiterten hypnosystemischen Verständnis im Rahmen einer »positiven Externalisierung« die Klientin in der Rolle der »Inneren Kritikerin« in respektvoller Art interviewt (vgl. Grossmann & Russinger 2011).

Auf diese Weise wird ergründet, welche sinnvolle Aufgabe der »Innere Kritiker« einst hatte, welcher Aspekt davon heute noch nützlich und brauchbar ist und welche Anweisungen des »Kritikers« heute kontraproduktiv wirken.

4.3 »Leere-Stuhl-Arbeit bei überdauernden schmerzhaften Gefühlen gegenüber einem bedeutsamen Anderen«

Diese Vorgangsweise wird in der EFT bei anhaltenden oder wiederkehrenden negativen Gefühlen einer wichtigen Bindungsperson gegenüber eingesetzt (Eltern, Geschwister, Expartner, Kinder). Vom eigenen Sessel aus kann alles ausgesprochen werden – es geht jetzt einmal nicht darum, was die andere Seite sagen oder empfinden würde. Es geht auch nicht darum, dass dieses Gespräch jemals in dieser Form real stattfinden soll. Die Therapeutin begleitet den Prozess mit empathischen Fragen und Spiegeln. Diese eigentlich sehr einfache Methode kann erstaunliche Wirkungen zeigen.

Eine 58-jährige Klientin, alleinlebend, nach einer für sie sehr überraschenden Trennung von ihrem Mann, »verlor« sich in der Schilderung verschiedenster Kränkungen und Anklagen, die sich durch alle klassisch systemischen Formen der Unterschiedsbildung (Ausnahmen, Ressourcen, Normalisierungen, Lösungsideen) eher zu verstärken schienen. Es schien fast so, wie wenn die Klientin sich dadurch aufgefordert fühlte, noch mehr an Argumenten und Beschreibungen finden zu müssen, warum sie der jetzigen Situation so hilflos ausgeliefert war. Zusätzlich hatte sie in ihrer Kindheit und Jugend die Erfahrung gemacht, immer um ihren Gesprächsraum kämpfen zu müssen. »Ich rede um mein Leben.«

Ich (U. Russinger) forderte die Klientin daher auf, gegenüber eines leeren Stuhls Platz zu nehmen und alles zu äußern, was sie ihrem Ex-Mann sagen will. Nach einer Phase der Anklage und des

Zorns landete sie jetzt, da sie endlich nur begleitet und verstanden wurde, sehr schnell bei ihrer Angst vor dem Alleinleben und dann auch bei ihren Schuldgefühlen über ihre eigenen Verhaltensweisen in der Ehe. Diese Themen wurden in weiterer Folge in der Therapie erstmals bearbeitbar. Zur Auflösung eines anhaltenden negativen Gefühls gegenüber einem bedeutsamen Anderen muss eine relevante Veränderung in der verinnerlichten Beziehung zu diesem anderen gelingen: In diesem Fall wurde nach der Angst vor dem Alleinsein auch der eigene Anteil am Scheitern der Beziehung wahrnehmbar. Statt hilfloser Wut auf den Ex-Mann stellte sich nun eine adaptive Traurigkeit ein, sich um die Beziehung nicht mehr bemüht zu haben, als es noch möglich gewesen wäre, was zwar nicht zu einem Verzeihen, aber doch zu einem angemesseneren Verständnis des anderen führte.

In einem anderen Fall mag es zur Auflösung eines überdauernden schmerzhaften Gefühls beitragen, den anderen – und dabei kann es sich durchaus auch um einen verstorbenen Elternteil oder einen ehemaligen Partner handeln, zu dem kein Kontakt mehr besteht – mit Vorwürfen zu konfrontieren und dafür zur Verantwortung zu ziehen. Indem auf diese Weise der Zugang zu unbefriedigten Bedürfnissen geschaffen wird, ändert sich das Erleben, und die emotionale Verarbeitung schreitet voran.

4.4 Schematherapeutisch orientierte Bearbeitung biografischer Szenen

Die sicherlich umfassendste »Störungskonzeptualisierung« findet sich in der Schematherapie. Zur Erinnerung: Das Modus-Modell erklärt die aktuelle Problematik als dysfunktionale Bewältigungsstrategie vor dem Hintergrund des biografisch verursachten Spannungsfeldes zwischen affektgeladenen (ängstlichen, wütenden, verletzten und impulsiven) Kind-Modi und internalisierten Verboten, Forderungen oder Abwertungen der Eltern-Modi. Wann ist so eine komplexe Störungskonzeptualisierung innerhalb der Systemischen Therapie vertretbar?

> Stellen wir uns eine biografisch erinnerte Sequenz vor, in der ein 8-jähriger Bub von seiner Mutter gezwungen wird, den Teller leer zu essen. Er sitzt vor seinem Teller, ihm wird übel, er wetzt herum, bis der Teller zu Boden fällt und zerbricht. Daraufhin beschimpft ihn die Mutter als böses, unbeherrschtes Kind, das alles kaputt macht und dem es egal sei, wenn sich andere verletzen. Beim ersten Erzählen identifiziert sich der Klient mit der Perspektive der Mutter und meint: »Ich war schon als Kind störrisch und habe alles kaputt gemacht.«

Ein Hinweis auf die Nützlichkeit einer schematherapeutischen Fallkonzeptualisierung ergibt sich aus der weitgehenden und beharrlichen Identifikation mit überfordernden, abwertenden oder beschämenden Elternbotschaften. Hier bedarf es zunächst der Infragestellung der internalisierten negativen Bewertungen. Die neue Perspektive kann durch das Einnehmen einer neuen Position erleichtert werden: Klientin und Therapeutin *stehen auf,* sie blicken *von außen* und *oben* auf die Szene und bilden ein *»Beraterteam«,* das die Szene betrachtet.

Das Ziel in dieser Sequenz besteht darin, die »Inneren Eltern-Modi« zu *entmachten.* Der Klient wird zunächst gefragt, was er fühlt, wenn er diese Szene sieht. Wenn zum Beispiel die angemessene Wut über das, was dem Kind in dieser Szene passiert, oder das Mitgefühl noch immer blockiert ist, kann weiter in Richtung »kognitives Einweben« gearbeitet werden. »Was würde jemand, der ganz auf Ihrer Seite steht, in dieser Situation wahrnehmen, wenn er das Kind sieht?«

Kann der Klient diesen Schritt emotional nicht nachvollziehen, muss die Therapeutin ersatzweise ihre emotionale Wahrnehmung anbieten: »Ich habe den Eindruck, der ›beschämende Eltern-Modus‹ macht die Situation nur noch schwerer. Wie soll ein Kind passendes Verhalten lernen, wenn es in schwierigen Situationen auch noch runtergemacht wird? Was bräuchte das Kind denn eigentlich?« Auf diese Weise wird versucht, eine De-Identifikation mit dem Inneren Eltern-Modus zu erreichen. Wenn dies gelingt, kann weiter gefragt werden: »Was wäre denn eine passende Botschaft an Ihren Eltern-Modus?« »Wenn die Eltern-Modi diese Botschaft erhalten würden, wie wäre das für das Kind?«

> Der Klient entwickelt Mitgefühl mit dem beschämten Kind und sagt: »Das hast du nicht verdient. So eine heftige Reaktion ist nicht angemessen. Du hast nichts Böses beabsichtigt. Es war ein Missgeschick.« Und als Botschaft an den beschämenden Eltern-Modus: »Hör auf, dem Kleinen Druck zu machen. Siehst du nicht, wie schlecht es ihm geht?«

Gemeinsam mit dem Klienten wird versucht, passende Sätze zu finden. Der Klient wird dann aufgefordert, diese Sätze selbst aus der Position des Gesunden Erwachsenen zu den »Eltern-Modi« zu sagen. Diese Sequenz muss eventuell mehrfach wiederholt werden, um wirkungsvoll zu sein. Zur Anreicherung dieser Erfahrung wird auch nach dem »Embodiment« im Körper gefragt. »Wie fühlt sich das in Ihrem Körper an? In welcher Körperhaltung können Sie das sagen?«

In einem nächsten Schritt wird die Reaktion der »Inneren Eltern-Modi« auf deren Stuhl erfragt. Der Klient kann mehrfach zwischen den Positionen »Gesunder Erwachsener« und »Innere Eltern-Modi« hin und her wechseln. In diese Stühle-Arbeit können auch skulpturierende Elemente miteinbezogen werden, indem der Klient die genauere Position der Stühle, ihre Nähe/Distanz zum »Erwachsenen-Stuhl«, bestimmt. Er kann damit experimentieren, »Eltern-Modi« weiter weg zu stellen, und überprüfen, wie sich das auf seine Kind-Modi oder Bewältigungs-Modi auswirkt, um so auch die räumlichen Gestaltungsmöglichkeiten des Prozesses zu nützen.

> Nachdem der »Gesunde Erwachsene« den beschämenden Elternteil konfrontiert hat, entschuldigt sich dieser: »Wahrscheinlich hast du recht. Aber ich bin selber so fertig und so frustriert. Es tut mir leid, dass ich das an meinem Sohn auslasse.«

Wenn eine gelungene Lösung für die geschilderte Sequenz erarbeitet wurde, kann durch Platznehmen in der Kind-Position nochmals überprüft werden, wie stimmig die jetzige Situation wirkt. Wie geht es dem Kind jetzt? Sind seine Grundbedürfnisse ausreichend erkannt und berücksichtigt worden? Was fehlt noch? Die Bereitschaft zur Fürsorge sollte vom Erwachsenen-Modus dem Kind-Modus gegenüber explizit ausgedrückt werden.

> Der Klient wandte sich im Gesunden Erwachsenen-Modus dem verletzten Kind zu und sagte: »Es tut mir leid, dass ich dich so lange allein gelassen und deine Not nicht bemerkt habe. Ab jetzt werde ich dir beistehen, wenn du ungerecht behandelt wirst.«

Je nach verbleibender Zeit empfiehlt es sich noch, Ideen oder Übungen, die einen Transfer in die Realität begünstigen, zu etablieren: Wenn die aktuelle Situation, die im Stuhl-Dialog bearbeitet wurde, noch Gelegenheit zu neuen veränderten Interaktionen mit den betroffenen Personen bietet, kann erarbeitet werden, wie genau die Reaktion des Klienten jetzt aussehen könnte.

> Natürlich wird der zwischenzeitlich erwachsene Klient von seiner Mutter nicht mehr zum Aufessen gezwungen, aber dem Klienten passiert es noch immer, dass er sich von seiner Mutter ein schlechtes Gewissen machen lässt und damit zu Handlungen zu bewegen ist, die sein aktuelles Familienleben belasten. So ist der Klient immer wieder bereit, vom geplanten Familienprogramm kurzfristig zurückzutreten, wenn seine Mutter ihn um Unterstützung bittet (z. B. Begleitung bei Arztbesuchen). Im Anschluss an die »Entmachtung des beschämenden Eltern-Modus« wurde überprüft, ob und inwieweit er diese Priorisierung mütterlicher

Bedürfnisse fortsetzen will oder sich nun andere Entscheidungsmöglichkeiten ergeben.

Wenn sich die Entmachtung der dysfunktionalen Eltern-Modi nicht mehr auf die Interaktionen mit den realen Eltern auswirken kann (z.B. weil diese gestorben sind), sollte eine andere Maßnahme zur Transfersicherung eingesetzt werden. Als Minimalvariante kann eine Beobachtungsaufgabe verordnet werden: »Beobachten Sie, welche Auswirkungen diese Erfahrung auf ähnliche Situationen hat und welche neuen Freiheitsgrade oder Verhaltensweisen sich daraus ergeben.« Alternativ dazu kann dazu aufgefordert werden, die wichtigsten Konfrontationssätze an die Eltern-Modi aufzuschreiben (»Es ist vorbei, du kannst mir keine Angst mehr machen« …), oder es kann eine »Nachnährungs-Übung« für das Kind verordnet werden (Lieblingsbeschäftigung des Kindes, alte Fotos anschauen, Lieblingsgeschichten aufschreiben).

4.5 Schemamodifikation durch »Imagery Rescripting«

Eine besonders effektive Methode der Veränderung stellt die Intervention des »Rescripting« dar, wo versucht wird, durch das Aktualisieren einer problematischen Erinnerung und die szenische Bearbeitung der Erinnerung in der Imagination die jeweils »fehlende Emotion« verfügbar zu machen.

> Bei eher unterordnungsorientierten Patienten ist das die Wütendes-Kind-Seite, bei den eher kämpferisch-überkompensierenden die Verletzbares-Kind-Seite. In beiden Fällen sind die fehlenden Emotionen notwendig, um die damit verbundenen Bewältigungsreaktionen zu ermöglichen (vgl. Roediger 2011, S. 247).

Wie auch Greenberg ausführt, bedarf die nachhaltige Veränderung maladaptiver emotionaler Reaktionen die Schaffung einer neuen Emotion: Wut, um erstmals Beschuldigungen oder überzogene

Ansprüche zurückzuweisen, oder Trauer und Mitgefühl für das verletzte Kind, wenn der Klient die erfahrene Abwertung internalisiert und durch harte Innere Kritiker oder Selbstabwerter fortgesetzt hat. In der Sprache der EFT geht es dabei darum, die abgespaltene primäre Emotion zuzulassen und das damit verbundene Grundbedürfnis (nach Bindung, Anerkennung oder Selbstbehauptung) anzuerkennen.

Das in der Schematherapie vorgeschlagene »Rescripting« verfolgt das Ziel, von der aktuellen problematischen Situation über eine Affektbrücke eine Verknüpfung mit vergangenen Szenen, die affektiv als assoziiert mit den gegenwärtig aktivierten Modi erlebt werden, herzustellen. Die Erinnerung an die frühere Kindheitsszene wird imaginativ durch das Einführen eines Unterschiedes im Sinne einer Ressource (eine hilfreiche Person, eine Erwachsenenperspektive, die das damals schutzlose Kind verteidigt, etc.) bearbeitet. Die damit intendierte affektive Veränderung wird wiederum dazu genützt, um mit der gegenwärtigen Trigger-Situation anders und besser umgehen zu können, d.h.: Der Weg führt von der Gegenwart in die Vergangenheit, dort wird eine neue Erfahrung mit der Vergangenheit assoziiert, um dann mit dem affektiv veränderten Erleben für die gegenwärtige Situation eine bessere Lösung zu finden. Damit verbindet die Methode des Rescripting Elemente von hypnoanalytischer Ego-State-Arbeit (Affektbrücke) mit Vergangenheits-Time-Line-Arbeit (NLP) und Elementen des Reparenting aus der Transaktionsanalyse.

Das Wesentliche beim Rescripting besteht also in dem Versuch, nach Aktualisierung einer belastenden biografischen Situation in der Imagination einen anderen, nämlich besseren Ausgang dieser Situation zu gestalten. Die Erfahrung zeigt, dass es für nachhaltige emotionale Veränderungen ausreicht, diese Lösungen in der Fantasie anzulegen.

Die Vorgangsweise soll anhand eines Fallbeispiels aus der eigenen Praxis (U. Russinger) dargestellt werden.

Erstkontakt

Herr T. (45 Jahre) lebt zum Zeitpunkt des Erstkontakts noch zusammen mit seiner Frau (37) und seinem 9-jährigen Sohn. Es gibt seit ungefähr einem halben Jahr Eheprobleme, die Ehefrau hatte eine Außenbeziehung, die damit zusammenhängenden Konflikte sind nicht gelöst. Es ist unklar, ob das Paar weiter zusammenbleiben wird. Die stärksten Gründe für das Zusammenbleiben sieht Herr T. im Wohle seines Sohnes, dem er eine familiäre Trennung nicht zumuten will. Gleichzeitig verstärken sich die Spannungen zwischen den Ehepartnern, die Ehefrau gibt immer wieder zu verstehen, dass sie eigentlich »ihre Freiheit« sucht. Obwohl der Zorn von Herrn T. auf seine Ehefrau steigt, erduldet er »zähneknirschend« (er berichtet von nächtlichem Zähneknirschen) die Situation, weil er Angst hat, das Leben seines Sohnes zu destabilisieren.

Biografischer Hintergrund

Herr T. (Grundschullehrer) hat sich mit großer Ausdauer und Kraft aus sehr belastenden Familienverhältnissen hochgearbeitet. Er ist der Älteste von drei Kindern, sein Vater verließ die Familie, als er vier Jahre alt war, die schwer depressive Mutter kam ihren Erziehungsaufgaben nur ungenügend nach und drohte immer wieder mit Selbstmord. Herr T. und seine Geschwister wuchsen mit mangelnder Fürsorge, massiven Abwertungen und Drohungen der Mutter und gleichzeitig in ständiger Angst um sie auf. Verschiedene kurzfristige Beziehungen der Mutter verschlechterten das familiäre Klima noch zusätzlich. Die Kontakte zum Vater, von der Mutter weitestgehend sabotiert, endeten, als dieser wieder heiratete.

Herr T. übernahm weitgehend die Verantwortung für die zwei jüngeren Schwestern sowie für die suizidale Mutter und versuchte zusätzlich, die Schwierigkeiten der familiären Situation nach außen hin zu verbergen. Die Großmutter mütterlicherseits, bei der die Kinder gelegentlich über Nacht blieben, unterstützte die Familie sowohl emotional als auch materiell. Es gab aber auch mit ihr kein offenes Gespräch über die familiäre Situation.

Aktuelle Probleme und Lebensmuster

Nachdem eine Trennung unvermeidlich geworden ist, zieht Herr T. aus dem gemeinsamen Haus aus und versucht seine Lebenssituation neu zu ordnen. Er möchte ein präsenter Vater für seinen Sohn bleiben und ihn zumindest zur Hälfte betreuen, stößt aber auf große Schwierigkeiten, Arbeit, Existenzsicherung und Betreuungszeiten miteinander zu koordinieren. Die finanzielle Situation ist prekär.

Er kommt in einem Zustand von Verzweiflung und Lähmung, wo er bereits getroffene berufliche und private Entscheidungen immer wieder rückgängig macht, um dann auch diese Entscheidung erneut infrage zu stellen.

Die Problembeschreibung von Herrn T. lautet: *»Ich bin völlig entscheidungsunfähig.«*

Beim Nachfragen nach den gerade vorherrschenden Gefühlen äußert er starke Selbstvorwürfe: »Ich bin kein guter Ehemann, kein guter Vater. Es ist kein Wunder, dass die Dinge so gekommen sind, wie sie sind … Es gibt ein Meer von Trauer in mir.«

Die erste therapeutische Intention besteht darin, die verschiedenen, ambivalenten Gefühle zu klären.

Es wird mit einem Zwei-Stühle-Dialog gearbeitet. Herr T. wird gebeten, einen Stuhl für seinen Erwachsenen-Modus und einen Stuhl für die Trauer aufzustellen. Dieser erste Schritt entspricht einer Konfliktklärung.

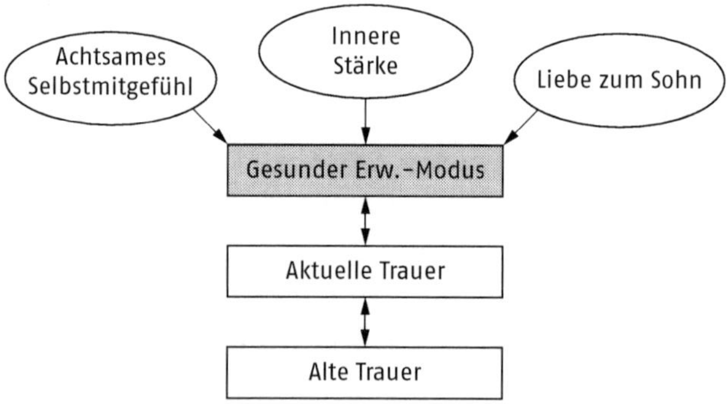

Grafik 4 Erste Stuhlskulptur Herr T.

Beim Anblick der Trauer äußert Herr T. unter Tränen: »Ich habe Angst vor dir. Ich habe Angst davor, dass du mich überrollst … «
Der Stuhl des Erwachsenen-Ichs wird mit den bereits in früheren Therapie-Stunden erarbeiteten Helfern umgeben (Innere Stärke und Achtsames Selbstmitgefühl sowie Liebe zum Sohn).
Beim Wechsel auf den Stuhl der Trauer äußert sich die Trauer sehr situationsadäquat: *»Ich bin normal. Ich komme und gehe. Du musst mich nicht fürchten. Ich muss nicht vermieden werden. Es ist möglich, mit mir zu leben.«*
Herr T. wechselt wieder zurück auf den Stuhl des Erwachsenen-Ich und ist erstaunt: *»Wenn ich unmittelbar mit der Trauer in Kontakt bin, ist es gar nicht so schlimm. Aber wenn ich hier sitze, bekomme ich wieder Angst. Das muss noch was anderes sein.«*
Die Therapeutin stellt noch einen Sessel hinter den Sessel der Trauer und fragt den Klienten, ob es vielleicht eine *»aktuelle Trauer«* gibt und noch ein anderes, älteres Thema, vielleicht eine andere *»alte Trauer«*. Diese Hypothese ergibt sich aus dem biografischen Hintergrund und der Vermutung, dass die aktuelle Situation und vor allem die Sorge um seinen Sohn die »alte Geschichte« von Verlassenheit und Überforderung aktiviert.
Herr T. bejaht diese Unterscheidung. Die aktuelle Trauer kann auf die Seite gestellt werden. Im Dialog mit der *»alten Trauer«* aus der Position des Erwachsenen-Ichs äußert Herr T.: *»Du hast mich überfordert, als ich noch klein war.«*

Th: Wie alt waren Sie, als diese Trauer entstanden ist?

Kl: So zwischen 6 bis 8 Jahre. Das hat mit der Abwertung meiner Mutter zu tun und auch mit der Abwertung in der Schule, eigentlich alles immer nur Abwertung.

Th: »Ist es in Ordnung, den 6–8-Jährigen hier an Ihre Seite zu stellen? Und diese abwertende Stimme der Mutter gegenüber?«

Kl: Stimmt zu.

Th: Mit wem wollen Sie zuerst arbeiten? Mit dem jungen T. oder mit dieser Abwertung?

Kl: Mit der Abwertung. Das ist eigentlich meine Mutter. Die sitzt auf dem Sessel dort.

Kl. Erzählt, bleibt auf dem Sessel des Erwachsenen. Teile der Kindheitsgeschichte wurden bereits in der Therapie berichtet, aber nie so detailliert.

Kl: Meine Mutter war sehr depressiv nach der Trennung von meinem Vater. Ich war in ständiger Angst, ob sie sich etwas antut. Oft ist sie am Fensterkreuz gestanden und wollte springen. Man hat nie gewusst, ob man aus der Wohnung gehen kann. Und dann war sie irrsinnig aggressiv, hat mich und die Geschwister immer angeschrien: »Ihr seid schuld, ich hätte euch nie kriegen sollen. Geht's mir aus den Augen. Ich bringe euch noch mal alle um!« Sie ist tagelang im Bett gelegen und nicht aufgestanden … Ich habe Schule und Jugendamt immer täuschen müssen …

Th: Hört zu, spiegelt, begleitet die Erzählung … »Das ist wirklich schlimm, Sie haben auch noch Ihre Geschwister schützen müssen … Gab es keinen anderen Erwachsenen?«

Kl: Der Vater nicht, das waren nur Wochenendbesuche, darüber gab es auch immer Streit mit der Mutter. Aber die Großmutter mütterlicherseits, bei der waren wir gut aufgehoben. Sie war liebevoll. Sie hat gewusst, wie das mit unserer Mutter war, aber sie hat darüber nie mit uns gesprochen.

Th. Fragt genauer nach den Erfahrungen mit der Großmutter, versucht diese Erfahrungen der Geborgenheit zu aktualisieren und zu ankern.

Herr T. wird ruhiger, die Stunde wird mit diesen versöhnlicheren Erinnerungen beendet.

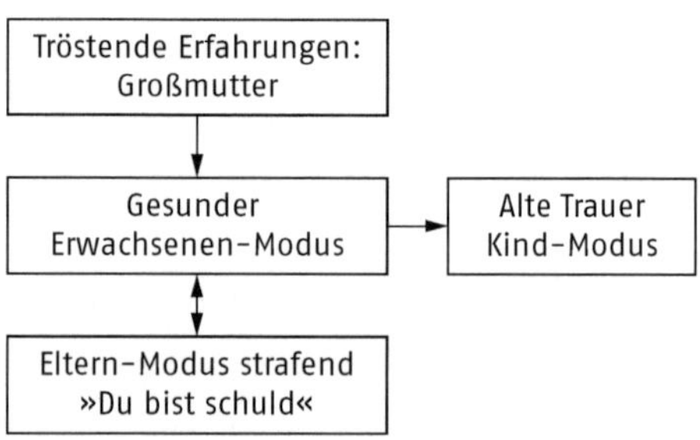

Grafik 5 Zweite Sesselskulptur Herr T.

Nächste Stunde: Arbeit mit dem »Inneren Abwerter«,
Methode: Schemamodifikation in der Imagination »Rescripting«
Herr T. kommt etwas ruhiger in die Stunde, es war ihm zwischenzeitlich möglich, wichtige berufliche Schritte zu setzen. Er berichtet davon, dass er nach wie vor von starken Selbstzweifeln gequält wird, die sich vor allem im beruflichen Kontext melden.
Herr T. stimmt zu, mit dem »Inneren Abwerter« in einen Dialog zu treten. Es folgt eine Zwei-Stühle-Arbeit in der Form eines Dialogs des Erwachsenen-Modus mit dem »Abwerter«.
Herr T. wird zunächst nach seinen Gefühlen dem »Inneren Abwerter« gegenüber gefragt. Er meint, er fühle sich ihm ausgeliefert und da hilft auch sein rationales Wissen nichts, dass der »Abwerter« vermutlich übertreibt, selbst seine hinter ihm versammelten Ressourcen sind nicht mächtig genug. Gleichzeitig fühlt er auch aufsteigende Wut in Richtung »so eine Gemeinheit, diese Härte und Strenge und Verachtung des ›Abwerters‹ ist ungerecht«.
Herr T. wird gebeten, imaginativ in eine biografische Szene einzusteigen, wo sich genau dieses Gefühl schon gezeigt hat (Affektbrücke). Er kann sich an viele Szenen erinnern, aber eine ist für ihn besonders präsent: Er ist ungefähr 8 Jahre alt. Er sitzt mit seiner Mutter und deren Freundin, die er gerne mag, weil sie freundlich zu ihm ist, in der Küche. Er würde gerne dableiben, spürt aber, dass die Mutter ihn lieber nicht dabeihätte, um allein mit der Freundin zu sprechen. Die Mutter spricht mit der Freundin darüber, wie ähnlich T. seinem schrecklichen Vater sei. Die Freundin, die das schon oft gehört hat, gibt der Mutter recht: »Ja, der T. ist ebenso unsympathisch wie sein Vater.« Die Mutter verstärkt das Gesagte: »Allein schon, wie er schaut, wie er sich bewegt, schau ihn dir nur an.« T. beginnt heftig zu weinen und verlässt gedemütigt die Küche.

Anmerkung: Zur Verdeutlichung kann die Vergangenheitsszene mit Sesseln rekonstruiert werden, indem ein Sessel für die Mutter und ein Sessel für die Freundin der Mutter aufgestellt wird.

Herr T. wird gefragt, ob es ihm möglich sei, *als Erwachsener* in diese Szene einzusteigen, den kleinen T. zu beschützen und der Mutter und der Freundin zu sagen, wie solche Äußerungen auf ein Kind wirken und dass das keineswegs in Ordnung ist. Es geht darum, Fürsprecher für die berechtigten Gefühle des Kindes zu sein, das zu tun, was damals nicht möglich war.
Dies ist Herrn T. nun möglich.

Anmerkung: Wäre das nicht möglich gewesen, müssten andere Hilfspersonen in die Szene einsteigen. Wenn sich keine anderen hilf- und einflussreichen Personen finden lassen, würde die Therapeutin mit Zustimmung des Klienten selbst in die Szene einsteigen und sich für den »kleinen T.« einsetzen.

Herr T. wird gebeten, adäquate Sätze für das Verhalten der Mutter zu finden.

Kl. zur Mutter: »Du kümmerst dich überhaupt nicht um deine Kinder, nur um dich selbst. Egal, wie schwierig deine Situation jetzt ist, du hast die Kinder in die Welt gesetzt und du hast jetzt die Verantwortung dafür.«

Die Therapeutin bittet ihn, konkret die gemeine Abwertung anzusprechen.

Kl: »Hör mit diesen Gemeinheiten auf. Jetzt sofort. Höre auf, dich so zu benehmen, das ist unerhört. Nimm diese schreckliche Botschaft zurück!«

Th (unterstützend): »Sehr gut, sehr klar. Sagen Sie ihr, was sie mit ihrer Wut machen soll, wo die eigentlich hingehört.«

Kl: Gehe mit deiner Wut woanders hin, lass sie nicht an deinen Kindern aus.

Th: Wie geht's dem kleinen T., wenn er das hört?

Kl: Das tut gut. Der kleine T. hört das sehr gerne, das tut ihm richtig, richtig gut. Und die Mutter, die schaut ganz erstaunt, ich glaube, die hört zu …

Th: Wie geht's dem kleinen T., wenn die Mutter sich das anhören muss?

Kl: Dem geht es gut, sehr gut, ganz ein warmes Gefühl in der Brust. Ich hab ihr das nie sagen können.

Th: Gibt es noch etwas Wichtiges zu sagen, heute …?

Kl: Nein, es ist genug.

Th: Gut, dann würde ich Sie bitten, die Szene auszublenden. Gibt es etwas, was der kleine T. heute noch von Ihnen braucht?

Kl: Der geht ungemein gern auf den Fußballplatz, das werde ich mit ihm heute noch machen.

Th: bestätigt, dass das eine gute Idee ist (Verankerung von fürsorglichem Verhalten für das verletzte Kind), und fragt dann nach den Auswirkungen dieses Dialogs auf den »Inneren Abwerter«.

Kl: Der ist schon noch da. Aber er ist etwas sanfter, ich glaube, er hat etwas weniger Macht.

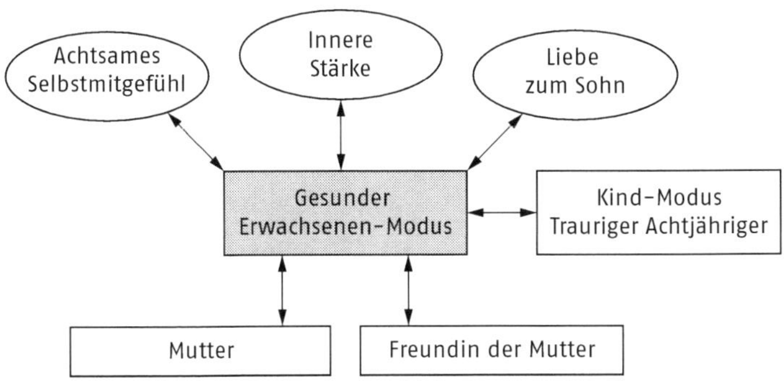

Grafik 6 Dritte Sesselskulptur Herr T.

KAPITEL 5

Schlussbemerkungen der Autorinnen

Ulrike Russinger: Meine besten Lehrmeister sind meine KlientInnen. Mein zentrales Interesse: Ich will und wollte immer eine bessere Therapeutin werden, meine KlientInnen genauer und schneller verstehen. Mein Wunsch ist es, ihnen damit einen besseren Zugang zu ihrem eigenen Selbstverständnis zu ermöglichen. Ich möchte ihnen wirkungsvolle Hilfe an genau den Passstellen anbieten, die ihre leidvollen Muster aufrechterhalten.

Ausgangspunkt für die Suche, die mich auch zu diesem Buch geführt hat, ist insbesondere die Erfahrung mit ganz bestimmten KlientInnen. KlientInnen, bei denen trotz vertrauensvoller Therapiebeziehung und Veränderungswillen mit dem vorhandenen Repertoire an systemischem Handwerkszeug nur eine Erleichterung, aber keine grundlegende Auflösung der beklagten Muster zu erreichen war.

Diese persönlichen Erfahrungen, die ich vermutlich mit anderen KollegInnen teile, hat meine Suche nach therapeutischen Konzepten, die mir neue Handlungsmöglichkeiten eröffnen könnten, über viele Jahre beflügelt. »Da drin ist was ...« erklärte mir einmal eine Klientin unter Tränen und deutete auf ihr Herz. Sie konnte dieses »da drin« aber nicht weiter benennen, geschweige denn in ein konkretes und realistisches Therapieziel umdefinieren. Ich bin am Ende dieses Buches zwar noch lange nicht am Ziel, dieses »da drin ...« verortete Problem immer präzise erkennen zu können; doch ich bin einige Schritte weiter im Erfassen, Benennen und Ausdifferenzieren der möglichen Zugänge, die auch bei den Themen und Gefühlen, die nicht leicht in Sprache gefasst werden können und bei sehr starren, eingefahrenen und lebensbehindernden Mustern hilfreich sein können.

Elisabeth Wagner: »Für das Handwerk der Psychotherapie braucht man eigentlich weder eine Theorie noch ein Konzept. Es genügt, dass man weiß, was zu tun ist«, schreibt Arnold Retzer im Geleitwort zu Martin Rufers Buch »Erfasse komplex, handle einfach« (Rufer 2013). Und er setzt fort: »Hier hilft dann schon ein Konzept oder eine Theorie ungemein, vielleicht besser sogar mehrere. Theorien und Konzepte können die Landkarten sein, an denen man sich orientieren kann: feststellen, wo man sich gerade befindet, festlegen, wohin man will, und entscheiden, was der angemessene Weg ist.«

Zentrale Motivation für dieses Buch war, psychologische Konzepte – also Landkarten – vorzustellen, die das Fall- und Wirkverständnis systemischer Einzeltherapie erweitern, diese für den systemtheoretischen Diskurs anschlussfähig zu machen und die Implikationen für die Praxis darzustellen.

Meine besten Lehrmeister sind meine StudentInnen. Ihre Fragen, ihr Bedürfnis nach Orientierung fordern mich immer wieder aufs Neue heraus, sie bestmöglich dabei zu unterstützen, herauszufinden, was im konkreten Fall »zu tun ist«. Ich hoffe, dass dieses Buch Ihnen und allen anderen LeserInnen dabei nützlich war.

Literatur

Arbeitskreis OPD (Hrsg.) (1996): Operationalisierte Psychodynamische Diagnostik. Grundlagen und Manual. Bern: Hans Huber

Asen, E., Fonagy, P. (2011): Mentalization based therapeutic interventions for families. Journal of Familiy Therapy 34 (1)

Berne, E. (1972): Was sagen Sie, nachdem Sie »Guten Tag« gesagt haben? Psychologie des menschlichen Verhaltens. München: Kindler

Bohus, M., Wolf-Arehult, M. (2013): Interaktives Skillstraining für Borderline-Patienten. Das Therapeutenmanual. Stuttgart: Schattauer

Bohne, M. (Hrsg.) (2010, 2013): Klopfen mit PEP. Prozess- und Embodimentfokussierte Psychologie in Therapie und Coaching. Heidelberg: Carl Auer

Bowlby, J. (1958): Über das Wesen der Mutter-Kind-Bindung. Psyche 13, 415–456

Caspi, A. et al. (2003): Influence of life stress on depression: moderation by a polymorphism in the 5-HTT gene. Science 301, 386–389

Ciompi, L. (1997): Die emotionalen Grundlagen des Denkens. Entwurf einer fraktalen Affektlogik. Göttingen: Vandenhoeck & Ruprecht

Ciompi, L. (2002): Gefühle, Affekte, Affektlogik. Wien: Picus-Verlag

Ciompi, L. (2014): Affektive Faktoren in der systemischen Therapie, S. 96–99, in: Levold, T., Wirsching, M. (Hrsg.) (2014): Systemische Therapie und Beratung – das große Lehrbuch. Heidelberg: Carl Auer

Dallos, R., Vetere, A. (2009): Systemic therapy and attachment narrative. Applications in an range of clinical settings. New York und London: Brunner-Routledge

D'Amelio, R. (2010): Vortrag: Einführung in die Schematherapie. Neurozentrum Universitätsklinikum

Davidson, R. J. (2000): Affective style, psychopathology and resilience: brain mechanisms and platicity. Am Psychol. 55, 1196–1214

Dolan, Y. (1991): Resolving Sexual Abuse: Solution Focussed Psychotherapy and Ericksonian Hypnosis for Adult Survivors, New York: WW Norton

Dornes, M. (2000): Die emotionale Welt des Kindes. Frankfurt: Fischer

Elliott, R., Greenberg, L. S. (2002): Process-experiential psychotherapy. In: Cain, D., Seeman, J. (Eds): Humanistic psychotherapies, Handbook of research and practice. American psychological association, Washington, 279–306

Elliott, R., Greenberg, L. S., Lietaer, G. (2003): Research on experimental psychotherapies. In: Lambert, M. J., Bergin, A. E., Garfield. S. L. (Eds): Handbook of psychotherapy and behaviour change. New York: Wiley, 493–539

Elliott, R., Watson, J. C., Goldberg, R. N., Greenberg, L. S. (2008): Praxishandbuch der Emotionsfokussierten Therapie. München: CIP

Epstein, S. (1990): Cognitive-experiental self-theory. In: Pervin, L. A. (Ed): Handbook of personality: Theory and research (165–192). New York: Guilford

Fischer, G., Riedesser, P. (1998): Lehrbuch der Psychotraumatologie. München: Reinhardt

Fischer, H. R. (2004): Neurobiologie und Psychotherapie – Lost in Translation. In: Familiendynamik 2004, 29, 363–402

Francis, D., Diorino, J., Liu, D., Meaney, M. (1999): Nongenomic transmission across generations of maternal behavior and stress responses in the rat. Science 286, 1155–1158

Frankl, V. (1972): Der Mensch auf der Suche nach Sinn. Stuttgart: Klett

Fritzsche, K. (2013): Praxis der Ego-State-Therapie. Heidelberg: Carl Auer

Fuchs, P. (2005): Die Form des Körpers. In: Schroer, M. (Hrsg.): Soziologie des Körpers, 48–72

Gendlin, E. T. (1981): Focusing (2nd edition). New York: Bantam Books

Gendlin, E. T. (1996): Focusing-oriented psychotherapy: A manual oft the experiential method. New York: Guilford Press

Germer, C. (2011): Der achtsame Weg zur Selbstliebe. Wie man sich von destruktiven Gedanken und Gefühlen befreit. Freiamt: Arbor-Verlag

Gilbert, P. (2009): The Compassionate Mind. Oakland, London: Constable, Robins

Gilbert, P. (2013): Compassion Focused Therapy. Paderborn: Junfermann

Goolishian, H., Anderson, H. (1988): Menschliche Systeme. Vor welche Probleme sie uns stellen und wie wir mit ihnen arbeiten. In: Reiter, L., Brunner, E. J., Reiter-Theil, S. (Hrsg.): Von der Familientherapie zur systemischen Perspektive. Heidelberg, Berlin: Springer

Grand, D. (2003): EMDR Creativity and the Brain. EMDREA Konferenz, Rom, In: Grawe, K., Donati, R., Bernauer, F. (1994): Psychotherapie im Wandel. Von der Konfession zur Profession. Göttingen: Hogrefe

Grawe, K. (1998): Psychologische Therapie. Göttingen: Hogrefe

Grawe, K. (2004): Neuropsychotherapie. Göttingen: Hogrefe

Greenberg, L. S., Johnson, S. M. (1988): Emotionally focused therapy for couples. New York und London: Guilford Press

Greenberg, L. S., Pavio, S. (1997): Working with emotions in psychotherapy. New York: Guilford Press

Greenberg, L. S., Goldman, R. N. (2010): Die Dynamik von Liebe und Macht. Emotionsfokussierte Paartherapie. München, Basel: Reinhardt

Greenberg, L. S. (2011): Emotionsfokussierte Therapie. München: Reinhardt

Greenberg, L. S., Pascual-Leone, J. (1995): A dialectical constructivist approach to experiential change. In: Neimeyer, R., Mahoney, M. (Eds). Constructivism in psychotherapy. American psychological association. Washington, 169–191

Grossmann, K. (2005): Die Selbstwirksamkeit von Klienten: Ein Wirkverständnis systemischer Therapien. Heidelberg: Carl Auer

Grossmann, K. (2007): Therapeutische Landkarten. Heidelberg: Carl Auer

Grossmann, K. (2009): Abschied von narrativer Therapie. In: Familiendynamik 34/1, 6–16

Grossmann, K. (2014): Systemische Einzeltherapie. Göttingen: Hogrefe

Grossmann, P. (2008): On Measuring Mindfulness in Psychosomatic and Psychological Research. Journal of Psychosomatic Research 64 (4), 405–408.

Grossmann, K. P., Russinger, U. (2011): Verwandlung der Selbstbeziehung. Therapeutische Wege zur Freundschaft mit sich selbst. Heidelberg: Carl Auer

Haken, H., Schiepek, G. (2006): Synergetik in der Psychologie. Selbstorganisation verstehen und gestalten. Göttingen: Hogrefe

Hartmann, W. (2009): Ego-State Therapie. Seminarmanuskript

Herrmann, I., Auszra, L. (2010): Emotionsfokussierte Therapie DGVT-FW. Interaktive Fachartikel

Hellinger, B. (1995): Ordnungen der Liebe. Heidelberg: Carl Auer

Huber, M. (2005): Der innere Garten. Ein achtsamer Weg zur persönlichen Veränderung. Paderborn: Junfermann

Kabat-Zinn, J. (1990): Gesund durch Meditation. Das große Buch der Selbstheilung (6. Auflage). Frankfurt: Fischer

Kandel, E. R. (1998): A new intellectual framework für psychiatry. In: American Journal of Psychiatry, 155, 457–469

Kernberg, O. (1978): Borderline-Störungen und pathologischer Narzissmus. Berlin: Suhrkamp

Kriz. J. (1997): Systemtheorie. Eine Einführung für Psychotherapeuten, Psychologen und Mediziner. Wien: Facultas

LeDoux, J. (2002): Synaptic Self: How our brains become who we are. New York: Viking Penguin

LeDoux, J. (2003): Das Netz der Persönlichkeit. Wie unser Selbst entsteht. Olten: Walter

Levold, T. (1997): Affekt und System. System Familie 10, 120–127

Levold, T., Wirsching, M. (Hrsg.) (2014): Systemische Therapie und Beratung – das große Lehrbuch. Heidelberg: Carl Auer

Lieb, H. (2009): So hab ich das noch nie gesehen. Systemische Therapie für Verhaltenstherapeuten. Heidelberg: Carl Auer

Lieb, H. (2014): Störungsspezifische Systemtherapie. Konzepte und Behandlung. Heidelberg: Carl Auer

Linehan, M. (1996): Dialektisch-Behaviorale Therapie der Borderline-Persönlichkeitsstörungen. München: CIP-Medien
Lipchick, E. (2011): Von der Notwendigkeit, zwei Hüte zu tragen. Heidelberg: Carl Auer
Ludewig, K. (1987): 10+1 Leitsätze bzw. Leitfragen. Grundzüge einer systemisch begründeten Klinischen Theorie im psychosozialen Bereich. Z. syst. Ther 5 (3), 178–191
Ludewig, K. (2011): Psychische Systeme – ein nützliches Konzept für die systemische Praxis? In: Familiendynamik 36, 222–238
Ludewig, K. (2013): Entwicklungen Systemischer Therapie. Einblicke, Entzerrungen, Ausblicke. Heidelberg: Carl Auer
Luhmann, N. (1997): Die Gesellschaft der Gesellschaft. Frankfurt: Suhrkamp
Main, M., Kaplan, N., Cassidy, J. (1985): Security in Infancy, Childhood, and Adulthood: A Move to the Level of Representation. Monographs of the Society for Research in Child Development, Vol. 50, No. 1/2. Growing Points of Attachment Theory and Research, 66–104
Mannschatz, M. (2005): Mediation. Mehr Klarheit und innere Ruhe. München: Gräfe und Unzer
Mannschatz, M. (2007): Buddhas Anleitung zum Glücklichsein. Fünf Weisheiten, die Ihren Alltag verändern. München: Gräfe und Unzer
Maturana, H.R., Varela, F.J. (1987): Der Baum der Erkenntnis. München: Scherz
Merl, H. (1988): Grundprinzipien familientherapeutischen Vorgehens. In: Psychotherapie, Psychosomatik, Medizinische Psychologie 38, 311–317
Merl, H. (2002): Der Traum vom gelungenen Selbst. In: Psychotherapieforum 9/4, 145–161
Nardone, G. (2007): Pirouetten im Supermarkt. Heidelberg: Carl Auer
Nardone, G., Watzlawick, P. (1994): Irrwege, Umwege und Auswege. Bern: Hans Huber
Neff, K. (2012): Selbstmitgefühl. Wie wir uns mit unseren Schwächen versöhnen und uns selbst zum besten Freund werden. München: Kailash
Orlinsky, D.E., Howard, K.L. (1986): Process and outcome in psychotherapy. In: Garfield, S., Bergin, A. (Eds): Handbook of psychotherapy and behavior change, 311–381. New York: Wiley
Peichl, J. (2012): Hypno-analytische Teilearbeit. Ego-State-Therapie mit inneren Selbstanteilen. Stuttgart: Klett-Cotta
Piaget, J. (1974): Der Aufbau der Wirklichkeit beim Kinde. Stuttgart: Klett-Cotta
Reddemann, L. (2001): Imagination als heilsame Kraft. Zur Behandlung von Traumafolgen mit ressourcenorientierten Verfahren. Stuttgart: Klett-Cotta

Retzer, A. (2003): Systemische Psychotherapie: theoretische Grundlagen, klinische Anwendungsprinzipien. In: Möller, H. J., Laux, G., Kapfhammer, H. P. (Hrsg.): Psychiatrie und Psychotherapie. Heidelberg, Berlin: Springer, 746–770

Retzer, A. (2012): Geleitwort in Rufer, M. (2012): Erfasse komplex, handle einfach. Systemische Psychotherapie als Praxis der Selbstorganisation – ein Lernbuch. Göttingen: Vandenhoeck & Ruprecht

Roediger, E. (2009): Was ist Schematherapie. Eine Einführung in Grundlagen, Modell und Anwendung. Paderborn: Junfermann

Roediger, E. (2010): Raus aus den Lebensfallen. Das Schematherapie-Patientenbuch. Paderborn: Junfermann

Roediger, E. (2011): Praxis der Schematherapie. Lehrbuch zu Grundlagen, Modell und Anwendung. Stuttgart: Schattauer

Rost. C., Novotny, M. (2014): Die Rolle des Körpers in der Traumatherapie – der Körper als Ressource im EMDR. In: Rost, C. (Hrsg., 2014): Ressourcenarbeit mit EMDR. Bewährte Techniken im Überblick. Paderborn: Junfermann, 63–75

Roth, G. (1995): Das Gehirn und seine Wirklichkeit. Berlin: Suhrkamp

Roth, G., Strüber, N. (2014): Wie das Gehirn die Seele macht. Stuttgart: Klett-Cotta

Rudolf, G. (2006): Strukturbezogene Psychotherapie. Stuttgart: Schattauer

Rufer, M. (2013): Erfasse komplex, handle einfach. Systemische Psychotherapie als Praxis der Selbstorganisation – ein Lernbuch. Göttingen: Vandenhoeck & Ruprecht

Rüegg, J. C. (2011): Gehirn, Psyche und Körper, Stuttgart: Schattauer

Russinger, U. (2001): Es ist nie zu spät, über sich eine Geschichte der Stärke zu erzählen. In: Systeme (15), 133–144

Russinger, U. (2007): Wie wirkt die Technik des »Inneren Teams« auf das therapeutische Bündnis? Einzelfallstudie zu einer systemischen Therapie mit einer bulimischen Klientin. Diplomarbeit. Grin Verlag. www.grin.com V173998

Sammet, K. (2008): Ein Organ interpretiert sich selbst. In: Spitzer, M., Bertram, W. »Braintertainment«. Berlin: Suhrkamp

Satir, V. (1990): Kommunikation, Selbstwert, Kongruenz. Paderborn: Junfermann

Schiepek, G., Matschi, B. (2013): Ressourcenerfassung im therapeutischen Prozess. In: Psychotherapie im Dialog 1. Stuttgart: Thieme, 1–7

Schiepek, G., Eckert, H., Kravanja, B. (2013): Grundlagen systemischer Therapie und Beratung. Psychotherapie als Förderung von Selbstorganisationsprozessen. Göttingen: Hogrefe

Schlippe, A. v., Schweitzer, J. (2012): Lehrbuch der systemischen Therapie und Beratung I. Das Grundlagenwissen. Göttingen: Vandenhoeck & Ruprecht

Schmidt, G. (1998): Probleme und Lösungen als »Trancephänomene«. Seminarmanuskript

Schmidt, G. (2004): Liebesaffären zwischen Problem und Lösung. Hypnosystemisches Arbeiten in schwierigen Kontexten. Heidelberg: Carl Auer

Schmucker, M., Köster, R. (2014): Praxishandbuch IRRT. Imagery Rescripting Reprocessing Therapy bei Traumafolgestörungen, Angst, Depression und Trauer. Stuttgart: Klett-Cotta

Schore, A. N. (1997): Early organization of the nonlinear right brain and development of a predisposition to psychiatric disorders. Dev Psychopathol 9, 595–631

Schwartz, R. (1997): Systemische Therapie mit der inneren Familie. Stuttgart: Klett-Cotta

Schwing, R. (2014): Allgemeine Grundlagen systemischer Praxis, 151–156. In: Levold, T., Wirsching, M. (Hrsg., 2014): Systemische Therapie und Beratung – das große Lehrbuch. Heidelberg: Carl Auer

Segal. Z. V., Williams, J. M. G, Teasdale, J. D. (2008): Die Achtsamkeitsbasierte Kognitive Therapie der Depression. Ein neuer Ansatz zur Rückfallprävention. Tübingen: DGVT

Siegel, D. (2010): Wie wir werden, die wir sind. Paderborn: Junfermann

Simon, F. (2008): Einführung in Systemtheorie und Konstruktivismus. Heidelberg: Carl Auer

Sydow, K. V., Beher, S., Retzlaff, R., Schweitzer, J. (2007): Die Wirksamkeit der Systemischen Familientherapie, Göttingen: Hogrefe

Thich Nhat Hanh (2012): Schritte der Achtsamkeit. Eine Reise an den Ursprung des Buddhismus. Freiburg: Herder

Watkins, J., Watkins, H. (2003): Ego-States, Theorie und Therapie. Heidelberg: Carl Auer

Weaver, I. C. et al. (2004): Epigenetis programming by maternal behaviour. Nat. Neurosci, 7, 847–854

Weber, G., Schmidt, G., Simon, F. (2005): Aufstellungsarbeit revisited … nach Hellinger? Heidelberg: Carl Auer

Welter-Enderlin, R., Hildenbrand, B. (Hrsg., 1998): Gefühle und Systeme. Heidelberg: Carl Auer

Welter-Enderlin, R., Hildenbrand, B. (2004): Systemische Therapie als Begegnung. Stuttgart: Klett-Cotta

Weiss, H., Harrer, M. E., Dietz, T. (2010): Das Achtsamkeitsbuch. Stuttgart: Klett-Cotta, Universitätsklinikum Saarland

Young, J. E. (1990): Cognitive Therapy for Personality Disorders: A Schemafocused Approach. Sarasota: Professional Resources Press

Young, J. E., Klosko, J. S., Weishaar, M. E. (2005): Schematherapie – ein praxisorientiertes Handbuch. Paderborn: Junfermann

Young, J. E., Klosko, J. S. (2012): Sein Leben neu erfinden. Wie Sie Lebensfallen meistern. Paderborn: Junfermann